全国中医药行业高等教育"十二五"规划教材
全国高等中医药院校规划教材（第九版）

波 谱 分 析

（供中药学类、药学类、制药工程等专业用）

主　编　卢汝梅（广西中医药大学）
　　　　何桂霞（湖南中医药大学）

副主编　李　祥（南京中医药大学）
　　　　刘　斌（北京中医药大学）
　　　　杨炳友（黑龙江中医药大学）
　　　　邓　赟（成都中医药大学）

U0307248

中国中医药出版社
·北　京·

图书在版编目（CIP）数据

波谱分析/卢汝梅，何桂霞主编. —北京：中国中医药出版社，2014.8（2018.3重印）

全国中医药行业高等教育"十二五"规划教材

ISBN 978－7－5132－1710－1

Ⅰ.①医… Ⅱ.①卢… ②何… Ⅲ.①波谱分析－中医药院校－教材 Ⅳ.①O657.61

中国版本图书馆 CIP 数据核字（2013）第 267718 号

中 国 中 医 药 出 版 社 出 版

北京市朝阳区北三环东路 28 号易亨大厦 16 层

邮政编码 100013

传真 010 64405750

赵县文教彩印厂印刷

各地新华书店经销

*

开本 787×1092 1/16 印张 20.375 字数 456 千字

2014 年 8 月第 1 版 2018 年 3 月第 4 次印刷

书 号 ISBN 978－7－5132－1710－1

*

定价 35.00 元

网址 www.cptcm.com

全国中医药行业高等教育"十二五"规划教材
全国高等中医药院校规划教材（第九版）
专家指导委员会

李连达（中国中医科学院研究员　中国工程院院士）

李金田（甘肃中医学院院长　教授）

吴以岭（中国工程院院士）

吴咸中（天津中西医结合医院主任医师　中国工程院院士）

吴勉华（南京中医药大学校长　教授）

肖培根（中国医学科学院研究员　中国工程院院士）

陈可冀（中国中医科学院研究员　中国科学院院士）

陈立典（福建中医药大学校长　教授）

陈明人（江西中医药大学校长　教授）

范永升（浙江中医药大学校长　教授）

欧阳兵（山东中医药大学校长　教授）

周　然（山西中医学院院长　教授）

周永学（陕西中医学院院长　教授）

周仲瑛（南京中医药大学教授　国医大师）

郑玉玲（河南中医学院院长　教授）

胡之璧（上海中医药大学教授　中国工程院院士）

耿　直（新疆医科大学副校长　教授）

徐安龙（北京中医药大学校长　教授）

唐　农（广西中医药大学校长　教授）

梁繁荣（成都中医药大学校长　教授）

程莘农（中国中医科学院研究员　中国工程院院士）

谢建群（上海中医药大学常务副校长　教授）

路志正（中国中医科学院研究员　国医大师）

廖端芳（湖南中医药大学校长　教授）

颜德馨（上海铁路医院主任医师　国医大师）

秘　书　长　王　键（安徽中医药大学校长　教授）

洪　净（国家中医药管理局人事教育司巡视员）

王国辰（国家中医药管理局教材办公室主任

　　　　全国中医药高等教育学会教材建设研究会秘书长

　　　　中国中医药出版社社长）

办公室主任　周　杰（国家中医药管理局科技司　副司长）

林超岱（国家中医药管理局教材办公室副主任

　　　　中国中医药出版社副社长）

李秀明（中国中医药出版社副社长）

办公室副主任　王淑珍（全国中医药高等教育学会教材建设研究会副秘书长

　　　　中国中医药出版社教材编辑部主任）

全国中医药行业高等教育"十二五"规划教材
全国高等中医药院校规划教材（第九版）

《波谱分析》编委会

前　言

　　"全国中医药行业高等教育'十二五'规划教材"（以下简称："十二五"行规教材）是为贯彻落实《国家中长期教育改革和发展规划纲要（2010—2020)》《教育部关于"十二五"普通高等教育本科教材建设的若干意见》和《中医药事业发展"十二五"规划》的精神，依据行业人才培养和需求，以及全国各高等中医药院校教育教学改革新发展，在国家中医药管理局人事教育司的主持下，由国家中医药管理局教材办公室、全国中医药高等教育学会教材建设研究会，采用"政府指导，学会主办，院校联办，出版社协办"的运作机制，在总结历版中医药行业教材的成功经验，特别是新世纪全国高等中医药院校规划教材成功经验的基础上，统一规划、统一设计、全国公开招标、专家委员会严格遴选主编、各院校专家积极参与编写的行业规划教材。鉴于由中医药行业主管部门主持编写的"全国高等中医药院校教材"（六版以前称"统编教材"），进入2000年后，已陆续出版第七版、第八版行规教材，故本套"十二五"行规教材为第九版。

　　本套教材坚持以育人为本，重视发挥教材在人才培养中的基础性作用，充分展现我国中医药教育、医疗、保健、科研、产业、文化等方面取得的新成就，力争成为符合教育规律和中医药人才成长规律，并具有科学性、先进性、适用性的优秀教材。

　　本套教材具有以下主要特色：

　　1. 坚持采用"政府指导，学会主办，院校联办，出版社协办"的运作机制

　　2001年，在规划全国中医药行业高等教育"十五"规划教材时，国家中医药管理局制定了"政府指导，学会主办，院校联办，出版社协办"的运作机制。经过两版教材的实践，证明该运作机制科学、合理、高效，符合新时期教育部关于高等教育教材建设的精神，是适应新形势下高水平中医药人才培养的教材建设机制，能够有效解决中医药事业人才培养日益紧迫的需求。因此，本套教材坚持采用这个运作机制。

　　2. 整体规划，优化结构，强化特色

　　"'十二五'行规教材"，对高等中医药院校3个层次（研究生、七年制、五年制）、多个专业（全覆盖目前各中医药院校所设置专业）的必修课程进行了全面规划。在数量上较"十五"（第七版）、"十一五"（第八版）明显增加，专业门类齐全，能满足各院校教学需求。特别是在"十五""十一五"优秀教材基础上，进一步优化教材结构，强化特色，重点建设主干基础课程、专业核心课程，增加实验实践类教材，推出部分数字化教材。

　　3. 公开招标，专家评议，健全主编遴选制度

　　本套教材坚持公开招标、公平竞争、公正遴选主编的原则。国家中医药管理局教材办公室和全国中医药高等教育学会教材建设研究会，制订了主编遴选评分标准，排除各种可能影响公正的因素。经过专家评审委员会严格评议，遴选出一批教学名师、教学一线资深教师担任主编。实行主编负责制，强化主编在教材中的责任感和使命感，为教材质量提供保证。

　　4. 进一步发挥高等中医药院校在教材建设中的主体作用

　　各高等中医药院校既是教材编写的主体，又是教材的主要使用单位。"'十二五'行规教材"，得到各院校积极支持，教学名师、优秀学科带头人、一线优秀教师积极参加，凡被选中参编的教师都以高涨的热情、高度负责、严肃认真的态度完成了本套教材的编写任务。

5. 继续发挥教材在执业医师和职称考试中的标杆作用

我国实行中医、中西医结合执业医师资格考试认证准入制度，以及全国中医药行业职称考试制度。2004 年，国家中医药管理局组织全国专家，对"十五"（第七版）中医药行业规划教材，进行了严格的审议、评估和论证，认为"十五"行业规划教材，较历版教材的质量都有显著提高，与时俱进，故决定以此作为中医、中西医结合执业医师考试和职称考试的蓝本教材。"十五"（第七版）行规教材、"十一五"（第八版）行规教材，均在 2004 年以后的历年上述考试中发挥了权威标杆作用。"十二五"（第九版）行业规划教材，已经并继续在行业的各种考试中发挥标杆作用。

6. 分批进行，注重质量

为保证教材质量，"十二五"行规教材采取分批启动方式。第一批于 2011 年 4 月，启动了中医学、中药学、针灸推拿学、中西医临床医学、护理学、针刀医学 6 个本科专业 112 种规划教材，于 2012 年陆续出版，已全面进入各院校教学中。2013 年 11 月，启动了第二批"'十二五'行规教材"，包括：研究生教材、中医学专业骨伤方向教材（七年制、五年制共用）、卫生事业管理类专业教材、中西医临床医学专业基础类教材、非计算机专业用计算机教材，共 64 种。

7. 锤炼精品，改革创新

"'十二五'行规教材"着力提高教材质量，锤炼精品，在继承与发扬、传统与现代、理论与实践的结合上体现了中医药教材的特色；学科定位更准确，理论阐述更系统，概念表述更为规范，结构设计更为合理；教材的科学性、继承性、先进性、启发性、教学适应性较前八版有不同程度提高。同时紧密结合学科专业发展和教育教学改革，更新内容，丰富形式，不断完善，将各学科的新知识、新技术、新成果写入教材，形成"十二五"期间反映时代特点、与时俱进的教材体系，确保优质教材进课堂。为提高中医药高等教育教学质量和人才培养质量提供有力保障。同时，"十二五"行规教材还特别注重教材内容在传授知识的同时，传授获取知识和创造知识的方法。

综上所述，"十二五"行规教材由国家中医药管理局宏观指导，全国中医药高等教育学会教材建设研究会倾力主办，全国各高等中医药院校高水平专家联合编写，中国中医药出版社积极协办，整个运作机制协调有序，环环紧扣，为整套教材质量的提高提供了保障，打造"十二五"期间全国高等中医药教育的主流教材，使其成为提高中医药高等教育教学质量和人才培养质量最权威的教材体系。

"十二五"行规教材在继承的基础上进行了改革和创新，但在探索的过程中，难免有不足之处，敬请各教学单位、教学人员及广大学生在使用中发现问题及时提出，以便在重印或再版时予以修正，使教材质量不断提升。

国家中医药管理局教材办公室

全国中医药高等教育学会教材建设研究会

中国中医药出版社

2014 年 12 月

编写说明

　　本教材是由国家中医药管理局统一规划、宏观指导，全国高等中医药教材建设研究会具体负责，由全国高等中医药院校和部分高等医药院校联合编写的全国中医药行业高等教育"十二五"规划教材，主要作为中药学类、药学类、制药工程等专业本科教学用书，也可以供其他专业师生和研究者参考。

　　根据教学培养目标和能力要求，在教学大纲指导下，针对中药学类、药学类、制药工程等专业的特点，本教材系统介绍波谱分析的基本理论和基础知识，重点阐述紫外光谱、红外光谱、核磁共振氢谱、核磁共振碳谱、质谱的基本原理和基础知识，同时注意吸收本学科领域的新成果、新发展和新技术的应用，以适当篇幅介绍了二维核磁共振光谱、旋光光谱和圆二色光谱、X射线衍射等相关知识。本课程的主要教学目的是培养学生分析化合物结构的能力，因此除基本理论和基础知识外，还详细介绍各种光谱参数与化合物分子结构的关系，着重讨论各种光谱在有机化合物结构鉴定中的应用，有针对性地选择天然产物和合成药物化学成分为例，将多种光谱方法组合起来，相互配合，互相补充，或结合化学方法和文献对照，进行综合解析和逻辑分析推导化合物结构，阐述结构解析的程序和方法。在编写过程中力求知识结构完整，内容深浅适中，循序渐进，理论与实践相结合，突出实用性。

　　本教材由编委会共同完成，各章节也有具体分工：第一章为卢汝梅；第二章为何桂霞、陈晖；第三章为田燕、何桂霞、韦国兵、邓赟；第四章为李祥、宋小妹、王峰、邹莉；第五章为何桂霞、阮汉利；第六章为刘斌、赵钟祥、陈丽；第七章为卢汝梅、黄荣增、潘为高、刘劲松；第八章为邓赟；第九章为杨炳友、曲扬。

　　本教材是全国中医药行业高等教育《波谱分析》的第一版规划教材，在查阅参考大量相关文献的基础上，编委会成员为编写好本教材付出了辛勤劳动并无私提供了自己的研究资料和教学实例，期望我们的努力能得到广大师生和同行的认可。

　　本教材编写过程中始终得到中国中医药出版社的大力支持和指导，得到各兄弟院校及同行的热情帮助和鼓励。中国药科大学张宏建博士、广西中医药大学潘立卫硕士、贾年飞硕士、黑龙江中医药大学王知斌老师为本书的编写付出诸多艰辛的劳动，在此一并表示诚挚的谢意！

　　由于编者的能力、水平和经验有限，本教材中不当和谬误之处在所难免，敬请广大师生和同行提出宝贵意见，以便再版时修订提高。

《波谱分析》编委会

2014 年 5 月

目　录

第一章 绪 论

第一节 波谱分析概述

一、波谱分析的定义

物质在电磁波（光）的照射下，引起分子内部某种运动，从而吸收或散射某种波长的光，将入射光强度变化或散射光的信号记录下来，得到的信号强度与光的波长（波数、频率）或散射角度的关系图，用于物质的结构、组成及化学变化的分析，称为波谱分析。

有机化合物的波谱分析主要是以光学理论为基础，以化合物与光的相互作用为条件，建立分子结构与电磁波之间的相互关系，从而进行化合物结构分析和鉴定的方法。其主要任务是通过化合物光谱的测定和分析，确定化合物的化学结构。

波谱分析方法多样，不同光谱提供的结构信息各不相同。目前用于有机化合物结构鉴定的光谱主要包括红外光谱（Infrared Spectrum，IR）、紫外－可见光谱（Ultraviolet－Visible Spectrum，UV-Vis）、核磁共振光谱（Nuclear Magnetic Resonance，NMR）、质谱（Mass Spectrum，MS），简称四大光谱。此外，还有拉曼光谱（Raman Spectrum）、旋光光谱（Optical Rotatory Dispersion，ORD）、圆二色光谱（Circular Dichroism，CD）、单晶X－射线衍射（X－Ray Diffraction，XRD），其中旋光光谱、圆二色光谱、单晶X－射线衍射是化合物立体结构分析的主要手段。

二、四大光谱简介

1. 紫外－可见光谱（UV－Vis） 化合物分子吸收紫外－可见光（波长为 $1 \sim 800nm$）的电磁辐射，分子中外层电子由基态跃迁到激发态而产生的吸收信号，称为紫外－可见光谱。对于分子中有共轭体系的化合物，紫外－可见光谱可提供重要信息，例如含共轭双键或 α, β－不饱和羰基结构的化合物、芳香化合物以及香豆素类、黄酮类、蒽醌类、强心苷类等。一般情况下由紫外－可见光谱推断可靠分子骨架是比较困难的，因为即使骨架相同，当共轭体系中断时其紫外吸收峰也会有很大区别。即使两个化合物结构不属于一类，并且分子量相差甚远，但只要共轭体系相同，也会有几乎相同的紫外吸收谱线。

2. 红外光谱（IR） 用红外光（主要是波数 $4000 \sim 400 cm^{-1}$ 的中红外光）照射化合物时，可引起分子振动能级的跃迁，所形成的吸收光谱称为红外光谱。由于振动能级跃迁的同时包含着转动能级跃迁，所以红外光谱也叫分子的振动-转动光谱。红外光谱分为二个重要区域：$4000 \sim 1300 cm^{-1}$ 为官能团的特征吸收区，分子中重要的官能团如羟基、氨基、羰基、苯环、双键等在此区域有特征性很高的吸收峰，主要用于化合物中的官能团判断。$1300 \sim 400 cm^{-1}$ 区域的吸收峰十分复杂，犹如人的指纹难以确认归属，因此称为指纹区，可用于化合物的真伪鉴别和芳环取代类型的判断等。

3. 核磁共振光谱（NMR） 化合物分子在磁场中受电磁波辐射，有磁矩的原子核吸收一定的能量产生自旋能级跃迁即发生核磁共振，而获得的共振信号称为核磁共振光谱。核磁共振氢谱（^1H-NMR）和核磁共振碳谱（$^{13}C-NMR$）是研究化合物结构、构型、构象、分子动态的重要手段，相比其他光谱而言，核磁共振光谱提供的信息更加丰富，作用最为重要。

^1H-NMR 提供的结构信息参数包括化学位移、氢原子数目、峰裂分及偶合常数，可通过分析推断分子中氢原子的类型、数目、连接方式、周围化学环境及构型、构象等分子骨架外围结构信息，还可以运用双照射、重氢交换、位移试剂等技术得到更精细的结构信息。

$^{13}C-NMR$ 提供的结构信息参数包括碳核的化学位移、异核偶合常数、弛豫时间等。$^{13}C-NMR$ 的测试技术多样，常用的碳谱类型包括质子宽带去偶谱、偏共振去偶谱、DEPT 谱（无畸变极化转移技术）、选择性质子去偶谱。碳谱是确定分子骨架、碳与氢之间相互关联以及构型、构象的强有力手段。

4. 质谱（MS） 将化合物分子通过一定方式裂解后生成的各种离子，按其质量 m 和所带电荷 z 之比值 m/z（质荷比）大小排列而得到的图谱，称为质谱。从产生原理来看，质谱并不属于光谱，而是带电粒子的质量谱，但早年习惯上已将质谱列入四大光谱的范畴，而且一直沿用至今。

质谱是确定化合物分子量和分子式的重要方法，高分辨质谱可直接测定化合物分子式。通过质谱中碎片离子及裂解规律分析还可确定某些化合物骨架类型或结构片断。如在糖苷类化合物结构研究中，可通过质谱获得分子量、糖基连接顺序等信息。

三、波谱分析的特点

随着波谱分析方法的发展和广泛应用，以紫外光谱、红外光谱、核磁共振光谱和质谱为主的多谱综合解析法，已成为有机化合物结构鉴定最重要、最有力的工具，与经典的化学分析法相比，波谱分析有以下特点：

1. 灵敏度高，样品用量少 不同的光谱灵敏度不同，测试所需的样品量也不相同，但与化学分析法相比，样品用量都很少。其中质谱灵敏度最高，样品用量只需要几个微克；红外光谱 1mg；紫外光谱 1mg；核磁共振氢谱 $1 \sim 5mg$；核磁共振碳谱相对灵敏度较低，一般最好有 10mg 以上的样品。

2. 波谱分析多为无损分析，可回收样品 除质谱法外其他的波谱方法均不破坏样品分子的化学结构，可回收样品。正是因为波谱分析样品用量少而且可回收，使得微量样品的结构鉴定成为可能，对于从天然药物中分得的微量甚至极微量成分而言，这是十分有利的。

3. 分析速度快 质谱的测定可在数秒钟内完成，因此易于与气相色谱、高效液相色谱等方法实现联用，可用于直接分析混合物各组分的结构和相对含量。红外光谱、紫外光谱、核磁共振氢谱可以在数分钟内完成，核磁共振碳谱灵敏度相对较低，分子量大、样品量少的化合物分析速度稍慢，但一般也可以在数小时内完成测定。

4. 自动化程度高，数据可靠，重现性好 随着各种波谱仪器的发展和技术的进步，现代波谱分析全部实现了自动化，实现了计算机系统控制、数据处理和自动检索，不仅加快了分析速度，而且大大减少了人为操作误差，提高了分析的重现性和数据的可靠性。

5. 信息丰富，便于充分地分析化合物结构的特征，准确推断化合物的结构 如红外光谱中指纹区、质谱中各种碎片离子、核磁共振氢谱的各种自旋体系偶合等在图谱中都可以得到十分丰富的信息，深入反映化合物的精细结构，对准确推断化合物的结构、构型、构象具有重要意义。

第二节　有机化合物结构鉴定方法的发展

无论是在天然药物还是在合成药物研究中，化学成分的结构鉴定都是不可或缺的，只有在确定化合物结构的基础上，才能深入开展理化性质、药理活性、构效关系、结构修饰及药物分析等相关研究，因此化合物的结构鉴定是药学研究的关键性基础工作。如何快速准确地确定药物化学成分的结构一直是中药学、药学研究工作者的重要任务。

一、有机化合物结构分析方法的发展

有机化合物结构分析是随着现代物理学和化学的发展而建立和发展起来的，主要经历了两个阶段：

1. 以经典化学方法为主的阶段 20 世纪中叶以前，化合物结构分析方法主要是以呈色反应、沉淀反应、化学降解、合成等定性和定量分析（容量法、重量法）为基本手段的经典化学分析法。结构鉴定的一般程序是：采用凝固点降低或沸点升高法测定化合物的相对分子量；结合元素分析确定其化学式和分子式；通过理化常数测定，特征定性反应，衍生物制备，降解、氧化、还原、重排等反应产物分析，结合反应机理综合推断结构片断和可能的分子结构；最后通过化学方法进行全合成。只有合成化合物与目标化合物理化性质完全相同，才能最终确证化合物的结构。

例如 1803 年从鸦片中分得吗啡（morphine）纯品后，研究人员运用各种化学方法进行了大量工作以阐明其结构，1925 年 Gulland 和 Robinson 才提出正确结构，直到 1952

年吗啡的全合成成功才最终完成结构的确定，经历了 150 年的时间。

另一个生物碱士的宁（strychnine）从 1891 年分得纯品，到 1946 年确定其结构，也用了半个多世纪。可见用经典化学方法鉴定未知化合物的结构，需要经历复杂过程，耗费大量的时间和精力，消耗的样品量也是十分可观的，以至于早期分得的许多天然产物往往因为样品量少无法测定而被迫放弃。

|吗啡|士的宁|

2. 以波谱分析为主，化学方法为辅的阶段   20 世纪以来，随着量子力学、量子化学、结构化学、分子轨道理论等理论和方法取得突破，各种波谱分析方法相继建立。其实早在 19 世纪 50 年代以前，人们就已经观察到紫外吸收现象，但直到 20 世纪二三十年代紫外分光光度计诞生，紫外光谱才得到实际应用。1881 年 Abney 和 Festing 第一次将红外线用于分子结构研究，质谱则诞生于 20 世纪初。1945 年以哈佛大学 E. M. Purcell 及斯坦福大学 F. Bloch 为首的两个研究小组几乎同时观测到了稳态的核磁共振现象，^{1}H−NMR 在 20 世纪 50 年代后期进入实际应用。^{13}C−NMR 信号 1957 年被 Lauterbur 发现，但直到 20 世纪 70 年代随着脉冲 Fourier 变换技术的出现 ^{13}C−NMR 才得到应用。

由于四大光谱的相继问世，各种光谱仪器和测试技术的不断进步，波谱分析方法得到越来越广泛的应用，已取代化学分析方法成为有机化合物结构鉴定的主要手段。波谱分析方法的应用不仅加快了结构分析的速度，提高了准确性，而且使大分子、复杂结构化合物以及微量甚至痕量天然产物的结构分析成为现实。

紫杉醇（taxol）是美国化学家 M. C. Wani 和 Monre E. Wall 1969 年从短叶红豆杉树皮中分得的抗肿瘤活性成分，在植物中含量极低，只有树皮干重的 0.01% ~ 0.03%。到 1971 年化学家 Andrew T. McPhail 通过核磁共振氢谱和甲醇解衍生物的单晶 X−射线衍射确定了紫杉醇的结构。紫杉醇分子量为 853，分子式为 $C_{47}H_{51}NO_{14}$，结构复杂，含有 11 个手性中心。

利血平（reserpine）是从印度蛇根木中分得的生物碱，分子量为 608，分子式为 $C_{33}H_{40}N_2O_9$，研究人员通过紫外光谱分析，证明利血平分子中含有吲哚和没食子酰两个共轭体系，确定了利血平的主要骨架结构，大大加速其结构鉴定进程，从 1952 年分得纯品到 1956 年 Woodward 完成了利血平的全合成，用了近 5 年的时间。

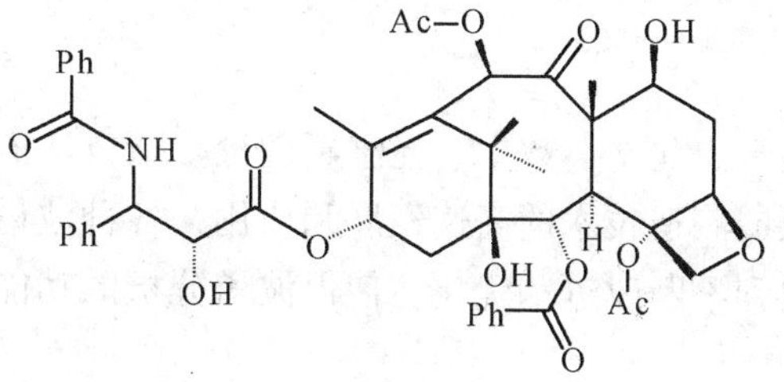

紫杉醇

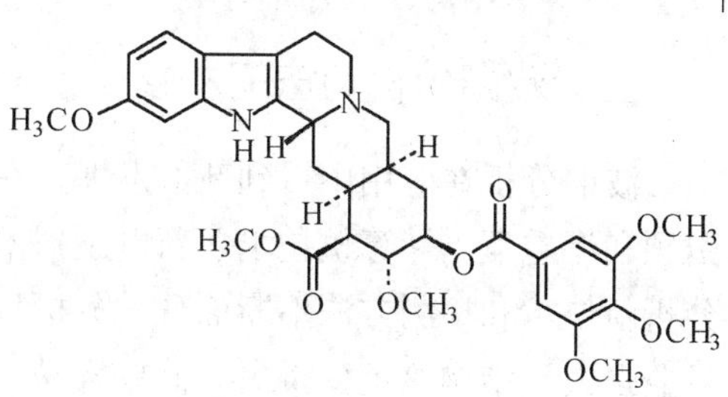

利血平

沙海葵毒素（palytoxin）是 1974 年从岩沙海葵中分得的剧毒、水溶性成分，含量极微（从 60kg 原料中只分得几毫克），分子量为 2677，分子式为 $C_{129}H_{223}N_3O_{54}$，是一个结构十分复杂的天然聚醚化合物，其中有 64 个手性中心，40 个羟基和 8 个甲基。借助现代波谱分析方法，如此复杂的化合物结构的确定只用了短短几年的时间，到 1981 年就完成了，这在过去是无法想象的，波谱分析在复杂天然产物结构分析中的巨大作用由此可见一斑。

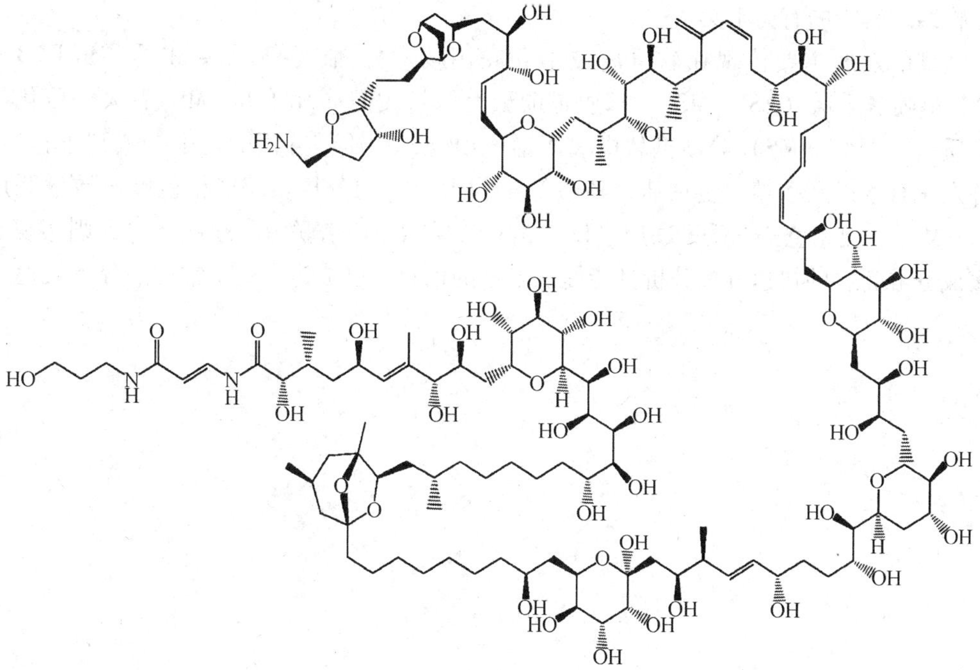

沙海葵毒素

目前，波谱分析无疑是化合物结构分析最主要和最有力的工具，化学分析方法已退居次要的位置，但在某些情况下，进行一些理化检验和化学转化、衍生对结构分析是有帮助的，甚至是必要的，因此化学分析方法作为结构分析辅助手段仍具有其意义。同时对于天然来源的化合物而言，化合物研究背景及生源途径分析对结构分析也是大有裨益的。

二、波谱分析方法的发展

波谱分析在应用中得到新的发展,在物理学、化学、数学、光学新理论、新方法的引领和渗透下,计算机技术、新电子技术、仪器制造技术的高速发展和应用,各种波谱分析新技术和检测方法不断涌现,分析仪器得到不断改进和优化,使得波谱分析的功能日益强大,结构鉴定变得更为简单容易。

20 世纪 70 年代以来,Fourier 变换红外光谱(FI-IR)已取代早期的棱镜光谱、光栅光谱成为红外光谱的主要形式,气相色谱-红外光谱联用、液相色谱-红外光谱联用、二维红外光谱等红外新技术的出现,提高了分析的灵敏度和分辨率,扩展了红外光谱的测试范围,实现了微量样品和混合物样品的分析。

在核磁共振光谱中,脉冲 Fourier 变换技术的应用使低灵敏度的 $^{13}C-NMR$ 测定成为可能,现代超导核磁共振光谱仪相应射频高达 $800 \sim 900 MHz$,图谱的灵敏度和分辨率越来越高,分析样品用量越来越少。而多脉冲序列的变化发展形成多种多样的二维核磁共振(2D-NMR)和多维核磁共振在复杂化合物结构分析中得到重要应用,已成为复杂化合物结构解析的有力工具。

质谱的发展主要体现在软电离技术和联用技术方面,快原子轰击质谱(FAB-MS)、电喷雾质谱(ESI-MS)、基质辅助激光解析质谱(MALDI-MS)、大气压化学电离质谱(APCI-MS)等新型软电离质谱的出现,把质谱分析的范围扩展到不稳定、难挥发化合物以及多糖、蛋白质、核酸等生物大分子的分析。而气相色谱-质谱联用(GC-MS)、液相色谱-质谱联用(LC-MS)、质谱-质谱联用(MS-MS),则实现了对多成分混合物的快速分离分析且能提供丰富的信息,已成为实验室常用的分析装置。

第二章　紫外光谱

第一节　吸收光谱的基础知识

一、电磁波的基本性质和分类

光是电磁波，具有波粒二象性。光的一些性质，如光的传播、光的衍射、干涉及偏振等现象证明了其波动性，电磁波的波动性还体现在它有波长、频率等类似于机械波的特性。电磁波的波长、频率与光速存在着特定的关系：

$$\nu\lambda = c \qquad \bar{\nu} = 1/\lambda \qquad\qquad （式2-1）$$

式中，ν 为频率，以秒$^{-1}$（s^{-1}）或赫兹（Hz）为单位；λ 为波长，在紫外 - 可见光区常用纳米（nm）为单位，在红外光区则多用微米（μm）为单位；c 为光速，其值为$3 \times 10^{10} cm/s$；$\bar{\nu}$ 为波数（即波长的倒数），以厘米$^{-1}$（cm^{-1}）为单位，定义为在真空中1cm 长度内电磁波的数目。

例如，通常红外光谱中所用波长范围为 $2.5 \sim 25 \mu m$，则其波数对应为：

$$\bar{\nu} = 1/（2.5\mu m）= 1/（2.5 \times 10^{-4} cm）= 4000 cm^{-1}$$
$$\bar{\nu} = 1/（25\mu m）= 1/（25 \times 10^{-4} cm）= 400 cm^{-1}$$

因此红外光谱常用波数范围为 $400 \sim 4000 cm^{-1}$。

电磁波的粒子性早已为量子理论所证明。量子理论认为，光是由称作光子或光量子的微粒组成的，光子具有能量，其能量大小由下式决定：

$$E = h\nu \qquad\qquad （式2-2）$$

式中，E 为光子的能量；h 为普朗克（Plank）常数，$h = 6.63 \times 10^{-34} J \cdot s$。

光的波动性和粒子性是对立统一的，可通过下式联系在一起：

$$E = h\nu = hc/\lambda = hc\bar{\nu} \qquad\qquad （式2-3）$$

不同波长的光具有不同的能量，波长越短，光的能量就越大；波长越长，光的能量就越小。

电磁波的波长范围非常宽，为了便于研究，根据波长的大小将电磁波划分成若干个区域，见表2-1。

表 2-1　电磁波谱的不同区域及对应的波谱学分类

X-射线衍射	紫外-可见光谱		红外光谱		微波吸收谱	核磁共振谱
内层电子能级跃迁	外层电子能级跃迁		分子振动与转动能级跃迁	分子转动能级跃迁	电子自旋能级跃迁	核自旋能级跃迁
X-射线	紫外	可见	红外		微波	无线电波
	远紫外	近紫外		近红外	中红外	远红外		

0.1nm　　1nm　　200nm　400nm　800nm　2.5μm　　25μm　　400μm　　25cm　　10m

从表 2-1 可知，可见光的波长范围为 400~800nm。紫外光的波长范围为 1~400nm，可分为远紫外区（1~200nm）和近紫外区（200~400nm），通常所说的紫外光谱是指波长范围为 200~400nm 的吸收光谱。红外光的波长范围为 0.8~400μm，根据波长范围不同，又可分为近红外（0.8~2.5μm）、中红外（2.5~25μm）、远红外（25~400μm）三个波段。红外光谱是指波长范围为 2.5~25μm（4000~400 cm^{-1}）中红外光区内的吸收光谱。核磁共振光谱吸收波长范围为 0.1~10m 的无线电波。

二、分子吸收光谱的产生

物质内部存在着多种形式的微观运动，每一种微观运动都有许多可能的状态，不同的状态具有不同的能量，属于不同的能级。当分子吸收电磁波能量受到激发，就要从原来能量较低的能级（基态）跃迁到能量较高的能级（激发态），从而产生吸收光谱。分子吸收电磁波的能量不是连续的，而具有量子化的特征，即分子只能吸收等于两个能级之差的能量 ΔE。

$$\Delta E = E_2 - E_1 = hc / \lambda \qquad \text{（式 2-4）}$$

式中，E_1、E_2 分别为分子跃迁前和跃迁后的能量，其余同式 2-3。

不同分子的内部能级间的能量差是不同的，因而分子的特定跃迁能与分子结构有关，所产生的吸收光谱形状取决于分子的内部结构，不同物质呈现不同的特征吸收光谱，通过分子吸收光谱可以研究分子的结构。

分子内部的微观运动可分为价电子运动、分子内原子在其平衡位置附近的振动、分子本身绕其重心的转动。因此，分子的能量 E 是这三种运动能量的总和，如式 2-5 所示：

$$E = E_e + E_v + E_r \qquad \text{（式 2-5）}$$

式中，E_e、E_v、E_r 分别为分子的电子能量、振动能量及转动能量。分子的每一种微观运动状态都是量子化的，都属于一定的能级。因此，分子具有电子能级、振动能级和转动能级。图 2-1 是一个双原子分子内部运动能级示意图。

图 2-1 中 E 表示能级，它的下标字母 e、v 和 r 分别表示能级类型为电子能级、振动能级和转动能级；下标数字表示能级的状态（即相应的量子数），如 E_{e_0} 表示电子基态。从图中可以看到在同一电子能级中有若干个振动能级，在同一振动能级中还有若干个转动能级，$E_e > E_v > E_r$。在通常情况下，分子处于基态（各能级的量子数均为 0）。

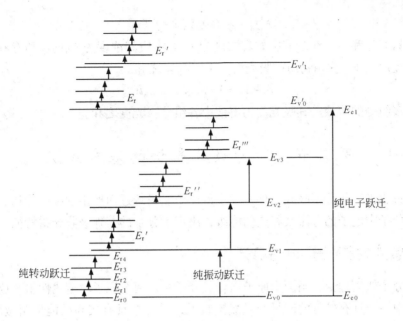

图 2 -1　双原子分子内能级示意图

相邻的两个电子能级间的能量差 ΔE_e 一般在 $1 \sim 20eV$，相应的电磁波波长约为 $1000 \sim 50nm$，处于紫外和可见光区。当用紫外或可见光照射分子时，可引起分子内部电子能级的跃迁而产生相应的吸收光谱。因此，紫外 – 可见光谱又称为电子光谱。

相邻的振动能级差 ΔE_v 一般在 $0.05 \sim 1eV$，相应的电磁波波长为 $25 \sim 1\mu m$，处于红外光区；转动能级差 ΔE_r 小于 $0.05eV$，相应的电磁波波长大于 $25\mu m$，属于远红外区。由此可知，用红外光照射分子时，只能引起分子振动能级和转动能级的跃迁，而不能引起电子能级跃迁。红外光谱是红外光与分子振动能级和转动能级相互作用的结果，所以红外光谱又称为分子振转光谱。

三、Lambert – Beer 定律

当一束单色光通过溶液时，溶液会吸收一部分光能，溶液对光的吸收遵守 Lambert – Beer 定律，即吸光度（absorbance，A）与溶液的浓度（concentration，C）和液层的厚度（length，l）成正比。

$$A = KlC \tag{式2-6}$$

式中，K 为吸光系数（absorptivity）。如果溶液的浓度用摩尔浓度，液层的厚度以厘米（cm）为单位，则 Lambert – Beer 定律的吸光系数表示为 ε，即摩尔吸光系数（molar absorptivity），其定义为当吸光物质的浓度为 $1mol/L$，液层的厚度为 $1cm$，以一定波长的光通过时所测得的吸光度值。ε 值取决于入射光的波长和吸光物质的特性，也受溶剂和温度的影响。

在实际工作中，对于分子组成未知的化合物常用百分吸光系数 $E_{1cm}^{1\%}$ 表示吸收强度，是指 $100mL$ 溶液中含有 $1g$ 溶质，液层厚度为 $1cm$，以一定波长的光通过时所测得的吸光度值。百分吸光系数和摩尔吸光系数的关系为：

$$E_{1cm}^{1\%} = \varepsilon \times 10/溶质分子量 \qquad (式2-7)$$

吸收具有加和性，在溶液中如有浓度为 C_a 的物质和浓度为 C_b 的物质存在，则测得的溶液吸光度（A）为两物质的吸光度（A_a，A_b）之和：

$$A = A_a + A_b = \varepsilon_a l C_a + \varepsilon_b l C_b \qquad (式2-8)$$

含更多组分的溶液，其吸光度为溶液中各组分吸光度之和。

第二节　紫外吸收光谱的基本知识

紫外吸收光谱是分子吸收紫外光发生价电子能级跃迁而产生的吸收光谱，也称为电子光谱。分子中电子的分布及相应的能级，决定了分子的紫外吸收光谱特征。

一、紫外吸收光谱与电子跃迁

根据分子轨道理论，当两个原子结合成分子时，两个原子轨道线性组合成两个分子轨道。其中一个具有较低的能量叫做成键轨道，另一个具有较高的能量叫做反键轨道。有机化合物中有三种不同性质的价电子。电子通常在成键轨道上，当分子吸收能量后可以激发到反键轨道上。

有机化合物中的共价键有 σ 键和 π 键，它们的成键轨道用 σ 和 π 表示，反键轨道用 σ^* 和 π^* 表示，处在相应轨道上的电子称作 σ 电子和 π 电子；氧、氮、硫和卤素等杂原子还常有未成键的孤对电子，称作 n 电子，它们处在非键轨道上。不同的电子具有不同的能量，基态时它们分别处于 σ、π 成键轨道和 n 非键轨道上；当它们吸收一定的能量 ΔE 后，这些价电子将跃迁到能量较高的反键轨道（激发态），而这种特定的跃迁是同分子内部结构有着密切关系的。这些电子所处的轨道能级和可能发生的能级跃迁如图2-2所示。

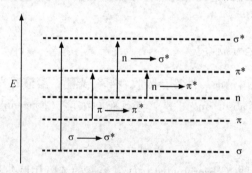

图2-2　电子能级跃迁示意图

一般情况下，有机化合物解析中主要讨论四种类型的电子跃迁：σ→σ^*、n→σ^*、π→π^*、n→π^*。由图2-2可知，不同轨道之间的跃迁所需的能量不同，即需要不同波长的光激发，因此形成的吸收光谱谱带位置也不同。

各种电子跃迁的能级差 ΔE 存在以下次序：

$$σ→\sigma^* > n→\sigma^* \geqslant π→\pi^* > n→\pi^*$$

1. σ→σ* 跃迁 是单键中的 σ 电子在 σ 成键和反键轨道间的跃迁。分子中 σ 键较为牢固，跃迁需要的能量最大，相应的激发光波长最短，在 150～160nm 范围内，落在远紫外光区域，超出了一般紫外分光光度计的检测范围。

2. n→σ* 跃迁 是 O、N、S 和卤素等杂原子的未成键电子向 σ 反键轨道跃迁。当分子中含有 —NH_2、—OH、—SR、—Cl、—Br、—I 等基团时，就能发生这种跃迁。n→σ* 跃迁所需能量较 σ→σ* 跃迁小，所以相应吸收带的波长较长，一般出现在 200nm 附近，受杂原子性质影响较大。原子半径较大的杂原子（如 S、I），其 n 轨道的能级较高，此跃迁所需能量较低，故含 S 或 I 的饱和有机化合物在 220～250nm 附近可能产生 n→σ* 跃迁的吸收带。

3. π→π* 跃迁 是不饱和键中的 π 电子吸收能量跃迁到 π* 轨道。π→π* 跃迁所需能量较 σ→σ* 跃迁小，吸收峰波长较大。孤立双键 π→π* 跃迁产生的吸收带位于 160～180nm，仍在远紫外区。但在共轭双键体系中，吸收带向长波方向移动（红移）。共轭体系愈大，π→π* 跃迁产生的吸收带波长愈长。

4. n→π* 跃迁 当不饱和键上连有杂原子（如 $C{=}O$、—NO_2）时，杂原子上的 n 电子能跃迁到 π* 轨道。n→π* 跃迁是四种跃迁中所需能量最小的，它所对应的吸收带位于 270～300nm 的近紫外区。如果带杂原子的双键基团与其他双键基团形成共轭体系，其 n→π* 跃迁产生的吸收带将红移。

以上讨论的是跃迁所需的能量，即吸收带的位置问题。四种跃迁中，只有 n→π*、共轭体系的 π→π* 和部分 n→σ* 产生的吸收带位于近紫外区域，能被普通的紫外分光光度计所检测。由此可见紫外吸收光谱的应用范围有很大的局限性。

二、紫外吸收光谱的表示方法

吸收光谱又称吸收曲线，是以波长（nm）为横坐标，以吸光度 A（或吸光系数 ε 或 lgε）为纵坐标所描绘的曲线，如图 2-3 所示，紫外分光光度计可以直接绘制紫外光谱图。

紫外光谱一般都有一些特征，主要表现在吸收峰的位置和强度上，分别用下列术语进行描述：

1. 吸收峰 曲线上吸收最大的地方，它所对应的波长称最大吸收波长（λ_{max}）。

2. 吸收谷 峰与峰之间吸收最小的部位，其所对应的波长称最小吸收波长（λ_{min}）。

3. 肩峰（shoulder peak） 是指吸收曲线在下降或升起处有停顿或吸收稍有增加的现象。这种现象是由主峰内藏有其他吸收峰造成的，肩峰常用 sh 表示。

4. 末端吸收（end absorption） 只在图谱短波端呈现强吸收而不成峰形的部分。

5. 强带和弱带（strong band and weak band） 化合物的紫外 - 可见吸收光谱中，凡摩尔吸光系数 ε 大于 10^4 的吸收带称为强带；ε 小于 10^3 的吸收带称为弱带。

在文献中，除少数给出紫外光谱图外，一般多用数据表示法，即以最大吸收波长及相应的摩尔吸光系数 ε 或 lgε 来表示，例如 $\lambda_{max}^{溶剂}$273nm（$\varepsilon 10^4$）或 $\lambda_{max}^{溶剂}$273nm（lgε =4）。有时还报道最低吸收谷的波长及相应的摩尔吸光系数 ε 或 lgε，这是因为最低谷的位置

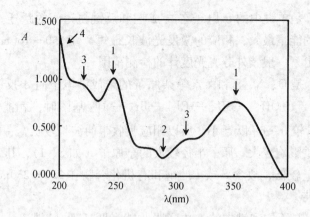

图 2 – 3　紫外吸收光谱图

1. 吸收峰　2. 吸收谷　3. 肩峰　4. 末端吸收

和强度等也有参考价值，可识别化合物或检查化合物的纯度。

三、吸收带

电子跃迁对于特定的电子能级的变化，产生的紫外吸收图谱似乎应该呈现一些很窄的吸收谱线，但是由于分子在发生电子跃迁的同时，总是伴随着多个振动和转动能级跃迁，所以紫外光谱并不是一个纯电子光谱，而是电子－振动－转动光谱，测得的紫外光谱都是很宽的吸收带。

吸收带出现的波长范围和吸收强度与化合物结构有关。根据跃迁类型不同，将吸收带（或吸收峰）分为四种：

1. R 带　从德文 radikal（基团）得名。R 带为 $n \rightarrow \pi^*$ 跃迁引起的吸收带。如 —C═O、—NO$_2$、—N═N—等，其特点为吸收强度弱，$\varepsilon < 100$，吸收峰波长一般在 270nm 以上。

2. K 带　从德文 konjugierte（共轭）得名。K 带为共轭双键的 $\pi \rightarrow \pi^*$ 跃迁引起的，共轭烯烃、α, β－不饱和醛酮、芳香醛酮等化合物都有这个吸收带。该吸收带的特点为吸收峰很强，$\varepsilon > 10000$，最大吸收峰位置一般在 217 ~ 280nm。共轭双键增加，λ_{max} 红移，ε 也随之增加。

3. B 带　从英文 benzenoid（苯的）得名。B 带为芳香化合物（包括杂环芳香化合物）的特征吸收带。这是由于 $\pi \rightarrow \pi^*$ 跃迁和苯环的振动重叠引起的。苯蒸气在 230 ~ 270nm 处出现精细结构的吸收光谱，称为苯的多重吸收带或精细结构。在极性溶剂中或苯环上有取代基时，B 带简化，精细结构消失，出现一宽峰，中心在 256nm，ε 值约 220。

4. E 带　由英文 ethylenic（乙烯的）得名。E 带也是芳香化合物的特征吸收带，是由苯环结构中三个乙烯的环状共轭系统的跃迁所产生的。分为 E$_1$ 和 E$_2$ 吸收带，其中 E$_1$ 在 184nm 附近，lgε >4（值约 60000）；E$_2$ 在 204nm，lgε =3.9（值约 7900）。若苯环上有助色团（如 —OH、—Cl 等）取代时，由于 p－π 共轭，使 E$_2$ 吸收带向长波方向移动，但一般在 210nm 左右；若有发色团取代且与苯环共轭，则 B 带和 E 带均发生红移，此时 E_2 吸收带与 K 带合并。

四、紫外光谱 λ_{max} 的主要影响因素

（一）发色团和助色团对 λ_{max} 的影响

分子中含有 π 电子的基团（如 $\diagdown C = C \diagdown$、$\diagdown C = O$、—N=N—、—C≡N、—NO₂、—C₆H₅ 等）称为发色团（或生色团），它们能产生 π→π* 和（或）n→π* 跃迁从而能在紫外－可见光范围内产生吸收。而含有未成键 n 电子的杂原子饱和基团（如 —OH、—NH₂、—SR、—Cl、—Br、—I 等），它们本身在紫外－可见光范围内不产生吸收，但当它们与发色团相连时，能使该发色团的吸收峰向长波方向移动（红移），并使吸收峰强度增强，被称为助色团。

（二）共轭效应对 λ_{max} 的影响

在共轭双键系统中，每个双键的 π 轨道相互作用，形成一套新的成键及反键轨道。按照分子轨道理论，随着共轭双键数目的增多，最高占据轨道（即成键轨道）（highest occupied molecular orbital，HOMO）的能量逐渐增高，而最低空轨道（即反键轨道）（lowest unoccupied molecular orbital，LUMO）的能量逐渐降低，所以从 HOMO 到 LUMO 跃迁所需的能量逐渐减小，吸收峰逐渐红移，见图 2-4 所示。

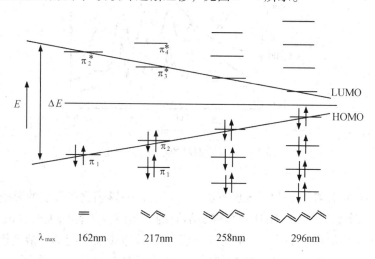

图 2-4　共轭多烯分子轨道能级示意图

（三）溶剂的选择以及对 λ_{max} 的影响

测定化合物紫外光谱多在溶液中进行。在选择溶剂时，要注意样品的吸收带应处于溶剂的透明范围（即在此范围内溶剂无吸收），否则溶剂会干扰样品的测定。透明范围

的最短波长称为波长极限，一些溶剂的波长极限如表2-2所示，环己烷、水、乙醇和甲醇是紫外光谱测定常用溶剂。

表2-2　常用溶剂的波长极限

溶剂	波长极限（nm）	溶剂	波长极限（nm）
乙腈	190	1,4-二氧六环	215
水	191	二氯甲烷	220
环己烷	195	四氢呋喃	230
正己烷	201	三氯甲烷	245
甲醇	203	四氯化碳	257
乙醇	204	乙酸乙酯	204
异丙醇	205	苯	285
正丁醇	210	吡啶	305
乙醚	215	丙酮	330

1. 溶剂极性对光谱的影响　溶剂极性的增加可使吸收光谱的精细结构消失。比如芳香族化合物极易溶于环己烷中，且在环己烷中所测得紫外光谱可以看到精细结构；但在极性溶剂中由于振转运动的改变所产生的小峰消失而合并为宽峰。图2-5为对称四嗪在气态、非极性溶剂（环己烷）以及极性溶剂（水）中的紫外吸收光谱。因此，在紫外光谱测定过程中应尽量采用弱极性或非极性溶剂。

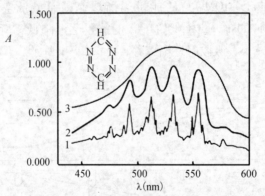

图2-5　对称四嗪的紫外吸收光谱
1. 蒸气　　2. 环己烷中　　3. 水中

溶剂极性对吸收峰波长和强度也有影响，对波长的影响比对强度的影响更大。溶剂极性对 $\pi \to \pi^*$ 跃迁和 $n \to \pi^*$ 跃迁的影响是不同的，当溶剂极性增大时，由 $\pi \to \pi^*$ 跃迁产生的吸收带发生红移，而由 $n \to \pi^*$ 跃迁产生的吸收带则发生蓝移。溶剂极性改变使吸收带位移的原因，一般认为是极性溶剂对 n、π、π^* 轨道的溶剂化作用不同所引起的。由于 n、π、π^* 三种轨道的极性不同，n 轨道极性最大，溶剂化作用最强，极易与极性溶剂形成氢键，而被极性溶剂稳定，致使轨道能量下降最多；π^* 轨道极性次之，溶剂化作用较强，轨道能量下降较多；而 π 轨道极性最小，溶剂化作用最小，轨道能量只略下降。当溶剂由非极性改为极性时，对于 $\pi \to \pi^*$ 跃迁而言，由于 π^* 轨道能级的能量比 π 轨道下降更多，因而 $\pi \to \pi^*$ 跃迁所需的能量小于在非极性溶剂中跃迁所需的能量，从而使吸收峰红移；对 n→π* 跃迁而言，由于 n 轨道受溶剂的影响比 π* 轨道大，因而 n 轨道能级的能量比 π* 轨道下降得更多，所以，此时 n→π* 跃迁所需的能量大于在非极性溶剂中跃迁所需的能量，从而使吸收峰蓝移（图 2-6）。

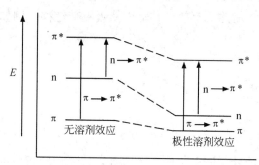

图 2-6　溶剂极性对 π→π* 和 n→π* 跃迁的影响

图 2-7 是 N-亚硝基二甲胺在不同极性溶剂中的紫外吸收光谱，可见，随着溶剂极性的增大，吸收峰呈规律性蓝移。

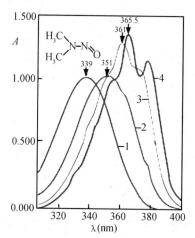

图 2-7　N-亚硝基二甲胺在不同极性溶剂中的紫外吸收光谱
1. 水　2. 乙醇　3. 二氧六环　4. 环己烷

2. 溶剂 pH 值对光谱的影响　在测定酸性、碱性或两性化合物时，溶液的 pH 对光谱的影响很大。例如酚类和苯胺类化合物由于体系的 pH 值不同，其解离情况不同，从而影响共轭体系的长短，导致产生不同的吸收光谱。

λ_{max}(nm)	270	287		λ_{max}(nm)	280	254
ε_{max}	1450	2600		ε_{max}	1470	160

（四）立体效应对 λ_{max} 的影响

1. 空间位阻对 λ_{max} 的影响　要使共轭体系中各因素均成为有效的生色因子，各生色因子应处于同一平面，才能达到有效的共轭而使吸收带红移。例如：

λ_{max}（nm）	247	237	231
ε_{max}	17000	10250	5600

联苯分子中两个苯环处于同一平面，产生有效共轭，λ_{max} 247nm（ε 17000）；取代联苯中，随着邻位取代基的增多，空间拥挤造成两个苯环不在同一平面上，不能有效共轭，λ_{max} 蓝移。

2. 顺反异构体对 λ_{max} 的影响　一般反式异构体空间位阻较小，能有效的共轭，λ_{max} 位于长波长端。例如：

λ_{max}（nm）	295	280
ε_{max}	27000	13500

肉桂酸异构体中，反式较顺式位于长波长端，且 ε_{max} 值为顺式的 2 倍。

五、紫外光谱 ε_{max} 的主要影响因素

在紫外光谱中，通常用摩尔吸光系数 ε 表示吸收峰的强度：

$\varepsilon_{max} > 10000$（$\lg \varepsilon_{max} > 4$）	很强吸收
$\varepsilon_{max} = 5000 \sim 10000$	强吸收
$\varepsilon_{max} = 200 \sim 5000$	中等吸收
$\varepsilon_{max} < 200$	弱吸收

影响 ε_{max} 的因素可以用下式表示：

$$\varepsilon_{max} = 0.87 \times 1020\ Pa \qquad\qquad （式2-9）$$

式中，P 为跃迁几率，取值范围从 0 到 1；a 为发色团的靶面积（target area）。

1. 跃迁几率对 ε_{max} 的影响　由电子跃迁选律可知：如果两个能级之间的跃迁根据选律是允许的，则跃迁几率大，吸收强；反之，则跃迁几率小，吸收强度很弱甚至观察不到吸收信号。$\pi \rightarrow \pi^*$ 是允许跃迁，故吸收强度大，ε_{max} 常大于 10^4；而 $n \rightarrow \pi^*$ 是禁阻跃迁，故吸收强度很弱，ε_{max} 常小于 100。

2. 靶面积对 ε_{max} 的影响　靶面积越大，容易被光子击中，强度越大。因此，发色团

共轭范围越长或共轭链越长，则 ε_{max} 越大。

第三节 紫外光谱与分子结构的关系

紫外光谱在有机化合物结构研究中的作用，主要是提供有关物质分子中生色团和共轭体系的信息。

一、非共轭有机化合物的紫外光谱

1. 饱和烃 饱和烃类只含有 C—H 和 C—C 单键，只有 σ 电子，σ 电子最不易激发，只有在吸收很大的能量后，才能产生 σ→σ* 跃迁，因而一般在远紫外区（1～200nm）才有吸收。由于这类化合物在 200～400nm 范围内无吸收，在紫外光谱分析中常用作溶剂，如己烷、庚烷、环己烷等。

2. 含杂原子的饱和化合物 饱和醇、醚、胺、硫化物、卤化物等含有杂原子的化合物，除了含有 σ 电子外，还有未共用的 n 电子，n 电子较 σ 电子易于激发，n→σ* 跃迁所需能量减低，吸收峰向长波方向移动。例如甲烷一般跃迁范围在 125～135nm，碘甲烷的吸收峰则处在 150～210nm（σ→σ*）及 259nm（n→σ*）。但大多数情况下，它们在近紫外区无明显吸收。

3. 含非共轭烯、炔基团的不饱和化合物 只含一个双键或叁键的简单不饱和脂肪烃，它们的分子中除了含有 σ 键外，还含有 π 键，它们可以产生 σ→σ* 跃迁、π→π* 跃迁。π→π* 跃迁的能量小于 σ→σ* 跃迁。如乙烯的 λ_{max} 在 165nm 附近，乙炔的 λ_{max} 在 173nm 附近，因此，它们虽为生色团，但若无助色团的作用，在近紫外区仍无吸收。

4. 含杂原子的不饱和化合物 含杂原子的不饱和化合物（如 $\diagdown\!\!\!\mathrm{C}\!=\!\mathrm{O}$、—C≡N、—C≡N、及—NO$_2$ 等），在紫外光谱上 σ→σ*、π→π* 及 n→σ* 位于远紫外区，不便于检测，但 n→π* 跃迁虽然吸收强度低，但吸收位置在近紫外区，易于检测，在结构分析中是有意义的。一些含杂原子的不饱和化合物的紫外吸收见表 2-3 所示。

表 2-3 一些含杂原子不饱和化合物的紫外吸收

化合物	λ_{max}	ε_{max}	溶剂	化合物	λ_{max}	ε_{max}	溶剂
CH$_3$CHO	293	12	己烷	CH$_3$COCl	240	40	庚烷
CH$_3$COCH$_3$	270	12	甲醇	CH$_3$CN	<190	–	–
CH$_3$COOH	210	40	甲醇	(CH$_3$)$_2$N$_2$	347	45	二氧六环
CH$_3$COOC$_2$H$_5$	204	60	水	CH$_3$NO$_2$	271	19	乙醇
CH$_3$CONH$_2$	205	160	甲醇	(CH$_3$)$_2$SO$_2$	<180	–	–

从表 2-3 可见，醛、酮类化合物 C=O 的 n→π* 跃迁 λ_{max}270～300 nm，ε <100，此峰在结构鉴定中用来鉴定醛、酮羰基的存在。羧酸、酯、酰氯、酰胺类化合物中，极

性杂原子的引入，n→π* 跃迁 λ_{max} 显著蓝移。这是由于杂原子上未成键电子对 C=O 中 π 键的共轭作用，使最高占据分子轨道和最低空轨道的能量均有所升高；另一方面，这类取代基的电负性都较碳原子大，取代基的诱导效应使 C=O 键能增大， C=O 中 n 轨道能级降低。所以 n→π* 跃迁能量升高，λ_{max} 蓝移。

二、共轭有机化合物的紫外光谱

具有共轭双键的化合物，相间的 π 键与 π 键相互作用，键发生平均化，形成大 π 键，吸收峰红移，强度增加。共轭双键越多，吸收峰红移越多。据此可以判断共轭体系的存在情况，这是紫外光谱的重要应用。

（一）共轭烯烃类化合物的紫外光谱

1. Woodward – Fieser 规则　Woodward 和 Fieser 总结了共轭烯烃类化合物取代基对 π→π* 跃迁吸收带（即 K 带）λ_{max} 的影响，称为 Woodward－Fieser 规则。该规则以 1,3 - 丁二烯为基本母核，确定其吸收波长的数值为 217nm，然后，根据取代基情况的不同，在此基本吸收波长的数值上，再加上一些校正值，用于计算共轭烯烃类化合物 K 带 λ_{max}，见表 2 -4。一般计算值与实验值之间的误差约为 ±5nm。

表 2 -4　共轭烯烃 K 带 λ_{max} 的推算 （nm，乙醇溶剂）

基准值	链状双烯		217nm
	同环双烯		253nm
每个取代基的位移增加值	增加一个共轭双键		30nm
	环外双键		5nm
	烷基或环基取代		5nm
	助色团取代：—OAc		0nm
	—OR		6nm
	—SR		30nm
	—Cl 、—Br		5nm
	—NR$_2$		60nm

应用 Woodward－Fieser 规则计算时应注意：①该规则只适用于共轭二烯、三烯、四烯。②选择较长共轭体系作为母体。③交叉共轭体系中，只能选取一个共轭链，分叉上的双键不算延长双键，并且选吸收带较长的共轭体系。④该规则不适用于芳香系统，芳香系统另有规则。⑤共轭体系中的所有取代基及所有环外双键均应考虑在内。

例 2-1　推算下列化合物的主要紫外吸收带的 λ_{max}：

(1)

解：开链双烯基准值	217nm
烷基取代（2×5）	10nm
	227nm（实测值=226nm）

(2)

解：共轭双烯基准值	217nm
环外双键（1×5）	5nm
烷基取代（4×5）	20nm
	242nm（实测值=241nm）

(3)

$H_3C-\overset{O}{\overset{\|}{C}}-O-$

解：同环双烯基准值	253nm
共轭双键（1×30）	30nm
环外双键（1×5）	5nm
烷基取代（3×5）	15nm
	303nm（实测值=304nm）

(4) AcO

解：同环双烯基准值	253nm
共轭双键（2×30）	60nm
环外双键（3×5）	15nm
烷基取代（5×5）	25nm
	353nm（实测值=355nm）

2. Fieser-Kuhn 公式　对于超过共轭四烯以上的更长的共轭烯烃，其 K 带的 λ_{max} 和 ε_{max} 值的计算可按 Fieser-Kuhn 公式：

$$\lambda_{max} = 114 + 5M + n(48.0 - 1.7n) - 16.5R_{环内} - 10R_{环外} \qquad (式 2-10)$$

$$\varepsilon_{max} = 1.74 \times 10^4 n \qquad (式 2-11)$$

式中，M 为取代烷基数；n 为共轭双键数；$R_{环内}$ 为具有环内双键的环数；$R_{环外}$ 为具有环外双键的环数。

例 2-2　计算全反式 β-胡萝卜素的 λ_{max} 和 ε_{max}，其结构如下：

解：因 $M=10$，$n=11$，$R_{环内}=2$，$R_{环外}=0$

故 $\lambda_{max} = 114 + 5 \times 10 + 11 \times (48.0 - 1.7 \times 11) - 16.5 \times 2 = 453.3nm$

（实测值：452 nm，己烷溶剂）

$\varepsilon_{max} = 1.74 \times 10^4 \times 11 = 1.91 \times 10^5$

（实测值：1.52×10^5，己烷溶剂）

（二）共轭不饱和羰基化合物的紫外光谱

孤立双键在 165nm 附近有 $\pi\rightarrow\pi^*$ 跃迁吸收带（ε 约为 10000），孤立羰基在 270nm 附近有 $n\rightarrow\pi^*$ 跃迁吸收带（ε 约为 100）。当羰基与双键共轭时，形成了 α,β-不饱和羰基，这些吸收带都会发生红移，且吸收强度同时增加。α,β-不饱和羰基化合物 K 带 λ_{max} 可用 Woodward–Fieser 规则计算，其计算方法与共轭烯烃类似，见表 2-5。

表 2-5　α,β-不饱和醛酮的 λ_{max} 的计算规则（乙醇溶剂）

链状或六元环状 α,β-不饱和酮的基准值		215 nm
五元环状 α,β-不饱和酮的基准值		202nm
α,β-不饱和醛的基准值		207nm
α,β-不饱和酸或酯的基准值		193nm
每个取代基的位移增加值	延伸一个共轭双键	30nm
	环外双键	5nm
	同环共轭双键	39nm
	烷基或环基 α	10nm
	β	12nm
	γ 或更高	18nm
	—OH α	35nm
	β	30nm
	γ	50nm
	—OAc α、β、γ	6nm
	—OR α	35nm
	β	30nm
	γ	17nm
	δ	31nm
	—SR β	85nm
	—Cl α	15nm
	β	12nm
	—Br α	25nm
	β	30nm
	—NR_2 β	95nm

应用 Woodward-Fieser 规则计算时应注意：①环上羰基不作为环外双键看待；②有两个共轭不饱和羰基时，优先选择波长较大的；③共轭不饱和羰基化合物 K 带 λ_{max} 值受溶剂极性的影响较大，因此需要对计算结果进行溶剂校正，见表 2-6。

表 2-6 共轭不饱和羰基化合物 K 带 λ_{max} 溶剂校正值

溶　剂	甲醇	氯仿	二氧六环	乙醚	己烷	环己烷	水
校正值(nm)	0	+1	+5	+7	+11	+11	-8

例 2-3 计算下列化合物的主要紫外吸收带的 λ_{max}。

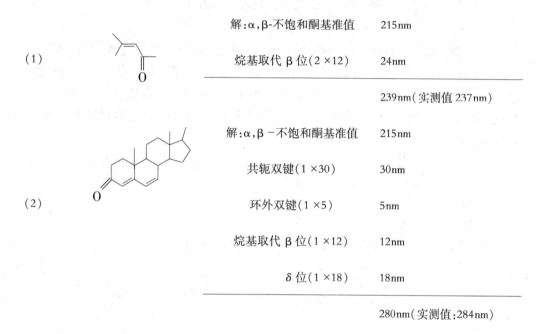

(1)

解：α,β-不饱和酮基准值	215nm
烷基取代 β 位(2×12)	24nm

239nm(实测值 237nm)

(2)

解：α,β-不饱和酮基准值	215nm
共轭双键(1×30)	30nm
环外双键(1×5)	5nm
烷基取代 β 位(1×12)	12nm
δ 位(1×18)	18nm

280nm(实测值：284nm)

三、芳香族化合物的紫外光谱

(一)苯及其衍生物的紫外光谱

苯在紫外光谱中有三个吸收带，它们都是由 $\pi \rightarrow \pi^*$ 跃迁所引起的，在 180~184nm 处(ε =60000)有强吸收带 E₁带，在远紫外区，实用意义不大。在 204nm(ε =7900)有中强吸收的 E₂带，E₂带在末端吸收范围，也不常用。在 230~270nm(ε =204)范围内有弱吸收的 B 带，虽然强度较弱，但因在气相或非极性溶剂中测定时呈现出明显的精细结构，使之成为芳香族化合物(包括杂环芳香化合物)的重要特征吸收带，常用于识别芳香族化合物。

1. 单取代苯 取代基能影响苯原有的 3 个吸收带，其中影响较大的是 E₂带和 B 带。

(1)烷基取代时，会发生超共轭效应，使苯环的 B 带略有红移，对 E 带影响不明显。

(2)当苯环上引入—OH、—NH₂、—Cl、—CHO、—NO₂等助色团时，由于 p-π 共轭，B

吸收带发生红移,吸收强度也有所增加,但 B 带的精细结构消失。

苯酚形成苯酚盐时,苯氧离子具有相对富集的未成键电子对,故其与苯环的共轭作用强于苯酚,因此 B 带、E 带进一步向长波方向移动,ε 值也增加。而苯胺与苯酚相反,胺基成盐后,氮原子上不再有孤对电子,没有 $p-\pi$ 共轭,因此苯胺盐的紫外吸收和苯相近。

按对 E_2 带的红移位移的大小,助色团影响的顺序为:

$$—N(CH_3)_2 > —NHCOCH_3 > —O^- > —OCH_3 > —OH > —Br > —Cl > —CH_3$$

(3)生色团取代时,苯环的大 π 键和生色团的 π 键之间会产生更大的共轭体系,使得 B 带产生强烈的红移且在 $200 \sim 250nm$ 之间出现一个 K 带($\varepsilon > 10^4$),有时 B 带被 K 带遮盖。

按对 E_2 带的红移位移的大小,生色团影响的顺序为:

$$—NO_2 > —CHO > —COCH_3 > —COOH > —CN > —NH_3^+$$

2. 二取代苯　二取代苯由于取代基的性质和位置不同,产生的影响也不一样。

(1)对位二取代　当两个取代基均为吸电子或斥电子基团时,最大吸收波长近似为两者单取代时的最长波长。当两个取代基类型不同时(即一个为吸电子基团,另一个为斥电子基团),因基团取代效应相反,产生协同作用,吸收光谱 λ_{max} 值远远大于两者单取代时 λ_{max}。

$\lambda_{max}(nm)$　265	280	380
$\varepsilon_{max}(nm)$　7800	1430	13500

这种现象是由于共轭作用使波长红移,变化形式如下:

(2)邻位和间位二取代　两个取代基处于邻位或间位时,其红移位移值近似等于两个基团单取代时产生的红移位移值之和,取代基不能像对位取代一样产生直接的共振作用,邻位取代时两个基团的空间位阻使其不能共平面而妨碍其共振。

3. 多取代苯　多取代苯中,取代基的类型及其相对位置对其紫外光谱的影响更加复杂,空间位阻对 λ_{max} 值也有较大影响。对 $R-C_6H_4COX$ 型化合物,其紫外吸收 K 带 λ_{max} 值可用 Scott 规则进行计算,见表 $2-7$ 所示,苯甲酰骨架的基本值,再加上取代基 R 的参数,即可得到主要吸收带的波长。

表 2-7　计算 R-C₆H₄COX 型化合物 K 带 λₘₐₓ 值的 Scott 规则

母体基本值	X =烷基或环基		246（nm）
	= H		250
	= OH 或 OR		230
每个取代基的位移增加值	R 烷基或环基	邻、间位	3
		对位	10
	OH 或 OR	邻、间位	7
		对位	25
	—O⁻	邻位	11
		间位	20
		对位	78
	—Cl	邻、间位	0
		对位	10
	—Br	邻、间位	2
		对位	15
	—NH₂	邻、间位	13
		对位	58
	—NHAc	邻、间位	20
		对位	45
	—NHCH₃	对位	73
	—N(CH₃)₂	邻、间位	20
		对位	85

例 2-4　计算下列化合物的主要紫外吸收带的 λₘₐₓ。

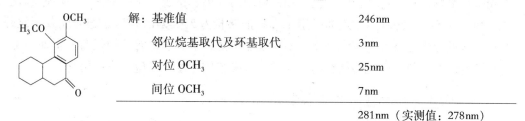

解：基准值	246nm
邻位烷基取代及环基取代	3nm
对位 OCH₃	25nm
间位 OCH₃	7nm

281nm（实测值：278nm）

（二）稠环芳烃的紫外光谱

稠环芳烃的紫外吸收光谱的最大特征是共轭体系增加，使波长向红移动和吸收强度增强，精细结构比苯环更加明显。

多核芳烃有两种排列方式：线式和角式。相同环数目的多核芳烃，线式排列比角式排列的紫外吸收波长更长。例如，线式结构的蒽 E₁ 带 λₘₐₓ252nm（εₘₐₓ220000），E₂ 带

λ_{max}375nm（ε_{max}10000）；角式结构的菲 E_1 带 λ_{max}251nm（ε_{max}90000），E_2 带 λ_{max}292nm（ε_{max}20000）。可见，角式排列的菲 E_1 带强度明显减弱，E_2 带 λ_{max} 值明显蓝移。环的数目增加到一定数目时，稠环芳烃的吸收可以延伸到可见光区。

（三）芳杂环化合物的紫外光谱

五元芳杂环（如呋喃、吡咯、噻吩等）的紫外光谱与环戊二烯类似，在 200nm 附近有一较强的吸收峰。和氧原子、氮原子相比，硫原子的电子更容易和二烯的 π 电子共轭，因此噻吩的紫外吸收的 λ_{max} 更大。生色团和助色团的取代，一般会使五元芳杂环的紫外吸收产生红移和吸收强度增加。五元芳杂环化合物中杂原子孤电子对参与芳杂环大 π 键共轭，故无 n→π* 跃迁引起的吸收峰。

六元芳杂环的紫外光谱与苯类似。例如，吡啶也有 B 带 λ_{max}257nm（ε2750）和 E_2 带 λ_{max}195nm（ε7500），只是吡啶 B 带吸光系数比苯的 B 带大，精细结构没有苯那样清晰。其 n→π* 跃迁引起的弱峰多被 B 带覆盖，改变溶剂极性有可能使之出现。溶剂的极性对苯吸收峰的强度和位置影响较小，但可使吡啶的 B 带吸收强度明显增高，这可能是由于吡啶氮原子上的孤对电子与极性溶剂形成氢键的缘故。

稠芳杂环化合物的紫外吸收多与相应的稠环芳烃相似。例如，喹啉和异喹啉的紫外光谱与萘相似。

第四节　紫外光谱在结构鉴定中的应用

有机化合物的紫外吸收光谱一般只有少数几个简单而宽阔的吸收带，没有精细结构，标志性较差。它只能反映分子中生色团和助色团及其附近的结构特性，而不能反映整个分子的特性。因此，单靠紫外光谱数据来推断未知化合物的结构是困难的。但是紫外光谱对于判别有机化合物中生色团和助色团的种类、位置以及区别饱和与不饱和化合物、测定分子中共轭程度，进而确定未知物的结构骨架等方面有其独到的优点。此外，紫外－可见分光光度计在波谱分析的四大仪器中是最廉价、最普及的仪器，紫外－可见光谱测定快速方便，因此如能利用紫外数据解决结构问题时，应尽量利用它。

一、官能团及大致结构的探求

1. 如果化合物的紫外－可见光谱在 210～800nm 范围没有吸收带，则可以判断该化合物可能是饱和的烷烃、脂环烃、醇、醚等，也可能是含有孤立碳碳不饱和键的烯、炔烃或饱和的羧酸及酯。

2. 若化合物只在 250～350nm 有弱的吸收带（ε =10～100），则该化合物就含有一个简单的非共轭的生色团，如羰基、硝基等。

3. 若化合物在 210～250nm 范围有强吸收带（$\varepsilon \geq 10^4$），这是 K 带的特征，则该化合物可能是含有共轭双键的化合物，如共轭二烯或烃 α,β-不饱和羰基类化合物；如果在 260～300nm 范围有强吸收带，则表明该化合物含有多个共轭双键。如果吸收带进入可见光区，则该化合物可能是长共轭生色基团或是稠环化合物。

4. 若化合物在 250～300nm 范围内有中等强度吸收带（$\varepsilon = 10^3 \sim 10^4$），这是苯环的 B 带，则化合物往往含有苯环。

二、结构式的确定

根据紫外吸收光谱可以判断发色团之间是否有共轭关系，如果有共轭关系，根据 K 带的波长可以推断取代基的种类、位置和数目。

例 2 – 5 已知紫罗兰酮两种异构体结构如下，紫外光谱测得：α – 异构体的 λ_{max} 为 228nm（$\varepsilon = 14000$），β – 异构体的 λ_{max} 为 296nm（$\varepsilon = 11000$），试确定 α –，β – 异构体的结构。

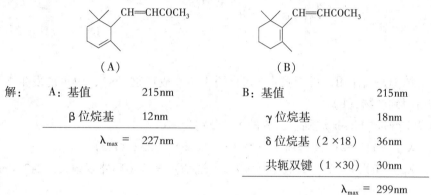

（A）　　　　　　　　　　（B）

解：　A：基值　　　　　　215nm　　　　B：基值　　　　　　215nm

　　　β 位烷基　　　　12nm　　　　　　γ 位烷基　　　　18nm

　　　λ_{max} = 227nm　　　　　　δ 位烷基（2×18）　36nm

　　　　　　　　　　　　　　　　　共轭双键（1×30）　30nm

　　　　　　　　　　　　　　　　　λ_{max} = 299nm

比较计算值与实测值可知：α – 异构体应为 A，而 β – 异构体应为 B。这是由于双键共轭，β – 异构体的吸收波长较 α – 异构体明显地向长波方向移动。

例 2 – 6 从防风（*Anisomeles indica* L.）中分离得到一种化合物，其紫外光谱中 $\lambda_{max}^{EtOH} = 241nm$，根据其他光谱显示可能为松香酸（A）或左旋海松酸（B），试问分离的化合物为哪种？

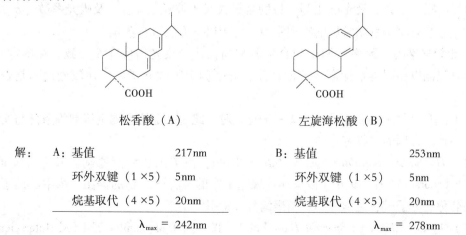

松香酸（A）　　　　　　左旋海松酸（B）

解：　A：基值　　　　　　217nm　　　　B：基值　　　　　　253nm

　　　环外双键（1×5）　5nm　　　　　　环外双键（1×5）　5nm

　　　烷基取代（4×5）　20nm　　　　　烷基取代（4×5）　20nm

　　　λ_{max} = 242nm　　　　　　　λ_{max} = 278nm

从以上计算可知：结构（A）松香酸的计算值（λ_{max} =242nm）与分离得到的化合物实测值（λ_{max}^{EtOH} =241nm）相近，故分离的化合物可能是松香酸。紫外光谱用来确定双键的位置，既简单又有效，从以上两个结构式及紫外光谱数据可知，若用氢谱、碳谱、红外，其结论都没有紫外的结果简单而清晰。

例 2 – 7 2 –（环己 –1 –烯基）–2 –丙醇在硫酸存在下加热处理，得到主要产物的分子式为 C_9H_{14}，产物经纯化，测紫外光谱 λ_{max} =242nm（ε_{max} =10100），推断这个主要产物的结构。

解：与浓 H_2SO_4 作用，可能发生 1,2 –脱水，生成产物（a）；也可能发生 1,4 –脱水，重排后得到产物（b）。

根据 Woodward-Fieser 规则，二者的 λ_{max} 分别为：

λ_{max}（a）=217（基值）＋ 3 ×5（烷基）=232（nm）

λ_{max}（b）=217（基值）＋ 4 ×5（烷基）＋ 5（环外双键）=242（nm）

通过计算可知，主要产物的结构为 1,4 –脱水产物：

。

三、鉴别化合物真伪

用紫外吸收光谱对物质鉴定时，主要根据光谱上的一些特征吸收，包括最大吸收波长、肩峰、吸光系数、吸光度比等，特别是最大吸收波长（λ_{max}）及吸光系数 [ε_{max} 或 $E_{1cm}^{1\%}$（λ_{max}）] 是鉴定物质常用的物理常数，可用以下方法进行鉴定。

1. 比较光谱的一致性 两个化合物若相同，其吸收光谱应完全一致。在鉴定时，试样和对照品以相同溶剂配制成相同浓度，分别测定吸收光谱图、比较光谱图是否一致。

如果没有对照品，可查找有关文献进行核对，此时一定注意测定溶剂等条件与文献要保持一致。常用的文献有：

（1）*The Sadtler Standard Spectra Ultra – Violet*，由美国费城萨德勒实验室（Sadtler Research Laboratory）自 1966 年以来连续编印出版的各种化合物的谱图，书中给出了化合物的名称、分子式、化学分类、图谱编号等索引。

（2）*Organic Electronic Spectral Data* Vol. Ⅰ – Ⅸ，由 J. M. Kamlet 等主编，Interscience 公司 1946 年出版，从分子式索引可查到化合物的名称、λ_{max}、$\lg\varepsilon$、溶剂等。

（3）*Ultraviolet Spectra of Aromatic Compounds*，由 A. Friedel 等主编，John Wiley 公司 1951 年出版。

（4）*CRC Atlas of Spectral Data and Physical Constants for Organic Compounds* Vol. Ⅰ～Ⅵ，由 J. G. Grasselli 和 W. M. Ritchey 主编，美国化学橡胶公司（Cleveland，Ohio）1975 年出版，给出了 2.1 万种有机化合物的物理常数与光谱数据。

2. 比较最大吸收波长 λ_{max} 及吸光系数 ε_{max} 或 $E_{1cm}^{1\%}$（λ_{max}）的一致性　紫外吸收光谱相同的两种化合物并不一定相同，因为紫外吸收光谱常只有 2～3 个较宽的吸收峰，具有相同发色团的不同分子结构，有时在较大分子中，不影响发色团的紫外吸收峰，这样导致不同分子结构可产生相同的紫外吸收光谱，但是它们的吸光系数是有差别的。所以在比较 λ_{max} 的同时，还要比较 ε_{max} 或 $E_{1cm}^{1\%}$（λ_{max}）。例如，结构相似的甲基睾丸酮及丙酸睾丸素，它们在无水乙醇中的 λ_{max} 都为 240nm，但 $E_{1cm}^{1\%}$ 的数值，前者为 540，后者为 490。

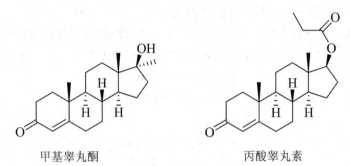

甲基睾丸酮　　　　　　　　丙酸睾丸素

3. 比较吸光度比值的一致性　有时物质的吸收峰较多，就规定在几个吸收峰处吸光度或吸光系数的比值作鉴别标准。如维生素 B_{12} 有三个吸收峰 278nm、361nm 及 550nm，就得用下列比值作鉴定。

$$\frac{E_{1cm}^{1\%}（361nm）}{E_{1cm}^{1\%}（278nm）}=1.62～1.88 \qquad \frac{E_{1cm}^{1\%}（361nm）}{E_{1cm}^{1\%}（550nm）}=2.82～3.45$$

如果被鉴定物质的吸收峰和对照品相同，且峰处吸光度或吸光系数的比值又在规定范围之内，则可考虑被测定样品与对照品的分子结构基本相同。

四、确定互变异构体

紫外光谱可以确定某些化合物的互变异构现象。苯甲酰基乙酰苯胺有酮型（A）和烯醇型（B）互变现象，如下表示：

该化合物的两种互变异构体，经紫外分析得到了确认：在环己烷中测定时，λ_{max} 为 245nm 及 308nm，其 308nm 峰在 pH12 情况下，红移至 323nm。这些实验结果说明：① 245nm 处谱带为酮型异构体（A）；②308nm 峰为烯醇型异构体（B），在 pH12 时，烯醇羟基失去质子变为烯醇负离子（C），故该峰在 pH12 时红移至 323 nm。

练习题

1. 4－甲基戊烯酮（也称异丙叉丙酮）有两种异构体，其结构为：

  （A） $CH_2{=}C(CH_3){-}CH_2{-}COCH_3$

  （B） $CH_3{-}C(CH_3){=}CH{-}COCH_3$

它们的紫外光谱一个在 $\lambda_{max}=235nm$（$\varepsilon=12000$）有强吸收，另一个在 220nm 以后无吸收。判断个光谱属于何种异构体，并说明原因。

2. 化合物 A 在紫外区有两个吸收带，用 A 的乙醇溶液测得吸收带波长 $\lambda_1=256nm$，$\lambda_2=305nm$，而用 A 的己烷溶液测得吸收带波长为 $\lambda_1=248nm$、$\lambda_2=323nm$，这两个吸收带分别是何种电子跃迁所产生？A 属哪一类化合物？

3. 试解析对二烷氨基苯甲酸在下面一些溶剂中的紫外光谱的区别。

$$\lambda_{max}^{Ether}=277nm \qquad \varepsilon_{max}=20600$$
$$\lambda_{max}^{EtOH}=307nm \qquad \varepsilon_{max}=19000$$
$$\lambda_{max}^{HCl}=307nm \qquad \varepsilon_{max}=9700$$

4. 萜类是一类重要的天然产物，广泛存在于植物挥发油中，萜类有许多同分异构体，试用紫外光谱区分下列两对同分异构体。

（1）   α－菲兰烯   β－菲兰烯   （2）   香芹烯酮   薄荷烯酮

5. 计算下列化合物的 λ_{max}。

（1）全反式西红柿烯：

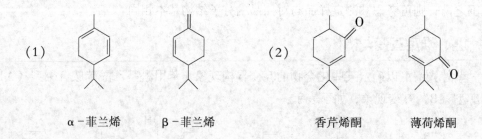

（2）一叶萩碱：

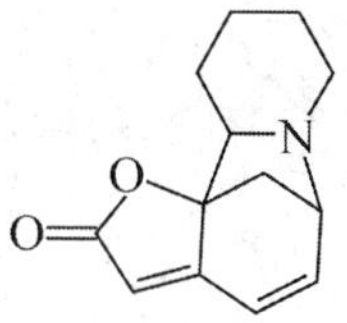

6. 根据其他波谱测定，推测某化合物的结构不是 A，就是 B。其 UV 光谱 λ_{max}^{MeOH} = 281nm（ε =9700），试问应为哪种结构？

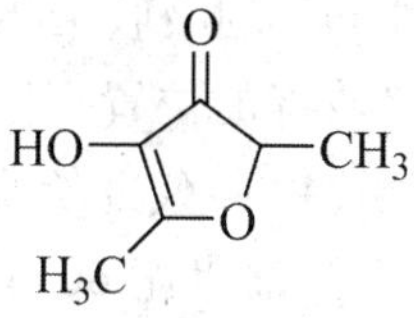

（A） 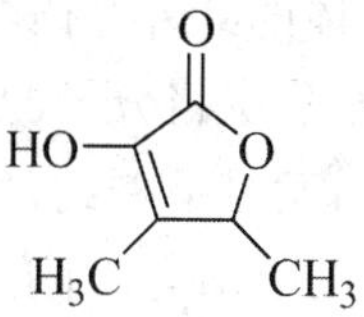   （B）

7. 已知化合物的分子式为 $C_7H_{10}O$，可能具有 α,β -不饱和羰基结构，其 K 吸收带波长 λ_{max} =257nm（乙醇中），请确定其结构。

8. 如下所示化合物 Hoffman 消去反应产生烯烃类化合物，预测可能结构有（A）和（B）两种，产物经紫外光谱测得 λ_{max} =236.5nm，推断产物为哪种结构。

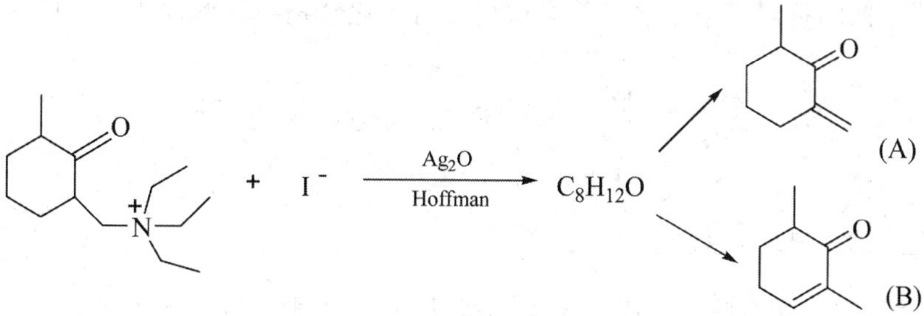

第三章　红外光谱

　　1881 年 Abney 和 Festing 第一次将红外线用于分子结构的研究。1890 年前后 Julius 发表了 20 个有机液体的红外光谱图，并且将在 3000cm⁻¹的吸收带指认为甲基的特征吸收峰，这是科学家第一次将分子的结构特征和光谱吸收峰的位置直接联系起来。

　　红外光谱仪的研制可追溯到 20 世纪初期；20 世纪 40 年代开始研究双光束红外光谱仪；现代红外光谱仪是以傅立叶变换为基础的仪器。自 20 世纪 50 年代至 70 年代中期，红外光谱一直是有机化合物鉴定中最重要的方法。随着多维分子光谱理论和应用的发展，当代红外光谱仪技术的发展已使红外光谱的意义远远超越了对样品进行简单的常规测试。红外光谱与其他多种测试手段联用衍生出许多新的分子光谱领域，例如，色谱技术与红外光谱仪联合为认识复杂的混合物体系中各种组分的化学结构创造了机会；把红外光谱仪与显微镜方法结合起来，形成红外成像技术，用于研究非均相体系的形态结构。另外，随着电子技术和激光技术的发展，新型的红外光谱仪性能不断提高。

　　红外光谱具有信息丰富、适用对象广泛（气态、液态、固态的样品都可进行测试）、样品量少、仪器价格低廉、测试和维护费用低等优点，特别是对于特征基团的判别具有快速简便的特点，故至今红外光谱仍在有机化合物结构鉴定中广泛应用。

第一节　红外光谱基本原理

一、红外光与红外光谱

　　由第二章可知，化合物分子处于不停的运动中，其总能量(E)为：$E = E_e + E_v + E_r$。

　　从图 2 - 1 可知，分子发生振动能级跃迁需要吸收一定的能量，这种能量对应于光波的红外区域（12500 ~ 25cm⁻¹），而且只有满足下列条件时跃迁才会发生：

$$E_{光子} = h\nu_{光} = \Delta E_v = h\nu_{振} = hc\bar{\nu} \qquad (式 3 - 1)$$

　　即只有当红外光能量（$E_{光子}$）与分子的振动能级差（ΔE_v）相等时，才会发生分子的振动能级跃迁，从而产生红外光谱（Infrared Spectrum, IR），由于振动能级跃迁的同时也包含着转动能级跃迁，所以红外光谱也叫振 - 转光谱。现代红外光谱多用波数表示横坐标。

根据红外光的波长不同，又可分为三个区域：

近红外区：$12500 \sim 4000 cm^{-1}$（$0.8 \sim 2.5 \mu m$），主要用于研究分子中的 O—H、N—H、C—H 键的振动倍频与组频。

中红外区：$4000 \sim 400 cm^{-1}$（$2.5 \sim 25 \mu m$），主要用于研究大部分有机化合物的振动基频。

远红外区：$400 \sim 25 cm^{-1}$（$25 \sim 400 \mu m$），主要用于研究分子的转动光谱以及重原子成键的振动等。

通常的红外光谱研究的是中红外区，它是有机化合物红外吸收最重要的区域，也是本章所要讨论的区域。

二、分子的振动能级跃迁与红外光谱

为了便于理解，以最简单的双原子分子（A－B 型）讨论红外光谱的基本原理。

（一）双原子分子的振动

1. 谐振子　双原子分子的化学键振动可以近似看成是连接在一根弹簧两端的两个小球的伸缩振动，即把 A－B 型分子间的化学键看作忽略质量的弹簧，把两个原子当作各自在其平衡位置附近作伸缩振动的小球（或质点），振动模型如图 3－1 所示：

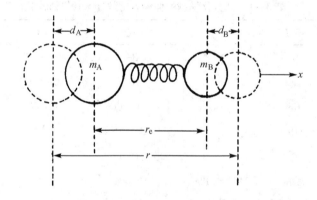

图 3－1　成键双原子间的振动模型

r_e 为平衡位置时的核间距　r 为某一瞬间的核间距

根据虎克定律（Hooke's Law），这种谐振子恢复力（f）的大小与小球（或质点）离开平衡位置的位移成正比，方向则与位移的方向相反。故：

$$f = -K\ (d_A + d_B) \qquad (式3-2)$$

式 3－2 中，K 为键的力常数，也叫弹性系数。键的力常数 K 表示键的刚性，代表键发生振动的难易程度，K 与键的键级和键长直接相关。

其振动频率（ν）是键的力常数（K）及两个质点即两个原子质量（m_A 与 m_B）的函数：

$$\nu = \frac{1}{2\pi} \sqrt{\frac{K}{\dfrac{m_A \cdot m_B}{m_A + m_B}}} \qquad (式3-3)$$

式3-3中，$\dfrac{m_A \cdot m_B}{m_A + m_B}$ 为原子的折合质量，可用 μ 表示，故式3-3可以写成：

$$\nu = \frac{1}{2\pi} \sqrt{\frac{K}{\mu}} \qquad (式3-4)$$

若频率用波数（cm^{-1}）来表示，则：

$$\bar{\nu} = \frac{1}{\lambda} = \frac{\nu}{c} = \frac{1}{2\pi c} \sqrt{\frac{K}{\mu}} \qquad (式3-5)$$

式3-5表明，双原子分子的振动频率（波数）随着化学键力常数的增大而增加，同时也随着原子折合质量的增加而降低。

为了简化，式3-5可按下列公式近似计算：

（1）对 X—H 型键（X = C、O、N）：

$$\bar{\nu} = 1307 \sqrt{K'} \qquad (式3-6)$$

式3-6中，K' 为以（$\times 10^3 \, N/nm$）为单位表示的化学键力常数，部分化学键的力常数见表3-1。

表3-1　部分化学键的伸缩力常数（$\times 10^3 N/nm$）

键	分子	K'	键	分子	K'
H—F	HF	9.7	H—C	$CH_2{=}CH_2$	5.1
H—Cl	HCl	4.8	H—C	$CH{\equiv}CH$	5.9
H—Br	HBr	4.1	C—Cl	CH_3Cl	3.4
H—I	HI	3.2	C—C		5~5.6
H—O	H_2O	7.8	C=C		9.5~9.9
H—O	游离	7.12	C≡C		15~17
H—S	H_2S	4.3	C—O		5.0~5.8
H—N	NH_3	6.5	C=O		12~13
H—C	CH_3X	4.7~5.0	C≡N		16~18

例3-1　计算 O—H（CH_3OH）伸缩振动频率。

解：由表3-1查得 O—H 的 $K' = 7.12$，代入式3-6中，则：

$$\bar{\nu} = 1307 \sqrt{7.12} \approx 3487(cm^{-1})$$

（2）对 X—Y 型、X=Y 型、X≡Y 型键（X 或 Y = C、O、N）：

$$\bar{\nu} = 1307 \sqrt{\frac{2K'}{M}} \qquad (式3-7)$$

式3-7中，M 为 X 原子或 Y 原子的原子量。

例 3 - 2　计算 C≡C 键的伸缩振动频率。

解：从表 3 - 1 中查得 C≡C 的 $K' = 15 \sim 17$，设为 16 力常数单位，代入式 3 - 7 中得：

$$\bar{\nu} = 1307 \sqrt{\frac{16 \times 2}{12}} \approx 2134(\text{cm}^{-1})$$

以上计算结果与红外检测 O—H 伸缩振动频率在 $3750 \sim 3200\text{cm}^{-1}$ 之间，C≡C 伸缩振动频率在 $2400 \sim 2100\text{cm}^{-1}$ 之间基本一致。

2. 非谐振子　真实分子并非严格遵循谐振子规律，分子的化学键虽然具有一定弹性，但并不严格符合虎克定律，只有当分子中原子间振动的振幅非常小时，其振动才可以近似地看成谐振子振动。因此，实际双原子分子的势能曲线不是抛物线，而要做些修正，最常用的是 Morse 修正。由量子力学求得非谐振子的能级为：

$$E = (V + \frac{1}{2})hc\bar{\nu} - (V + \frac{1}{2})^2 X_e hc\bar{\nu} \qquad (\text{式 3 - 8})$$

式 3 - 8 中，V 为振动量子数，其值可为 $0,1,2\cdots$；X_e 为非谐性修正系数，表示分子振动的非谐性程度，一般远远小于 1（如 CO 分子的 X_e 约 6.1×10^{-13}）；$\bar{\nu}$ 为谐振子的振动波数，近似等于 $\frac{1}{2\pi c} \sqrt{\frac{K}{\mu}}$。

双原子分子的实际势能曲线经 Morse 修正后，表现为如图 3 - 2 所示的实线部分（化学键）。

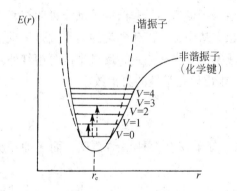

图 3 - 2　双原子分子的势能曲线

由图 3 - 2 可知：①振动能（势能）是原子间距离的函数，振动时振幅加大，则振动能也相应增加。②在常温下，分子处于最低的振动能级，化学键振动与简谐振动模型非常近似（仅当振动量子数 $V = 3$ 或 4 时，势能曲线才显著偏离简谐振动曲线）。由于通常的红外吸收光谱主要讨论从基态跃迁到第一激发态（$V_0 \rightarrow V_1$），以及从基态直接跃迁到第二激发态（$V_0 \rightarrow V_2$）引起的吸收，因此，可以用简谐振动运动规律近似地讨论化学键的振动。③因振动量子数越大，振幅也随之加宽，故势能曲线的能级间隔将越来越小。④从基态跃迁到第一激发态（$V_0 \rightarrow V_1$）时，将引起一个强的吸收峰，叫基频峰（fundamental bands）；从基态直接跃迁到第二激发态（$V_0 \rightarrow V_2$）时，则引起一个弱的倍频峰（overtone bands）。⑤振幅超过一定值，化学键断裂，分子离解，能级并在一起，势能曲线趋近于一条水平线，这时的 E_{max} 等于解离能。

谐振子的选择定则是 $\Delta V = \pm 1$；而非谐振子与谐振子不同，除了 $\Delta V = \pm 1$ 之外，还可能有其他的跃迁存在。非谐振子的选择定则是：$\Delta V = \pm 1$、± 2、± 3，但除 $\Delta V = \pm 1$ 外，其他跃迁的几率都很小，谱带强度很弱，故在红外光谱中，除了可以观察到很强的基频峰外，还可以看到其他较弱谱带。

在常温下，分子几乎均处于基态，所以在红外吸收光谱中通常只考虑如下两种跃迁：

（1）$V_0 \rightarrow V_1$：产生基频峰，峰较强。

频率为：
$$\nu_{0 \rightarrow 1} = \bar{\nu}(1 - 2X_e) \tag{式3-9}$$

（2）$V_0 \rightarrow V_2$：产生倍频峰，峰较弱。

频率为：
$$\nu_{0 \rightarrow 2} = 2\bar{\nu}(1 - 3X_e) \tag{式3-10}$$

例3-3 按谐振子计算 H—Cl 伸缩振动频率为 $2981.7 cm^{-1}$。实验测得 HCl 分子有一个非常强的吸收峰位于 $2886 cm^{-1}$（基频峰），非谐性系数 $X_e = 0.0174$，试求出非谐振子的基频振动频率。

解：设非谐振子的基频振动频率为 Y，将 $\bar{\nu} = 2981.7 cm^{-1}$ 和 $X_e = 0.0174$ 代入式（3-9）得：

$$Y = \bar{\nu}(1 - 2X_e) = 2981.7(1 - 2 \times 0.0174) = 2878 (cm^{-1})$$

可见与按谐振子得出的基频峰 $2981.7 cm^{-1}$ 相比，非谐振子的基频振动频率更接近实测值 $2886 cm^{-1}$。

综上所述，无论用谐振子模型还是非谐振子都能说明双原子分子的振动特性，从而解释了红外吸收光谱现象。从中也看出化学键的力常数是很重要的，它的大小与键级和键长直接相关，与振动频率也有直接关系，反过来也可用红外光谱实验得到的某官能团伸缩振动基频（波数），求出该化学键的力常数。

（二）多原子分子的振动

1. 振动类型 双原子分子仅有一种振动类型，而多原子分子则有多种振动类型，可分为两大类：

（1）伸缩振动（stretching vibration） 以 ν 表示，是沿着键的方向的振动，只改变键长，不改变键角。又可分为对称伸缩振动（以 ν_s 表示）和不对称伸缩振动（以 ν_{as} 表示）两种。

（2）弯曲振动（bending vibration） 也叫变角振动，以 δ 表示，为垂直化学键方向的振动，只改变键角而不影响键长。可分为面内弯曲振动（以 β 表示）和面外弯曲振动（以 γ 表示）两种形式。而面内弯曲振动又分为剪式振动（以 δ_s 表示）和平面摇摆（以 ρ 表示）；面外弯曲振动又分为非平面摇摆（以 ω 表示）和扭曲振动（以 τ 表示）。以亚甲基（—CH$_2$—）为例，各种振动类型如图3-3所示。

以上六种振动，以对称伸缩振动、不对称伸缩振动、剪式振动和非平面摇摆出现较多。

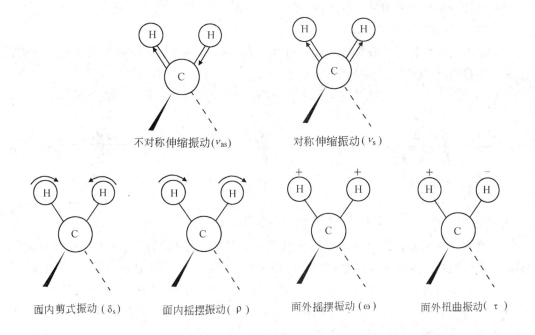

图 3 - 3 亚甲基的振动类型

→表示纸面上的振动；+、-表示垂直于纸面的振动

按能量高低顺序排列，通常是：
$$\nu_{as} > \nu_s > \delta_s > \gamma$$
高频 —————————— 低频

至于—CH_3或—NH_3^+的弯曲振动亦有对称和反对称之分。—CH_3的三个碳氢键，同时向中心或同时向外振动称为对称弯曲振动（以 δ_s 表示），其中一个碳氢键向内而其他两个碳氢键同时向外的振动称为不对称弯曲振动（以 δ_{as} 表示），见图 3 -4。

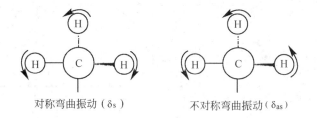

对称弯曲振动（δs）   不对称弯曲振动（δ_{as}）

图 3 - 4 甲基的振动类型

2. 振动自由度与峰数 研究多原子分子时，常把其复杂振动分解为许多简单的基本振动（简正振动），基本振动的数目称为振动自由度。因为标定一个原子在空间的位置，需要有 X、Y、Z 三个坐标，故一个原子有 3 个自由度。在含有 n 个原子的分子中，每一个原子都有 3 个自由度，所以分子自由度的总数应是 $3n$ 个自由度。分子作为一个整体，其运动状态又可分为：平动、转动和振动三类，故：

分子自由度数（$3n$）＝平动自由度 +振动自由度 +转动自由度

则：振动自由度 =分子自由度（$3n$）-（平动自由度 +转动自由度）

非线性分子振动自由度 $=3n-(3+3)=3n-6$

线性分子振动自由度 $=3n-(3+2)=3n-5$

这是因为线性分子只有 2 个转动自由度，因其沿 Z 轴转动时空间位置不发生变化，故不产生自由度，如图 3-5 所示。

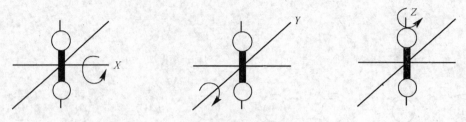

图 3-5　线型分子的转动自由度（X、Y、Z）

理论上，每个振动自由度（基本振动数）在红外光谱区均产生一个吸收峰带。但实际上，峰数往往少于基本振动数目。这是因为：①当振动过程中分子不发生瞬间偶极矩变化时，不引起红外吸收（称为振动的红外非活性）；②频率完全相同的振动彼此发生简并；③强宽峰通常要覆盖与它频率相近的弱而窄的吸收峰；④吸收峰有时落在中红外区域以外；⑤吸收强度太弱，以致无法测定。

当然也有使峰数增多的因素，如倍频与组频等，但这些峰落在中红外区内较少，且都是非常弱的峰。

例 3-4　水分子基本振动形式及 IR 光谱。

水分子属于非线性分子，振动自由度为 3，即水分子有三种振动形式，如图 3-6 所示，其红外光谱则如图 3-7 所示。

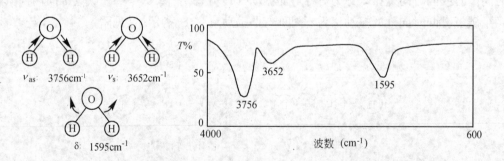

图 3-6　水分子的基本振动　　　图 3-7　水分子的红外光谱

例 3-5　CO_2 分子的基本振动形式及 IR 光谱。

CO_2 为线性分子，其振动自由度为 4，具体振动形式如图 3-8 所示。

CO_2 分子理论上应有四种基本振动形式，但实际上只在 $667cm^{-1}$ 和 $2349cm^{-1}$ 处出现两个基频吸收峰，如图 3-9 所示。这是因为其中对称伸缩振动不引起偶极矩的改变，是红外非活性的振动，因此无吸收峰；而面内弯曲振动（$\beta_{C=O}667cm^{-1}$）和面外弯曲振动（$\gamma_{C=O}667cm^{-1}$）又因频率完全相同，峰带发生简并。

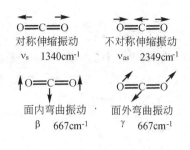

图 3 – 8　CO₂分子的基本振动形式

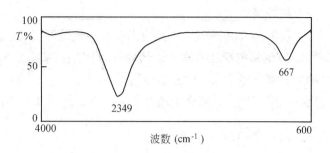

图 3 – 9　CO₂分子的红外光谱

第二节　红外吸收峰位及强度的影响因素

一、影响峰强的因素

(一) 峰强的表示法

红外光谱常用百分透光率（$T\%$）表示峰强。

$$T\% = (I/I_0) \times 100\% \qquad （式3-11）$$

式3-11中，I_0为入射光强度；I为透过光的强度。$T\%$越大，吸收峰越强。

红外光谱的绝对峰强可以用摩尔吸光系数 ε 表示。通常，$\varepsilon > 100$ 时，表示峰很强，用 vs 表示；$\varepsilon = 20 \sim 100$ 时，为强峰，用 s 表示；$\varepsilon = 10 \sim 20$ 时，为中强峰，用 m 表示；$\varepsilon = 1 \sim 10$ 时，为弱峰，用 w 表示；$\varepsilon < 1$ 时，为极弱峰，用 vw 表示。红外光谱用于结构分析时所指的峰强一般是指相对强度。峰的强度和性状表示方式如下：s（强），m（中），w（弱），br（宽峰），sh（尖峰）。

(二) 影响峰强的因素

1. 振动过程中偶极矩的变化　基频峰的强度（除浓度影响以外）主要取决于振动过程中偶极矩的变化。因为只有能够引起分子或基团电荷分布不均匀的振动（即偶极矩的变化），才能吸收红外光而引起能级的跃迁，而且瞬间偶极矩越大，吸收峰越强。

影响瞬间偶极矩大小的因素主要有以下4个方面：

（1）**原子的电负性**　化学键极性越大，则伸缩振动吸收峰越强［有费米（Fermi）共振等因素时除外］。如：$\nu_{C=O} > \nu_{C=C}$；$\nu_{O-H} > \nu_{C-H} > \nu_{C-C}$。

（2）**振动形式**　振动形式不同对分子的电荷分布影响不同，故吸收峰强度也不同。通常峰强与振动形式之间有下列规律：$\nu_{as} > \nu_s$；$\nu > \delta$。

（3）**分子的对称性**　结构对称的分子在振动过程中，由于振动方向也是对称的，所以整个分子的偶极矩始终为零，没有吸收峰出现。如：CO_2 的对称伸缩 $\overset{\longleftarrow}{O}=C=\overset{\longrightarrow}{O}$，没有红外吸收。

（4）其他影响因素　如费米共振、氢键等因素，详见本章相关内容。

2. 能级的跃迁几率　以倍频峰为例，从基态（V_0）跃迁到激发态（V_2）时，振幅加大，偶极矩变大，峰强本该增大，但是由于这种跃迁几率很低，结果峰强反而很弱。而样品浓度加大，峰强也随之加大，则是跃迁几率增加的结果。

二、影响峰位的因素

分子内各基团的振动不是孤立的，而要受邻近基团以及整个分子其他部分的影响（即分子内部的结构因素），有时还会因测定条件以及样品的物理状态等不同而改变。所以，同一个基团的特征吸收并不总固定在一个频率上，而是在一定频率范围内变化。深入研究各种因素对基团振动频率的影响有助于分析特定基团的周围结构信息，加深谱带和结构间关系的认识，是红外光谱用于结构鉴定的基本方法。影响峰位变化的因素主要有以下几个方面：

（一）内部结构因素的影响

1. 电子效应

（1）诱导效应（inductive effect，简称 I 效应）　在红外光谱中，诱导效应一般是指吸电子诱导效应，简称 -I 效应。以羰基为例，当一强吸电子基团和羰基邻接时，它就要和 C=O 氧原子争夺电子，降低羰基的极性，增强其双键性，力常数 K 增加，故 $\nu_{C=O}$ 吸收峰将移向高波数区。

$$\nu_{C=O} \quad 1715cm^{-1} \quad 1730cm^{-1} \quad 1800cm^{-1} \quad 1920cm^{-1} \quad 1928cm^{-1}$$

（2）共轭效应（conjugative effect，简称 +C 效应）　共轭效应即共轭体系中的电子离域现象。对 π - π 共轭体系而言，共轭效应比较简单，两个 C=C 的共轭（如共轭多烯）或 C=C 和 C=O 的共轭（如 α, β - 不饱和羰基化合物）。其结果是引起电子密度平均化，使双键性降低，力常数 K 减小，故吸收峰移向低波数区。但在 p - π 共轭体系中，诱导效应与共轭效应常同时存在，谱带位移方向取决于哪一种作用占主导地位。例如，饱和酯的 $\nu_{C=O}$ 为 $1735cm^{-1}$，比饱和酮的 $\nu_{C=O}$ $1715cm^{-1}$ 稍高，因为 OR 的 -I > +C，所以羰基双键性质增加，而酰胺则正好相反。

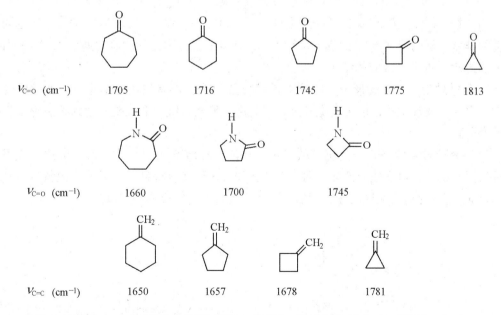

$$\nu_{C=O} \quad 1715cm^{-1} \qquad 1685 \sim 1665cm^{-1} \qquad 1730cm^{-1} \qquad 1690 \sim 1650cm^{-1}$$
$$(-I > +C) \qquad (+C > -I)$$

2. 空间效应

（1）空间位阻　空间位阻是指同一分子中各基团间在空间的位阻作用，共轭作用对空间位阻最为敏感，空间位阻使共轭体系的共平面性受到影响或破坏，吸收频率向高波数方向移动。

$$\nu_{C=O} \qquad 1663cm^{-1} \qquad\qquad 1686cm^{-1} \qquad\qquad 1693cm^{-1}$$

上述化合物（C）的空间障碍比较大，使环上双键与 C＝O 的共轭受到限制，故（C）中 C＝O 的双键性强于（A）和（B），吸收峰出现在高波数区。

（2）环张力（键角张力作用）　对环外双键（$\nu_{C=C}$）和环上羰基（$\nu_{C=O}$），随着环的缩小，环张力增大，其频率也相应增加。

以脂环酮类化合物为例，若以环己酮为参考，从六元环至四元环每减少一元环，$\nu_{C=O}$将相应升高约$30cm^{-1}$。内酰胺类和亚甲基环烷系列化合物也有类似的趋势。

| $\nu_{C=O}$ (cm⁻¹) | 1705 | 1716 | 1745 | 1775 | 1813 |

| $\nu_{C=O}$ (cm⁻¹) | 1660 | 1700 | 1745 |

| $\nu_{C=C}$ (cm⁻¹) | 1650 | 1657 | 1678 | 1781 |

环内双键的$\nu_{C=C}$伸缩频率则随环张力的增加或环内角的变小而降低，如：

$\nu_{C=C}$ (cm^{-1})   1650   1610   1570

若 C=C 上的 H 原子被烷基取代，则 $\nu_{C=C}$ 将向高波数移动。例如：$\nu_{C=C}$ 为 1641cm^{-1}。

（3）**场效应**（field effect，简称 F 效应） 不同原子或基团间的诱导效应与共轭效应都是通过化学键起作用，而场效应则是以它们的静电场通过空间起作用，使电子云密度分布发生变化，从而引起相应的吸收带位移。因此通常只有在立体结构上互相靠近的那些基团之间才能产生 F 效应。

$\nu_{C=O}$ 1716cm^{-1}
（A）

$\nu_{C=O}$ 1728cm^{-1}
（B）

例如：环己酮和 4,4 - 二甲基环己酮的 $\nu_{C=O}$ 都是 1712cm^{-1}，但前者的 2 - 溴化物（A）$\nu_{C=O}$ 为 1716cm^{-1}，后者的 2 - 溴化物（B）$\nu_{C=O}$ 却为 1728cm^{-1}。这种差别是由于在（A）、（B）两个化合物中，虽然 C—Br 与 C=O 键均可形成 $C^{\delta(+)}$—$Br^{\delta(-)}$ 及 $C^{\delta(+)}$—$O^{\delta(-)}$ 两个偶极，但（A）中溴处于直立键，而（B）中由于甲基位阻的影响，C—Br 键只能为平伏键，与 C=O 比较靠近，$C^{\delta(+)}$—$Br^{\delta(-)}$ 及 $C^{\delta(+)}$—$O^{\delta(-)}$ 产生同电荷的排斥，从而使 C=O 的双键性增加，ν 值增高。甾体化学中经常遇到的"α - 卤素酮的规律"也是 F 效应的结果。

3. 氢键效应 氢键的形成，往往对谱带位置和强度都有极明显的影响。通常可使伸缩频率向低波数位移，谱带变宽变强，这是由于形成氢键使偶极矩和键的长短都发生了改变所致。

（1）**分子内氢键** 分子内氢键的形成，与浓度和溶剂无关，分子内氢键的形成可使伸缩振动谱带大幅度地向低频方向移动。例如 α - 羟基蒽醌易于形成分子内氢键，其 $\nu_{C=O}$ 及 ν_{OH} 都明显向低频区移动，而 β - 羟基蒽醌只可能形成分子间氢键。

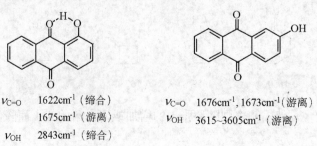

$\nu_{C=O}$ 1622cm^{-1}（缔合）
          1675cm^{-1}（游离）
ν_{OH} 2843cm^{-1}（缔合）

$\nu_{C=O}$ 1676cm^{-1}, 1673cm^{-1}（游离）
ν_{OH} 3615~3605cm^{-1}（游离）

（2）**分子间氢键** 分子间氢键的形成受溶剂性质、溶液浓度、温度等的影响。醇与酚的羟基，在极稀的溶液中呈游离状态，在 $3650 \sim 3600 cm^{-1}$ 出现吸收峰；随着浓度增加，分子间形成氢键，故 ν_{OH} 向低频方向移动至 $3515 cm^{-1}$（二聚体）及 $3350 cm^{-1}$（多聚体）。不同浓度乙醇的四氯化碳溶液的红外光谱如图 3-10 所示。

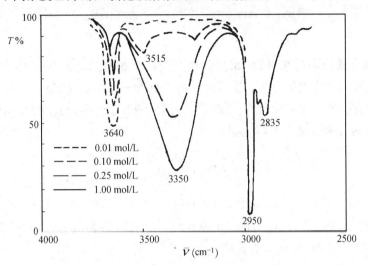

图 3-10 不同浓度的乙醇的四氯化碳溶液的红外光谱

羧酸类极易形成分子间氢键，只有用其气体或在非极性溶剂的极稀溶液测定时，可以在 $1760 cm^{-1}$ 附近看到 $\nu_{C=O}$（游离）峰，但是液态或固态的羧酸一般以二聚体的形式存在，在 $1710 cm^{-1}$ 附近出现一个 $\nu_{C=O}$（缔合）强吸收峰。

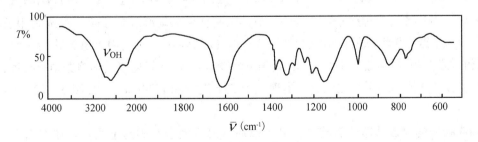

这种氢键缔合不仅使 C=O 的吸收频率发生变化，而且也使 -OH 的伸缩振动吸收（ν_{OH}）发生位移，出现在 $3200 \sim 2500 cm^{-1}$ 区间，表现为一个宽而散的吸收峰，非常特征，可作为羧酸结构的一个重要标志，如图 3-11 所示。

图 3-11 丙酸的红外光谱

4. 互变异构 分子发生互变异构，吸收峰也将发生位移，在红外光谱上出现各异构体的特征吸收。如：

$$H_3C-\overset{\overset{O}{\parallel}}{C}-CH_2-\overset{\overset{O}{\parallel}}{C}-OC_2H_5 \rightleftharpoons H_3C-\overset{\overset{OH}{|}}{C}=CH-\overset{\overset{O}{\parallel}}{C}-OC_2H_5$$

(A) 酮式　　　　　　　　　　　　　　(B) 烯醇式

　　$\nu_{C=O}$ 1738cm^{-1}, 1717cm^{-1}　　　　　$\nu_{C=O}$ 1650cm^{-1}

　　　　　　　　　　　　　　　　　　　　ν_{OH} 3000cm^{-1}

5. 振动偶合效应和费米（Fermi）共振　当两个相同的基团在分子中靠得很近时，其相应的特征吸收峰常发生分裂，形成两个峰，这种现象叫振动偶合。

经常看到有一些二羰基化合物，如酸酐、丙二酸和丁二酸及其酯类，由于两个羰基的振动偶合使 $\nu_{C=O}$ 裂分成二个峰。如：

$$(CH_2)_n \overset{\diagup COOH}{\diagdown COOH}$$

当 $n=1$（丙二酸）时，$\nu_{C=O}$ 有二个吸收峰，分别是 1740cm^{-1}，1710cm^{-1}。

当 $n=2$（丁二酸）时，$\nu_{C=O}$ 有二个吸收峰，分别是 1780cm^{-1}，1700cm^{-1}。

当 $n>3$ 时，只有一个 $\nu_{C=O}$ 吸收峰。

但羧酸的二聚体却不分裂成两个峰（因分子完全对称），另外一些二羰基类化合物，如二羰基甾体和多羰基甾体，以及醌类化合物因为羰基相距较远，也没有振动偶合现象。

甲基的 C—H 面外弯曲 δ_{CH} 一般在 1380cm^{-1} 附近出现单峰，当偕二甲基存在时峰分裂成两个，裂距为 15～30cm^{-1}（两峰中心在 1380cm^{-1} 左右）；如为偕三甲基（特丁基）则峰分裂的裂距达 30cm^{-1} 以上。

还有一种特殊振动偶合效应称为费米共振（Fermi resonance），它是当倍频峰（或组频）位于某强的基频吸收峰附近时，弱的倍频（或组频）峰的吸收强度常常被大大强化（间或发生峰带裂分），这种倍频（或组频）与基频峰之间的振动偶合称为费米共振。

如环戊酮的 $\nu_{C=O}$ 在 1746cm^{-1} 和 1728cm^{-1} 处出现吸收峰，这是由于环戊酮的骨架伸缩振动（889cm^{-1}）的倍频峰 1778cm^{-1} 与其羰基伸缩振动峰（1745cm^{-1}）靠得很近时，发生费米共振，倍频峰明显增强，如图 3-12（a）所示。而当用重氢氘化后，由于环戊酮的骨架伸缩振动变成 827cm^{-1}，其倍频峰变成 1654cm^{-1} 离羰基伸缩振动峰较远，不能发生费米共振，结果在此区域只出现一个羰基吸收峰 1734cm^{-1}，如图 3-12（b）所示。

6. 样品的物理状态的影响　样品可以在气态、液态及固态下测定。在气态下测定可以提供游离分子的情况，液态与固态样品由于分子间缔合和氢键的产生，常对峰位有一定影响。同一样品在测定时由于物理状态不同，吸收峰也会发生不同程度的差异（核对光谱时须注意）。如丙酮的 $\nu_{C=O}$ 在气态测定时为 1738cm^{-1}，而液态测定时为 1715cm^{-1}。

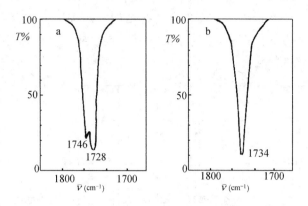

图 3 – 12 环戊酮骨架伸缩振动的倍频峰与峰 $\nu_{C=O}$ 的关系

（二）外部因素的影响

外部因素主要指溶剂的影响及仪器色散元件的影响。

1. 溶剂的影响 极性基团的伸缩频率常常随溶剂的极性增大而降低。

如：羧酸中的羰基伸缩频率如下：

气体	$\nu_{C=O}$	1780cm^{-1}	（游离）
非极性溶剂	$\nu_{C=O}$	1760cm^{-1}	（游离）
乙醚中	$\nu_{C=O}$	1735cm^{-1}	
乙醇中	$\nu_{C=O}$	1720cm^{-1}	
碱液中	$\nu_{C=O}^{as}$	$1610 \sim 1550\text{cm}^{-1}$；	$\nu_{C=O}^{s}$ 1400cm^{-1}

2. 仪器色散元件的影响 棱镜的分辨率低，光栅的分辨率高，故光栅光谱与棱镜光谱有所不同，特别在 $4000 \sim 2500\text{cm}^{-1}$ 波段内尤为明显。

第三节 红外光谱中的重要区段

一、特征区、指纹区、特征峰和相关峰的概念

1. 特征区 有机化合物的分子中主要官能团的特征吸收多出现在 $4000 \sim 1300\text{cm}^{-1}$，该区域吸收峰比较稀疏，容易辨认，通常把该区域称为特征吸收区，该区域相应的吸收峰称为特征吸收峰或特征峰。该区域主要含有 ν_{O-H}、ν_{N-H}、$\nu_{C=C-H}$、$\nu_{C\equiv C-H}$、ν_{C-H}、$\nu_{C=O}$、$\nu_{C=C}$、$\nu_{C\equiv N}$ 等吸收峰，此外还包括部分单键基团的面内弯曲振动的基频峰，如图 3 -13 所示。

2. 指纹区 红外光谱上 $1300 \sim 400\text{cm}^{-1}$（$7.69 \sim 25\ \mu m$）的低频区，通常称为指纹区。该区域中出现的谱带主要是单键 C—X（X =C、N、O、S）的伸缩振动及各种弯曲振动吸收峰，如图 3 -13 所示。不含氢的单键的振动频率相差不大，因此这一区域产生

了大量吸收峰，其中大部分难以归属，但这些吸收峰却反映了化合物分子的具体结构特征，犹如人的指纹，故称指纹区。而化合物在结构上的细微变化都会导致指纹区的变化。两个化学结构相近的化合物，其特征区可能大同小异，但只要它们在化学结构上存在微小的差别，指纹区都会有明显的不同。

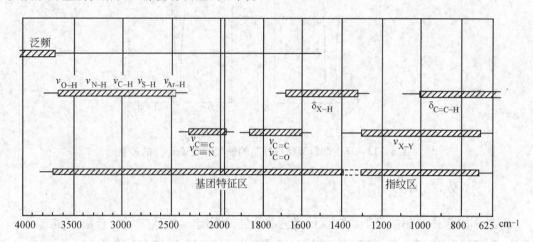

图 3 – 13　有机化合物的红外吸收频率区域

3. 特征峰　化合物的红外光谱是化合物分子结构的客观反映，官能团或基团的存在与吸收峰的存在相对应，因此可用一些容易辨认且具有一定代表性的吸收峰来确定某一种官能团的存在。凡能用于鉴别官能团或基团存在又容易辨认的吸收峰为特征吸收峰，简称特征峰或特征频率。

4. 相关峰　是指由一个官能团所产生的一组相互依存的吸收峰。特征峰能用来鉴别官能团的存在，但对于绝大多数官能团，均具有多种振动形式，而且每一种红外活性振动，一般相应也产生一个对应的吸收峰，有时甚至还能观察到泛频峰，故一个官能团的存在将产生一组相关峰，因此不能由单一特征峰肯定官能团的存在。如丙烯的红外光谱，由于有 —CH=CH$_2$ 基团的存在，能明显观察到 $\nu^{as}_{=CH_2}$ 3040cm^{-1}、$\nu_{C=C}$ 1640cm^{-1}、$\gamma_{=CH}$ 990cm^{-1} 及 910cm^{-1} 4 个特征峰，即由 —CH=CH$_2$ 基团产生的 4 个相互依存的一组相关峰。又如—COOH 在红外光谱中也有一组相关峰：ν_{OH} 3300 ~ 2500cm^{-1}、$\nu_{C=O}$ 1710cm^{-1}、ν_{C-O} 1260cm^{-1}、δ_{OH} 930cm^{-1}。

在中红外区，多数基团都有一组相关峰。用一组相关峰确定一个官能团的存在是红外光谱解析的一条重要原则。

二、红外光谱的九个重要区段

为便于解析红外光谱，可将整个中红外区域进一步细分为九个重要区段，见表 3 – 2。

表 3-2 红外光谱的九个重要区段

波数（cm^{-1}）	波长（μm）	键的振动类型
3750~3000	2.7~3.3	ν_{OH}，ν_{NH}
3300~3000	3.0~3.3	ν_{CH}（≡C—H，=C—H，Ar—H）
3000~2700	3.3~3.7	ν_{CH}（—CH$_3$，—CH$_2$— 及 —CH，CHO）
2400~2100	4.2~4.9	$\nu_{C≡N}$，$\nu_{C≡C}$
1900~1650	5.3~6.1	$\nu_{C=O}$（醛、酮、羧酸、酰胺、酯、酸酐、酰氯等）
1680~1500	6.0~6.7	$\nu_{C=C}$（脂肪族和芳香族），$\nu_{C=N}$
1475~1300	6.8~7.7	δ_{CH}（各种面内弯曲振动）
1300~1000	7.7~10.0	ν_{C-O}（酚、醇、醚、酯、羧酸）
1000~650	10.0~15.4	$\gamma_{=C-H,Ar-H}$（不饱和碳－氢键面外弯曲振动）

根据表 3-2，可以推测化合物的红外吸收特征；或根据化合物的红外吸收光谱，可以判断化合物可能存在的官能团，并进一步判断化合物的准确结构。

（一） O—H、N—H 伸缩振动区（3750~3000cm^{-1}）

1. 3750~3000cm^{-1} 区域的常见峰 主要有不同类型的 O—H、N—H 伸缩振动，如表 3-3 所示。

表 3-3 O—H、N—H 的伸缩振动情况

基团类型	波数（cm^{-1}）	峰的强度	说明
ν_{O-H}	3750~3200	强（特征）	
游离 O—H	3700~3500	较强、尖锐	
缔合 O—H	3450~3200	强、宽（特征）	
—COOH	3300~2500	强而很宽（特征）	可超出 3000cm^{-1} 范围
ν_{N-H}			
N—H	3500~3300	弱而稍尖	

2. 具体特征

（1）**羟基** —OH 在 3700~3200cm^{-1} 区域出现一强峰，这是判断分子有无—OH 的重要依据，如图 3-14 乙醇的红外光谱所示。羟基可以形成分子内或分子间氢键，氢键的形成对 ν_{OH} 的位置、形状、强度都将产生一定的影响。游离羟基只存在于气态或极稀的非极性溶剂的溶液中，其红外吸收峰出现在 3700~3500cm^{-1} 的高波数区域，峰形尖锐。

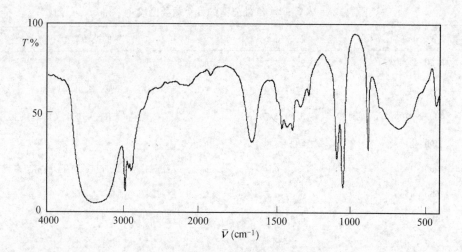

图3－14　乙醇的红外光谱

羟基形成氢键后，化学键力常数 K 减小，吸收峰位置向低波数方向移动（3450～3200cm^{-1}），峰形宽而钝。在形成分子内氢键后，酚羟基的伸缩振动吸收峰进一步向低波数方向移动。如：

v_{OH}　　　　3610cm^{-1}　　　　3243cm^{-1}　　　　3077cm^{-1}

羧酸只有在极稀的惰性溶剂或在气态才能以单体存在，在3540cm^{-1}附近产生游离的羟基伸缩振动吸收峰，如图3－15不同温度下乙酸的红外光谱所示。

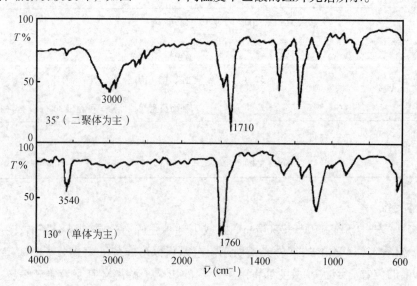

图3－15　不同温度下乙酸的红外光谱

（2）胺基 胺基的红外吸收与羟基类似，游离胺基的 ν_{NH} 在 $3500 \sim 3300 cm^{-1}$ 范围，见图 3 -16、图 3 -17、图 3 -18 中各类胺的红外光谱，氢键缔合后吸收峰位置将向低波数方向移动 $100 cm^{-1}$，但两者峰强比羟基峰弱，且峰稍尖锐些。其中，伯胺和伯酰胺在此区域有两个 N—H 吸收峰，ν_{NH}^{as} 在 $3360 cm^{-1}$ 左右，ν_{NH}^{s} 在 $3200 cm^{-1}$ 左右，这是伯胺与羟基的显著区别；仲胺和仲酰胺只有一个 N—H 吸收峰，在 $3300 cm^{-1}$ 左右；叔酰胺因氮上无氢，在此区域无吸收。

当胺成盐，氨基转化为铵离子，ν_{NH} 大幅度向低波数方向移动，在 $3200 \sim 2200 cm^{-1}$ 范围形成一宽吸收带，与羧酸二聚体的 ν_{OH} 位置接近，但可以通过比较谱带的宽度和精细结构进行区别。因此当胺的结构鉴定遇到困难，可以先形成无机盐，通过谱带位置的移动和变形予以确证。如伯胺盐的 ν_{NH} 在 $3200 \sim 2250 cm^{-1}$ 形成宽谱带，而仲胺盐在 $3000 \sim 2200 cm^{-1}$ 区域形成宽谱带，叔胺盐在 $2750 \sim 2200 cm^{-1}$ 区域形成宽谱带。

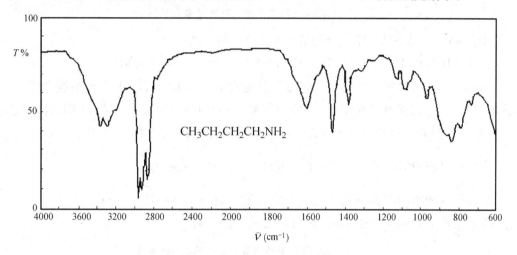

图 3 -16 丁胺的红外光谱

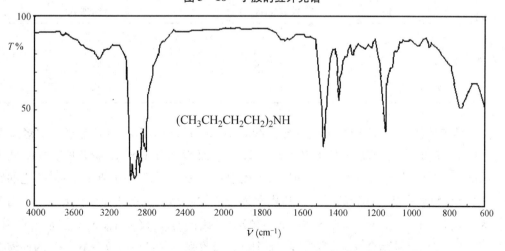

图 3 -17 二丁胺的红外光谱

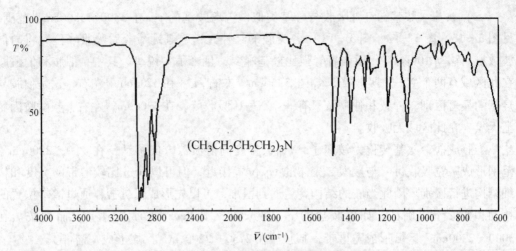

图 3 – 18　三丁胺的红外光谱

例 3 – 6　简述下列几个化合物的红外光谱有何不同？

（A）CH_3COOH　　　（B）$CH_3CH_2CH_2OH$　　　（C）$CH_3CH_3NH_2$

解：（A）在 $3300 \sim 2500cm^{-1}$ 区域有氢键缔合 —OH（—COOH）伸缩振动峰，在 $1900 \sim 1650cm^{-1}$ 区域有羰基吸收；（B）在 $3450 \sim 3200cm^{-1}$ 区域有一强 —OH 伸缩振动峰；（C）在 $3400 \sim 3200cm^{-1}$ 区域有一强一弱—NH_2伸缩振动双峰。

（二）不饱和烃 C—H 键伸缩振动区（$3300 \sim 3000cm^{-1}$）

1. $3300 \sim 3000cm^{-1}$ 区域的常见峰　此区域主要有 ≡C—H 、 =C—H 及 Ar—H 的伸缩振动吸收，峰位均在 $3000cm^{-1}$ 以上，见表 3 –4。

表 3 –4　不饱和烃及芳香烃的 CH 伸缩振动吸收

基团类型	波数（cm^{-1}）	峰的强度
≡C—H	~3300	强
Ar—H	~3030	弱→中
=C—H	3040～3010	弱→中强

2. 具体特征　C—H 伸缩振动的分界线是 $3000cm^{-1}$，不饱和碳（烯烃、炔烃及苯环）的碳氢键的伸缩振动频率在 $3000cm^{-1}$ 以上，而饱和碳的碳氢伸缩振动频率低于 $3000cm^{-1}$，不易混淆。炔烃中≡C—H 与烯烃中=C—H 分别为 sp 杂化和 sp^2 杂化的碳原子，杂化轨道中随 s 成分的降低，其化学键力常数 K 增大，即 $K_{\equiv C-H} > K_{=C-H}$，因此 ν_{CH} 为 $\nu_{\equiv C-H} > \nu_{=C-H}$。$\nu_{\equiv C-H}$ 在 $3300cm^{-1}$，峰很尖锐；$\nu_{\equiv C-H}$峰与 ν_{OH} 及 ν_{NH} 处于同一区域，但 $\nu_{\equiv C-H}$ 比氢键缔合 ν_{OH} 的吸收弱，而比 ν_{NH} 吸收强。=C—H 及 Ar—H 的伸缩振动吸收，峰位均在 $3100 \sim 3000cm^{-1}$ 范围内，吸收峰强度较低。如图 3 –19 中的1 –庚烯和1 –庚炔的红外光谱所示。

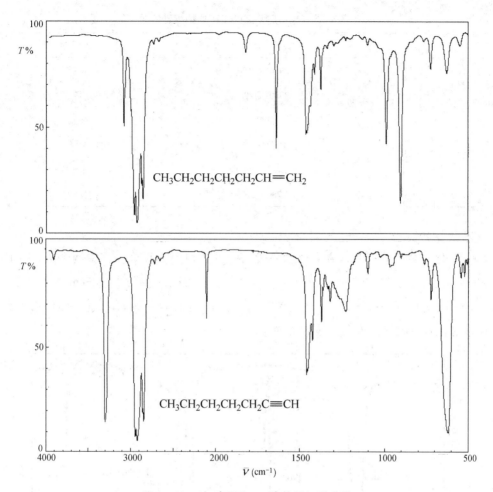

图 3 – 19　1 – 庚烯和 1 – 庚炔的红外光谱

例 3 – 7　下列三个化合物在本区域的吸收有何不同？

$$H_3C-C\equiv C-H \qquad \qquad CH(CH_3)_2 \qquad \qquad CH(CH_3)_2$$

（A）　　　　　　（B）　　　　　　（C）

解：化合物（A）在 3300cm^{-1} 附近有 $\equiv$C—H 伸缩振动峰，化合物（B）在 3025cm^{-1} 附近有 Ar—H 伸缩振动峰，而化合物（C）在 3000cm^{-1} 以上无吸收峰。

（三）饱和烃 C—H 键和醛基 C—H 键伸缩振动区（3000～2700cm^{-1}）

1. 3000～2700cm^{-1} 区域的常见峰　此区域主要含 C—H 基团的伸缩振动吸收，如表 3 –5 所示。

表3-5 饱和烃及醛的 CH 伸缩振动吸收

基团类型	波数（cm^{-1}）	峰的强度
—CH$_3$	2960 及 2870	高强
—CH$_2$—	2930 及 2850	强
—C—H	2890	中强
—OCH$_3$	2830～2810	中强
—CHO	2720～2750	中强
—O—CH$_2$—O—	2780～2765	弱→中

2. 具体特征

（1）饱和碳的 C—H 伸缩振动　一般可以见到四个吸收峰，其中两个为 —CH$_3$：2960cm^{-1}（ν_{as}）、约 2870cm^{-1}（ν_s）；两个为 —CH$_2$—：约 2925cm^{-1}（ν_{as}）、约 2850cm^{-1}（ν_s），如图 3-20 正十二烷的红外光谱所示。当 —CH$_3$ 或 —CH$_2$— 与氧原子相连时，其吸收峰位置向低波数方向移动。

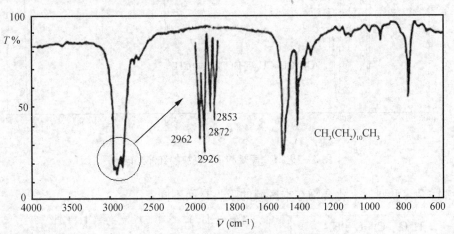

图3-20　正十二烷的红外光谱

（2）饱和卤代烃中与卤素直接相连的—CH$_3$　其振动频率在3100～3000cm^{-1}区域产生吸收，如 CH$_3$I 是 3060cm^{-1}，CH$_3$Br 是 3050cm^{-1}，CH$_3$Cl 是 3042cm^{-1}。

（3）醛类化合物的 C—H 的伸缩振动峰　在2820～2600cm^{-1}处产生两个吸收峰，这是由醛基 C—H 键的面内弯曲振动（1390cm^{-1}）的倍频与 C—H 键的伸缩振动间的费米共振所产生，表现为双峰，在2820 及 2720cm^{-1}附近是醛基的特征峰，可作为判断结构中是否有醛基的基本依据，如图 3-21 中苯甲醛的费米共振双峰在 2810 和 2720cm^{-1}。

（4）亚甲二氧基（—O—CH$_2$—O—）　除了 2780cm^{-1}附近的吸收峰外，在 930cm^{-1}附近有 ν_{C-O} 吸收峰，2780cm^{-1} 与 930cm^{-1}附近的峰组成亚甲二氧基的相关峰，作为鉴定该基团的依据。

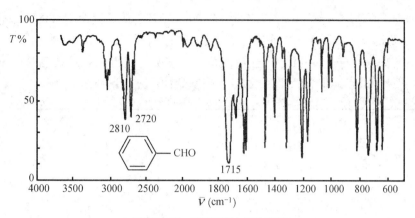

图 3 – 21　苯甲醛的红外光谱

（四）叁键对称伸缩振动区（2400~2100cm^{-1}）

1. 2400~2100cm^{-1}区域的常见峰　各种类型叁键对称伸缩振动吸收见表 3 – 6。

表 3 – 6　叁键对称伸缩振动吸收

基团类型	波数（cm^{-1}）	峰的强度
H—C≡C—R	2140~2100	强
R$_1$—C≡C—R$_2$	2260~2190	可变
R—C≡C—R	无吸收	
RC≡N	2260~2240	强
R$_1$—C≡C—C≡C—R$_2$	2400~2100（产生 2~3 个峰）	弱→中强

2. 具体特征

（1）当 C≡C 与 C＝C 或芳环共轭　$\nu_{C≡C}$ 向低波数方向移动，但吸收强度增加；当 C≡C 与羰基共轭，因受到羰基强烈极化作用，强度急剧增强，甚至比羰基吸收峰还强。

（2）氰基　$\nu_{C≡N}$ 一般在 2240cm^{-1}附近，其吸收强度较高，当与不饱和基团共轭，吸收谱带向低波数方向移动约 30cm^{-1}，如图 3 – 22 中邻甲基苯甲腈的红外光谱所示，$\nu_{C≡N}$ 在 2210cm^{-1}左右。

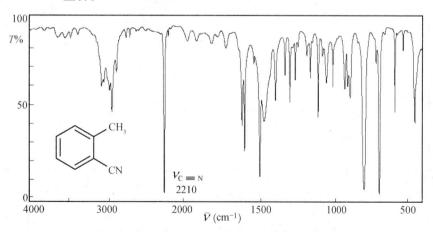

图 3 – 22　邻甲基苯甲腈的红外光谱

（3）C≡C 的伸缩振动　$\nu_{C≡C}$在 2260～2100cm^{-1}。乙炔及其全对称的二取代化合物不出现 $\nu_{C≡C}$ 吸收峰（如图 3–23 中 4–辛炔的红外光谱所示）。实际测定中除末端炔烃外（如图 3–23 中 1–辛炔的红外光谱所示），大多数非对称的二取代乙炔的 $\nu_{C≡C}$ 吸收一般很弱，甚至观察不到（如图 3–23 中 2–辛炔的红外光谱所示）。

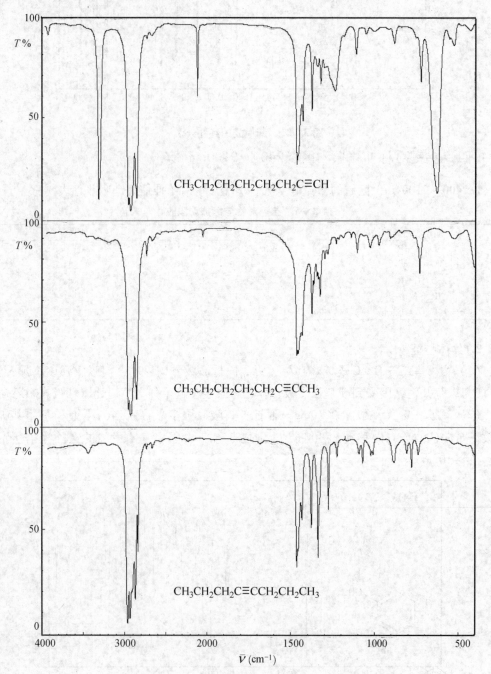

$CH_3CH_2CH_2CH_2CH_2CH_2C≡CH$

$CH_3CH_2CH_2CH_2CH_2C≡CCH_3$

$CH_3CH_2CH_2C≡CCH_2CH_2CH_3$

图 3–23　1–辛炔、2–辛炔、4–辛炔的红外光谱

$C \equiv C - C \equiv C$ 振动吸收在 $2400 \sim 2100 cm^{-1}$ 区域产生 $2 \sim 3$ 个吸收峰。此区域除空气中的 CO_2 的干扰外基本没有其他外界的干扰存在，因此此区间内任何小的吸收峰都能提供化合物结构信息。

例 3 – 8 判断下列化合物有哪些主要的吸收峰？

$$HO - \langle benzene \rangle - C \equiv C - \langle benzene \rangle - CH(CH_3)_2$$

解：

区段（cm^{-1}）	振动类型
$3450 \sim 3300 cm^{-1}$	ν_{O-H}，强宽峰
$\sim 3030 cm^{-1}$	ν_{C-H}（Ar—H）
$2960, 2870 cm^{-1}$	ν_{C-H}（—CH_3），双峰
$2890 cm^{-1}$	ν_{C-H}（—CH—），弱峰
$2260 \sim 2190 cm^{-1}$	$\nu_{C \equiv C}$，弱峰
$1680 \sim 1500 cm^{-1}$	$\nu_{C=C}$（苯环骨架振动）
$1475 \sim 1300 cm^{-1}$	δ_{C-H}（—CH_3）（面内弯曲振动）
$1000 \sim 650 cm^{-1}$	γ_{Ar-H}（Ar—H 面外弯曲振动）

（五）羰基的伸缩振动区（$1900 \sim 1650 cm^{-1}$）

1. $1900 \sim 1650 cm^{-1}$ 区域的常见峰 此区域内最重要的基团吸收就是羰基。大部分羰基化合物的 $\nu_{C=O}$ 峰出现的区域为 $1900 \sim 1650 cm^{-1}$，最常出现的区域为 $1755 \sim 1670 cm^{-1}$。因 C=O 的偶极矩较大，羰基峰一般都尖锐而且吸收强度大，如图 3 –21 苯甲醛的羰基在 $1715 cm^{-1}$ 的吸收峰。羰基一般表现为最强峰，非常具有特征性，因此 $\nu_{C=O}$ 峰是判断化合物有无 C=O 的重要依据。改变羰基两侧的取代基类型，其吸收峰位置将发生相应的移动，如表 3 –7 所示。

表 3 – 7 羰基的伸缩振动吸收情况

基团类型	波数（cm^{-1}）	峰的强度
醛	$1740 \sim 1720$	强
酮	$1705 \sim 1725$	强
酸	$1705 \sim 1725$	强
酯	$1740 \sim 1710$	强
酸酐	$1850 \sim 1800, 1780 \sim 1740$（双峰）	强
酰卤	$1815 \sim 1720$	强
酰胺	$1700 \sim 1680$（游离）	强
	$1640 \sim 1600$（缔合）	强
六（七）元内酯	$1750 \sim 1730$	强
五元内酯	$1780 \sim 1760$	强

2. 具体特征 $\nu_{C=O}$ 峰位置主要受到共轭效应、诱导效应、氢键、环张力、空间位阻、场效应等因素的影响，详见本章第二节。

（六）双键的伸缩振动区（1680～1500cm^{-1}）

1. 1680～1500cm^{-1}区域的常见峰　此区域包括 C=C、苯环骨架、C=N 及 —NO$_2$ 的伸缩振动吸收，如表 3-8 所示。

表 3-8　各类双键的伸缩振动吸收

基团类型	波数（cm^{-1}）	峰的强度
C=C	1680～1620	不定，一般较弱
苯环骨架	1620～1450	不定，一般中→强
C=N—	1690～1640	不定
—N=N—	1630～1575	不定
—N$\begin{matrix}O\\O\end{matrix}$	1615～1510	强
	1390～1320	强

2. 具体特征

（1）　C=C 伸缩振动　在 1680～1620cm^{-1} 区域，与 $\nu_{C=O}$ 吸收相比，$\nu_{C=C}$ 吸收频率较低，吸收强度也弱很多。C=C 与氧相连，受到氧的极化作用，吸收强度增大；而与不饱和基团形成共轭，$\nu_{C=C}$ 吸收向低波数方向移动，但强度增大。

（2）　共轭多烯　可以发生C=C键的振动偶合，如异戊二烯在 1640cm^{-1} 出现一个很弱的对称伸缩振动偶合谱带，而在 1598cm^{-1} 出现一强的不对称伸缩振动偶合谱带，该吸收谱带是鉴定共轭二烯的特征峰，如图 3-24 中异戊二烯的红外光谱。三个C=C键共轭的多烯在 1640cm^{-1} 及 1598cm^{-1} 也产生 2 个谱带，但高频谱带一般很弱。而由更多C=C 键共轭形成的共轭多烯在该区域的红外光谱变得十分复杂，往往形成一个宽的谱带。

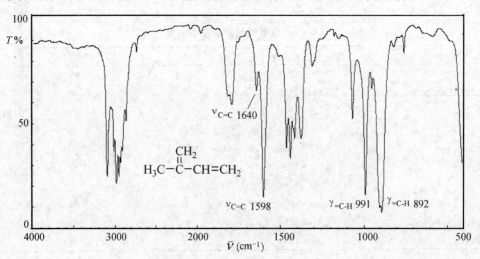

图 3-24　异戊二烯的红外光谱

（3）C=C的对称性　分子比较对称时 $\nu_{C=C}$ 峰很弱，结构完全对称的C=C为红外非活性；顺式异构体的吸收峰比反式异构体的吸收峰更强。见图3-25中2-戊烯的红外光谱。

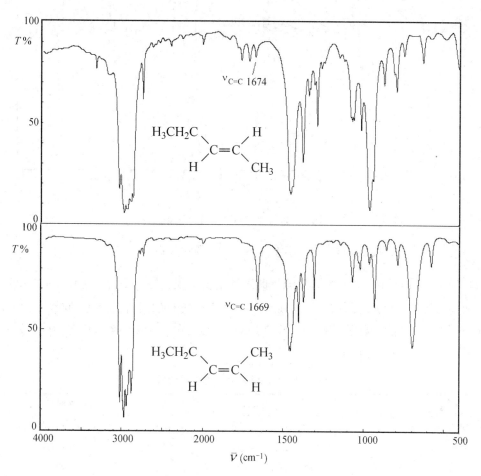

图3-25　2-戊烯的红外光谱

（4）芳香化合物　芳环骨架振动在1600~1450cm^{-1}产生2~4个吸收峰，以（1600±20）cm^{-1}及（1500±20）cm^{-1}两个峰比较稳定，但也会随取代基的变化而变化。当芳香环与不饱和基团或具有孤对电子的基团共轭，将使（1600±20）cm^{-1}及（1500±20）cm^{-1}两个峰增强，并发生分裂，在~1600cm^{-1}、~1580cm^{-1}、~1500cm^{-1}产生3个峰，该区域的吸收峰与芳环 Ar-H 伸缩振动峰（3100~3000cm^{-1}）一起作为判断化合物是否含有苯环的重要依据，见图3-26中邻二甲苯的红外光谱；芳香杂环化合物在1600~1500cm^{-1}也产生1~2个较强吸收峰。

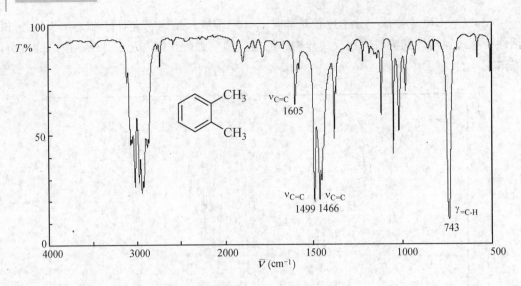

图 3 - 26　邻二甲苯的红外光谱

（七）　C—H 键的弯曲振动区（1475～1300cm^{-1}）

1. 1475～1300cm^{-1}区域的常见峰　此区域主要提供了 —CH$_3$、—CH$_2$— 的 C—H 面内弯曲振动信息,如表 3 -9 所示。此外,还含有羧酸盐的对称伸缩振动吸收（1450～1300cm^{-1}）、硝基的对称伸缩振动吸收（1385～1290cm^{-1}）以及砜类化合物的不对称伸缩振动吸收（1440～1290cm^{-1}）。

表 3 – 9　CH 键面内弯曲振动吸收

基团类型	波数（cm^{-1}）	峰的强度
δas（CH$_3$）	1470～1430	中
δs（CH$_3$）	1396～1365（中心在 1380）	中→强
δas（—CH$_2$—）	1470～1430	中

2. 具体特征

（1）　—CH$_3$ 和 —CH$_2$—　在 1470～1430cm^{-1} 均有吸收,由 δ$_{as}$（C—H）引起,但甲基在 1380cm^{-1} 附近有特征吸收,为鉴定甲基的特征峰。孤立甲基在 1380cm^{-1} 附近表现为单峰,当结构中有相邻甲基存在时,在 1380cm^{-1} 附近分裂为双峰（共振偶合）,相邻甲基数越多,裂距越大。一般偕二甲基分裂为两个强度几乎相等、距离较接近的两个谱带,分别在 1390～1380cm^{-1}、1372～1365cm^{-1}；而偕三甲基在 1375cm^{-1} 附近因共振偶合分裂为具有特征形状的一强一弱双峰,较高频的吸收稍弱（1400～1385cm^{-1}）,较低频的吸收稍强（1375～1360cm^{-1}）,见图 3 -27 中 3 -甲基丁胺（a）和 2,2 -二甲基丙胺（b）的红外光谱。

（2）　羧基负离子（COO$^-$）　其对称伸缩振动吸收也在该区域,1450～1300cm^{-1} 为强吸收,见图 3 -28 苯甲酸钠的红外光谱。

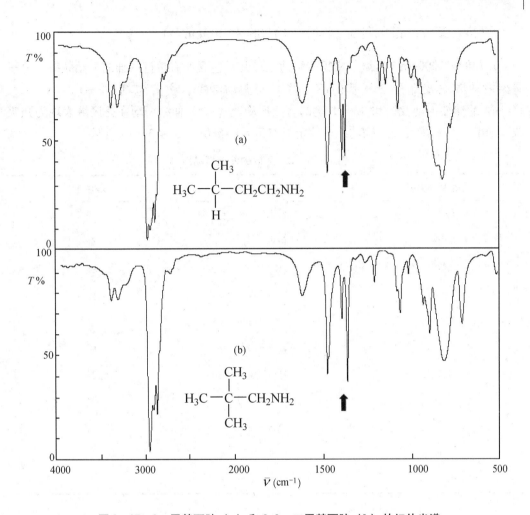

图3-27 3-甲基丁胺（a）和2,2-二甲基丙胺（b）的红外光谱

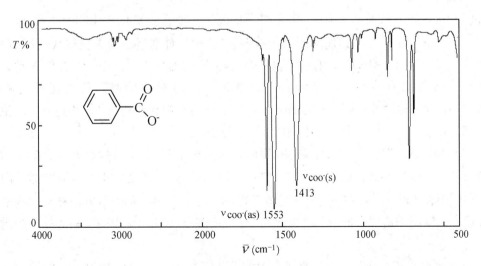

图3-28 苯甲酸钠的红外光谱

（八） X—Y 键的伸缩振动区（1300～1000cm^{-1}）

1. 1300～1000cm^{-1}区域的常见峰 此区域几乎包含所有单键的伸缩振动频率、分子骨架振动频率及部分含氢基团的一些弯曲振动频率，主要包括 C—O 、 C—C 、 C—N 的伸缩振动及饱和 C—H 键的弯曲振动。 C—O 伸缩振动在此区域表现为强吸收，对醇、醚和酯类化合物的结构鉴定具有重要的价值，如表3-10所示。

表3-10 X-Y键的伸缩振动区

伸缩振动类型	波数（cm^{-1}）	峰强度
醇 ν_{C-O}	1200～1000	强
伯醇	1065～1015	强
仲醇	1100～1010	强
叔醇	1150～1100	强
酚 ν_{C-O}	1280～1200	强
醚 ν_{C-O}	1275～1060	强
脂肪醚	1150～1060	强
芳香醚	1275～1210	强
乙烯醚	1225～1200	强
酯 ν_{C-O}	1300～1050	强
胺 ν_{C-N}	1360～1020	强

2. 具体特征

（1）醇、酚与醚的 C—O   醇和酚类的 ν_{C-O} 吸收分别位于 1200～1000cm^{-1} 和 1300～1200cm^{-1} 区域，当其他基团无干扰时， C—O 对判断醇的碳链取代情况有用。醚的特征基团为 C—O—C ，有两个 C—O 键，因此有两个 C—O—C 伸缩振动，其伸缩振动吸收出现在 1275～1060cm^{-1} ，强度大，但对称的醚，只出现不对称的 C—O—C 伸缩振动峰；而不对称的醚，尤其是 O 与不饱和烃基或芳环相连时，产生两个谱带，如图3-29中苯酚和苯甲醚的红外光谱所示。

（2）酯的 C—O—C   其伸缩振动吸收位于 1300～1050cm^{-1} 区域，ν_{C-O-C}^{as} 在 1280～1100cm^{-1} 处，强度很高，而 ν_{C-O-C}^{s} 在 1150～1000cm^{-1} 处，强度较小。一般的酯，两个谱带的间距在 130cm^{-1} 左右，乙烯醇酯和苯酯的 ν_{C-O-C}^{s} 谱带向高波数方向移动，两谱带相互接近，苯酯的这两个谱带几乎重合在一起，如图3-30中苯甲酸甲酯的红外光谱所示。

（3）酸酐的 C—O—C   其伸缩振动谱带强带很大，一般在 1050cm^{-1} 附近产生宽谱带，如图3-31中丙酸酐的红外光谱所示。

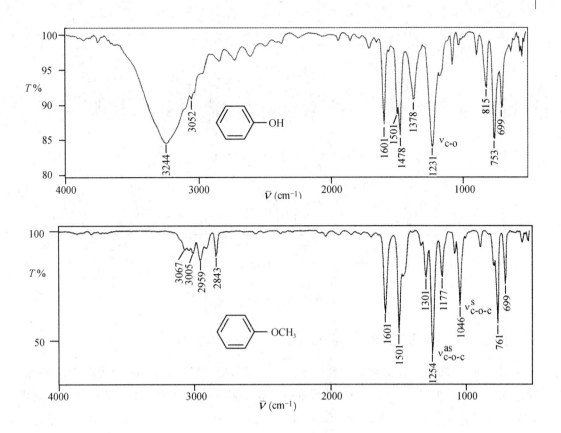

图 3 – 29 苯酚和苯甲醚的红外光谱

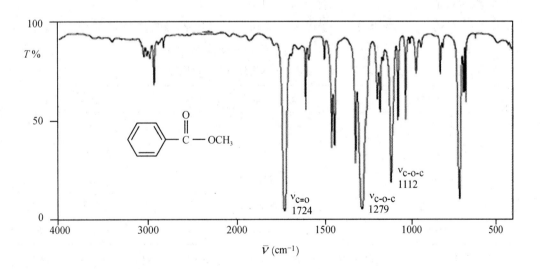

图 3 – 30 苯甲酸甲酯的红外光谱

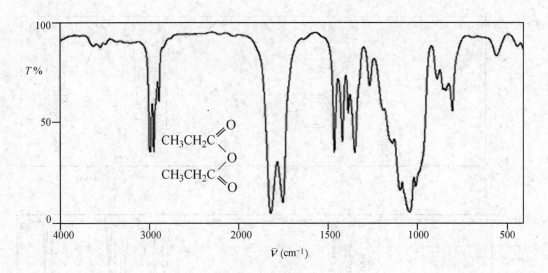

图 3 – 31   丙酸酐的红外光谱

（九）　C—H 键的面外弯曲振动区（1000～650cm⁻¹）

1. 1000～650cm⁻¹区域的常见峰　本区域主要包括烯烃和芳香环的不饱和 C—H 键的面外弯曲振动吸收峰 $\gamma_{=C-H}$，吸收峰的数目和位置主要提供用于鉴别芳环和烯烃取代特征的结构信息。此外，葡萄糖苷键的构型、分子中多个 —CH₂— 相连情况等在此区域都能得到详细的吸收信息。

2. 具体特征

（1）烯烃的 $\gamma_{=C-H}$ 吸收峰　在 1000～650cm⁻¹，其吸收峰的情况与 C═C 的取代情况有关，如表 3 –11 中烯烃 CH 键面外弯曲振动吸收所示。

表 3 – 11　烯烃 CH 键面外弯曲振动吸收

链烯烃类型	波数（cm⁻¹）	峰强度
RCH ═CH₂	990 和 910	强
RCH ═CHR（顺）	690	中至强
RCH ═CHR（反）	970	中至强
R₂C ═CH₂	890	中至强
R₂C ═CHR	840～790	中至强

（2）芳香环的 $\gamma_{=C-H}$ 吸收峰　在 900～650cm⁻¹产生 1～2 个较强的吸收峰，吸收峰的数目及位置与取代基的个数及相互位置有关（即取决于苯环上相邻 H 的数目），如表 3 –12 中所示。$\gamma_{=C-H}$ 的位置一般与取代基的性质无关，只有当取代基为强吸电子取代基时，其吸收峰才向高波数方向移动。该区域的吸收可用于判断芳环的取代类型，如图 3 –26 邻二甲苯和图 3 –32 间、对两种二甲苯的红外光谱所示。

表 3 – 12　芳香化合物不同取代类型的 $\gamma_{=C-H}$ 吸收

取代类型	结构式	吸收频率（cm^{-1}）	峰的强度	说明
单取代 （五个相邻氢）		770 ~ 730 710 ~ 690	很强 强	一般为双峰
邻二取代 （四个相邻氢）		770 ~ 735	很强	与单取代的吸收重叠，但没有 710 ~ 690cm^{-1} 的吸收，易区别开来
间二取代 （三个相邻氢）		810 ~ 750 725 ~ 680 900 ~ 860	很强 中→强 中	容易与单取代苯混淆，一般高频吸收在 770cm^{-1}，低频吸收位置较易变化
对二取代 （二个相邻氢）		860 ~ 800	很强	一般为单峰
五取代 （一个孤立氢）		900 ~ 860	强	

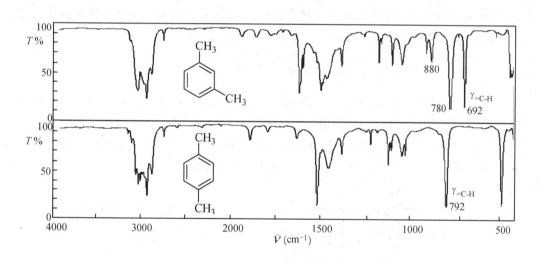

图 3 – 32　二甲苯的红外光谱

（3）亚甲基的 γ_{CH} 吸收峰　在 720cm^{-1} 附近，该峰对于鉴定 $-(CH_2)_n-$ 有一定价值。当 $n \geq 4$，在 725 ~ 720cm^{-1} 产生 γ_{CH} 的较强吸收峰，且随 n 值的增大吸收峰增强；但当 $n < 4$，在 770cm^{-1} 附近产生 γ_{CH} 的吸收峰，吸收较弱，不易观察到。

（4）苷键的 γ_{CH} 吸收峰　β – 苷键时在 890cm^{-1} 附近产生糖端基原子的 γ_{CH} 的较强吸收峰，α – 苷键在 840cm^{-1} 附近产生糖端基原子的 γ_{CH} 的较强吸收峰。

（5）炔基的 γ_{CH} 吸收峰　$\delta_{\equiv C-H}$ 在 680 ~ 600cm^{-1} 产生 γ_{CH} 的较强的宽吸收峰，参见图 3 – 23 中 1 – 辛炔的红外光谱。

第四节 红外光谱解析

一、红外光谱仪与测定方法

红外吸收光谱分析所用仪器称为红外光谱仪（infrared spectrophotometor），主要由辐射源、吸收池、单色器、检测器和记录仪等主要部件组成。常见的红外分光光度计的波数范围为 $4000 \sim 400 cm^{-1}$。仪器的发展大体经历了三个阶段，其主要区别表现在单色器。第一代仪器为棱镜红外光谱仪，色散元件为岩盐棱镜，易吸潮损坏，且分辨率低，已淘汰。第二代仪器为 20 世纪 60 年代后研制投产的光栅型红外光谱仪，其分辨能力超过棱镜红外光谱仪，而且能量较高，价格便宜，对环境要求不高，在 20 世纪 80 年代以前取代棱镜红外光谱仪成为我国应用较多的红外光谱仪，但扫描速度慢，灵敏度较低。到 20 世纪 70 年代后出现了基于干涉调频分光的傅立叶变换红外光谱仪（Fourier transform infrared spectrophotometer，FT – IR），为第三代红外光谱仪，其具有很高的分辨率，极快的扫描速度（一次全程扫描时间在 1 秒内）；体积小，重量轻，应用十分广泛，因其这些优点使得色谱 – 红外光谱的联用得以实现。近年来，已有 GC – FTIR、HPLC – FTIR 等联用仪器投入使用。当前国内许多实验室主要采用的为干涉型红外光谱仪，因此主要介绍傅立叶变换红外光谱仪。

（一）傅立叶变换红外光谱仪的工作原理

傅立叶变换红外光谱仪简称 FT – IR 仪，是 20 世纪 70 年代出现的一种新型非色散型红外光谱仪。其工作原理与色散型红外光谱仪的工作原理有很大不同，最主要的差别是单色器的差别，FT – IR 仪常用单色器为迈克尔逊（Michelson）干涉仪，它由光源、迈克尔逊干涉仪、检测器和计算机组成，工作原理示意图见图 3 –33。

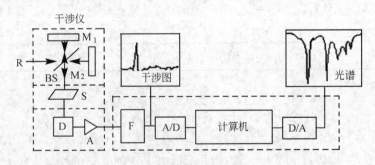

图 3 –33　傅立叶变换红外光谱仪工作原理示意图

R：红外光源；M1：固定镜；M2：动镜；BS：光速分离器；

S：样品；D：检测器；A：放大器；F：滤光器；

A/D：模 – 数转换器；D/A：数 – 模转换器

由图 3 –33 可知，FT – IR 仪的核心部分为干涉仪和计算机，光源发出的红外辐射，经 Michelson 干涉仪，转变为干涉光，再让干涉光照射样品，干涉光转变为具有光谱信息的干涉光到达检测器，得到含样品信息的干涉图。再经计算机解出干涉图函数的傅立叶余弦变换，最后将干涉图还原为通常解析所见的红外光谱图。

1. 光源　FT－IR 仪所使用的红外光源与色散型红外光谱仪所采用的光源相同，一般常用能斯特灯和硅碳棒两种。

2. 单色器　傅立叶变换红外光谱仪的单色器为 Michelson 干涉仪。Michelson 干涉仪由固定镜（M_1）、动镜（M_2）及光束分裂器（BS）组成（见图 3－34）。M_2 沿图示方向移动，故称动镜。在 M_1 与 M_2 间放置呈 45°的半透膜光束分裂器。由光源 R 发出的光，经准直镜后其平行光射到分束器上，分束器可使 50% 的入射光透过，其余 50% 的光反射，被分裂为透过光 Ⅰ 与反射光 Ⅱ，Ⅰ 与 Ⅱ 两束光分别被动镜与固定镜反射而形成相干光。因动镜 M_2 的位置是可变的，因此，可改变两光束的光程差，当动镜 M_2 以匀速向光束分裂器 BS 移动时，可连续改变 Ⅰ 与 Ⅱ 两光束的光程差即可以得到干涉图。

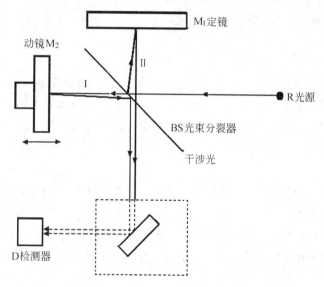

图 3－34　Michelson 干涉仪光学示意及工作原理图

3. 检测器　由于 FT－IR 仪具有极快的扫描速度，全程扫描在 1 秒内，一般检测器的响应时间不能满足要求。目前多采用热电型和光电导型检测器。常见 FT－IR 仪检测器多采用热电型硫酸三苷肽单晶（TGS）或光电导型如汞镉碲（MCT）检测器，这些检测器的响应时间约为 1 微秒。

4. 计算机系统　FT－IR 仪的核心部分为干涉仪和计算机。计算机系统主要是傅立叶余弦变换计算，将带有样品光谱信息的干涉图，转换成以波数为横坐标的普通红外光谱图。

FT－IR 仪应用非常广泛，是近代化学研究不可缺少的基本设备之一。

（二）傅立叶变换红外光谱仪的优点

1. 扫描速度快　FT－IR 仪的干涉仪在整个扫描时间内同时测定所有波数信息，这一特点被称为具有"多路输出"优点。一般在 1 秒钟内便可对全谱进行快速扫描，从而为实现与色谱仪器联用提供必要条件。

2. 分辨率高　红外光谱仪的分辨率，多采用在某波数处恰能分开两个吸收峰的波数差为指标。光栅红外光谱仪的分辨率 $1000cm^{-1}$ 处为 $0.2cm^{-1}$，而 FT – IR 仪的分辨率可达 $0.1 \sim 0.005cm^{-1}$。

3. 灵敏度高　利用计算机存储、累加功能，可以对红外光谱进行多次测定和累加。由于信号强度随累加次数（n）成正比，而噪声则因其统计学性质仅增加 $\sqrt{n}$ 倍，故信 – 噪比增加是累加次数的 $\sqrt{n}$ 倍。此外，干涉仪部分不涉及狭缝装置，输出能量无损失。FT – IR仪可以分析 10^{-9}g 级的微量样品。

4. 精密度高　波数是红外定性分析的关键参数，因此测定精度非常重要。FT – IR 仪的波数精密度可准确测定到 $0.01cm^{-1}$。

5. 测定光谱范围宽　FT – IR 仪可研究 $10000 \sim 10cm^{-1}$ 范围的光谱。

（三）样品测定

1. 对样品的要求　①样品应干燥无水，若含水，则对羟基峰有干扰，样品更不能是水溶液；②样品的纯度一般需大于 98%，以便与纯化合物光谱图比较。

2. 制样方法　气、液及固态样品均可测定其红外光谱，但以固态样品最为方便。

（1）**固体样品**　固体样品的制备有压片法、石蜡糊法及薄膜法三种，其中压片法应用最广。

① 压片法：是固体样品测定使用最多的样品制备方法，KBr 是压片法中最常用的固体分散介质。要求 KBr 为光谱纯（或分析纯以上精制）、粒度约 200 目。将样品 $1 \sim 2mg$、纯的干燥 KBr 粉末约 200mg 置于玛瑙乳钵中研细均匀，装入压片模具制备 KBr 样片。样品和 KBr 都应经干燥处理，而且整个操作应在红外灯下进行，以防止压片过程中吸潮。

② 石蜡糊法（浆糊法）：将干燥处理后的试样研细，与其折射率接近的液体介质如液体石蜡或全氟代烃混合，调成糊状，再将糊状样品夹在两个氧化物盐片之间压制成一薄片，即可进行测定。

③ 薄膜法：对于熔点较低且熔融后不分解的物质，通常用熔融法制成薄片。将少许样品放在一盐片上，加热熔融后，压制而成膜。而对于高分子化合物，可先将试样溶解在低沸点的易挥发溶剂中，再将其滴在盐片上，待溶剂挥发后成膜即可进行测定。

（2）**液体样品**

① 液体池法：对于液体样品和一些可以找到恰当溶剂的固体样品，直接采用液体池法。将样品装入具有岩盐窗片的液体池中，即可测定样品的红外吸收光谱。沸点较低，挥发性较大的试样，可注入封闭液体池中，液层厚度一般为 $0.01 \sim 1mm$。常用溶剂有 CCl_4、CS_2、环己烷等。

② 夹片法或涂片法：对于挥发性不大的液体样品可采用夹片法。先压制两个空白 KBr 薄片，然后将液体样品滴在其中一个 KBr 片上，再盖上另一个 KBr 片后夹紧后放入

光路中即可测定其红外吸收光谱。而对于黏度大的液体样品可采用涂片法，将液体样品涂在一 KBr 片上进行测定。KBr 空白片在天气干燥时可用合适的溶剂洗净干燥后保存再使用几次。

（3）气体样品　气体样品和沸点较低的液体样品用气体池测定，将气体样品直接充入已预先抽真空的气体池中进行测量。

二、红外光谱解析方法

（一）谱图解析程序

每个化合物都有其特定的红外光谱，其谱图能提供化合物分子中的基团、化合物类别、结构异构等信息，是有机化合物结构鉴定的有力工具。但红外光谱解析前应知道以下信息：

1. 样品的来源和性质　了解样品的来源和背景，测定熔点和沸点，进行元素分析和相对分子量推测化合物的分子式，计算化合物的不饱和度 Ω，提供化合物一定的结构信息。

在光谱解析中，常利用分子式计算化合物的不饱和度，从而估计分子结构中是否含有双键、叁键及芳环等不饱和因素，并验证光谱解析结果的合理性。

若分子中只含有一、二、三、四价元素（C、H、O、N 等），不饱和度（Ω）按经验公式计算：

$$\Omega = \frac{2 + 2n_4 + n_3 - n_1}{2} \qquad （式3-12）$$

式 3-12 中，n_4、n_3、n_1 分别为分子中所含的四价、三价和一价元素原子的数目，二价原子如 S、O 等不参加计算。但要注意当结构中含有化合价态高于四价的杂原子，如 N、P 以五价存在（硝基、磷酸盐）和 S 以六价存在（如砜、磺酰基）时不能采用上述公式，应采用：

$$\Omega = \frac{2 + 2n_4 + n_3 + 3n_5 + 4n_6 - n_1}{2} \qquad （式3-13）$$

$\Omega = 0$，表示分子是饱和的，为链状饱和脂肪族化合物；$\Omega = 1$，表示分子结构中有一个双键或脂肪环；$\Omega = 2$，分子结构中有一个叁键或两个双键或环；若 $\Omega \geq 4$，则可能含苯环。

2. 确定某种基团的存在　首先根据特征区（$4000 \sim 1300 \mathrm{cm}^{-1}$）的吸收峰所处的位置、强度、形状初步判断化合物可能含有的基团，如以 $3000 \mathrm{cm}^{-1}$ 为界可以判断是否含有—OH、—$\mathrm{NH_2}$，是饱和化合物还是不饱和化合物；在 $2400 \sim 2100 \mathrm{cm}^{-1}$ 可以判断是否含有叁键，在 $1900 \sim 1650 \mathrm{cm}^{-1}$ 可以判断是否含有羰基，在 $1680 \sim 1450 \mathrm{cm}^{-1}$ 可以判断是否含有苯环、双键。一般谱图特征区中与基团对应的特征峰不出现，则可以判断化合物中该基团不存在，但要注意有些振动形式可能表现为红外非活性振动（如对称的炔烃碳碳叁键），也不产生吸收峰。

3. 确定取代情况及连接方式　因邻近基团或原子的性质及基团的连接方式对基团的特征吸收频率有一定影响，会使吸收峰发生位移，因此可以进一步根据吸收峰的位移效应考虑邻近基团或原子的性质，确定连接方式，同时根据指纹区（$1300 \sim 400 \mathrm{cm}^{-1}$）的吸收情况，进一步确定化合物如烯烃和芳香化合物的取代特征，从而推断化合物的化学结构。

4. 与标准图谱对照   因红外光谱是非常复杂的，一般化合物的结构很难仅凭红外光谱一种谱图来确定其化学结构。因此经常要与已知标准样品的标准谱图对照，但要特别注意与指纹区的吸收核对，只有在特征区与指纹区的吸收均完全一致的情况下才可判断化合物结构与标准谱图代表的化合物为同一化合物。对于复杂结构的样品，还要结合其他分析手段（如核磁、质谱、X 射线衍射）最终得到化合物准确的结构。

（二）红外光谱的解析方法

常用四先、四后、相关法。遵循先特征区，后指纹区；先最强峰，后次强峰；先粗查（查红外光谱的九个区段），后细找（主要基团的红外特征吸收频率）；先否定，后肯定的次序及由一组相关峰确认一个官能团的存在，因为峰的不存在对否定官能团的存在，比峰的存在而肯定官能团的存在更具说服力。最后与已知化合物红外光谱或标准红外谱图对比，确定未知化合物的结构。

（三）红外光谱的解析实例

例 3 – 9   某化合物的分子式为 $C_{10}H_{12}O$，测得其红外吸收光谱如图 3 –35 所示，试推导其化学结构。

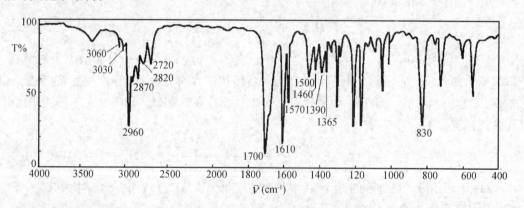

图 3 – 35 $C_{10}H_{12}O$ 的红外光谱

解：不饱和度的计算：

Ω ＝（10 ×2 +2 –12）/2 =5，不饱和度为 5，分子中可能有 1 个双键加 1 个苯环。

分子在 3700 ~3200cm^{-1} 区域无吸收峰，表明无羟基存在；1700cm^{-1} 有吸收，应含有羰基，且在 2820cm^{-1} 和 2720cm^{-1} 产生醛基的特征双峰，表明分子中有醛基的存在。

3060cm^{-1} 表明有不饱和碳氢伸缩振动，1610、1570 和 1500cm^{-1} 处的吸收表明有苯环的存在，而 830cm^{-1} 处的吸收则表明苯环为对二取代结构。

1460cm^{-1} 碳氢的弯曲振动，1390 和 1365cm^{-1} 的双峰，且裂距在 30cm^{-1} 以内，表明结构中有偕二甲基即异丙基的存在。由上所述，化合物结构为对异丙基苯甲醛：

$$(H_3C)_2CH\text{—}\underset{}{\bigcirc}\text{—CHO}$$

验证：不饱和度正确。峰归属：3060cm^{-1}Ar－H 碳氢伸缩振动峰，1610、1570 和 1500cm^{-1}苯环骨架振动，1700cm^{-1}、2820cm^{-1}和 2720cm^{-1}，醛基吸收峰；甲基面内不对称和对称变形振动峰：1465 cm^{-1}、1390 cm^{-1}和 1365cm^{-1}；对二取代芳香氢的面外弯曲振动吸收峰 830cm^{-1}，与 Sadtler 纯化合物标准红外光谱一致。

三、红外光谱应用实例

（一）鉴定未知物的官能团或化学结构

确定一个化合物的结构，需确定化合物可能存在的官能团。进行光谱解析时，要同时注意红外光谱的三要素即峰位、峰强和峰形，其中峰位（即吸收峰的波数）是最重要的特征。一般以峰位来判断化合物的结构，但也需要其他两个要素辅以综合分析，才能得出正确的结论。对任意一个基团，因同时存在伸缩振动和多种弯曲振动，因此会在不同区域显示出由几个吸收峰组成的相关峰。通过相关峰，可以更准确地判断基团的存在情况。因此在基团的鉴定中应遵循一组相关峰确认一个基团的原则。如，—CH$_3$ 在约 2960cm^{-1} 和 2870cm^{-1} 处有非对称和对称伸缩振动吸收峰，而在约 1450cm^{-1} 和 1375cm^{-1} 处有弯曲振动吸收峰。

在化合物的结构推断中，还要注意化合物结构中各基团相互之间的影响，从而最终推导出化合物的化学结构。

例 3－10 从茵陈蒿分得一个成分，分子式为 C$_{12}$H$_{10}$，UV λ_{max}239nm（ε =537）、253nm（ε =342）；红外光谱 3065cm^{-1}、3030cm^{-1}、2944cm^{-1}、2830cm^{-1}、2270cm^{-1}、2210cm^{-1}、2100cm^{-1}、1605cm^{-1}、1500cm^{-1}、1457cm^{-1}、1380cm^{-1}、1075cm^{-1}、730cm^{-1}、695cm^{-1}，试推断其可能结构式。

解：不饱和度 Ω ＝（12×2＋2－10）/2 ＝8，分子中可能有一个苯环和两个叁键，或两个苯环。

3065cm^{-1}表明有不饱和碳氢伸缩振动，1605、1500m^{-1}处的吸收表明有苯环的存在，而 730cm^{-1}和 695cm^{-1}吸收则表明苯环为单取代结构。

2270cm^{-1}、2210cm^{-1}、2100cm^{-1}产生三个吸收峰，表明结构中有共轭叁键存在，即 —C≡C—C≡C— 存在，但在～3300cm^{-1}区域无吸收，表明炔基为双取代。

2944cm^{-1}和 1380cm^{-1}处有吸收，表明结构中有甲基存在。

分子式 C$_{12}$H$_{10}$ 去掉—C$_6$H$_5$、—C≡C—C≡C— 及—CH$_3$ 后剩余—CH$_2$—，因此化合物结构有两种可能：

$$\text{（A）} \qquad\qquad \text{（B）}$$

因（B）有两个叁键与苯环共轭，必然使 UV λ_{max}大大超过 253nm，故可能的结构是（A）。

（二）鉴别化合物真伪

化合物的红外光谱与熔点、沸点和比旋度一样是化合物的基本特征，结构不同的化合物，其红外光谱特征不同，因此红外光谱能用于鉴别化合物的真伪。

1. 与标准品的红外光谱比较　将样品与标准品在相同条件下分别测定红外光谱，比较红外光谱的一致性，当红外光谱在特征区和指纹区都完全一致，可判断两化合物为同一化合物。但在判断同系物时，因构成链的官能团相同，且官能团的化学环境相同，仅构成链的单元数不同，因此其固相与液相红外光谱具有微小的差异。因此在判断真伪时，特别是同系物，应同时比较固相红外光谱与液相红外光谱是否一致。

2. 与标准谱图对照　当无标准品时，可以采用标准谱图鉴别化合物的真伪，但要注意以下事项：①实验室测定仪器与标准图谱测定的仪器条件应该完全一致；②实验测定条件如样品状态、浓度及溶剂与标准图谱上的测定条件应该完全一致。

3. 重要的标准光谱集

（1）Sadtler Reference Spectra Collections　美国 Sadtler 研究实验室出版，1947 年出版至今。分为标准谱图和商业谱图两部分。标准谱图是纯度在 98% 以上的化合物的标准谱图；商业谱图是工业产品的红外光谱图。为了帮助使用者快速查找所需要的谱图，Sadtler 标准红外光谱还编制了四种索引即分子式索引、化学分类索引、化合物名称索引和谱图顺序索引。

（2）Infrared Absorption Spectra　属于红外光谱索引书，主要根据化合物的名称查找文献来源。

（3）DMS 穿孔卡片　由德国与英国联合编制，主要包括三种类型：有机化合物卡片为桃红色、无机化合物卡片为蓝色、文摘卡片为黄色。有机物和无机物卡片上有化合物的结构特征和红外光谱图。而文摘卡片主要提供有关分子光谱的相关资料，并说明所采用的技术和研究目的等的相关情况。

（4）The Aldrich Library of Infrared Spectra　由 C. J. Pouchert Aldrich 公司出版，图谱按官能团、化合物类型、基本骨架编排。

（5）药品红外光谱集　由中国药典委员会主编，主要收录了国产药品的红外光谱图，用于药品的鉴别检验，从 1995 年出版第一卷，2000 年出版第二卷，2005 年出版第三卷，2010 年出版第四卷。

（三）确定化合物的立体结构

化合物的红外光谱与其立体化学结构存在一定的关系，因此在判断化合物的构象与构型及顺反异构等立体化学问题时，红外光谱是一种非常有效的方法和手段。

1. 区分几何（顺、反）异构体　①顺式烯烃的 $\gamma_{=C-H}$ 吸收在 $690cm^{-1}$ 左右，而反式烯烃的 $\gamma_{=C-H}$ 吸收在 $970cm^{-1}$ 左右，且两者吸收强度较大，是判断烯烃顺反异构的重要依据；②不对称烯烃的顺反异构体中，反式烯烃对称性较高，伸缩振动过程中碳碳双键偶极矩的变化较小甚至不变，因此碳碳双键吸收峰很弱甚至不出现，而顺式异构体中偶极矩有变化，碳碳双键吸收峰较强，也是判断烯烃顺反异构的重要依据。

2. 区分互变异构体 红外光谱可以用来判断化合物的互变异构现象。如苯甲酰基乙酰苯胺有酮式和烯醇式互变异构现象，可以采用红外光谱加以区分。

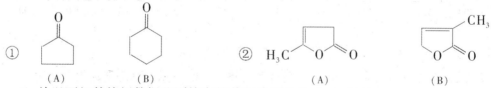

（A）酮式

$\nu_{C=O}$ 1680cm^{-1}，1700cm^{-1}

（B）烯醇式

$\nu_{C=O}$ 1670cm^{-1}

$\nu_{C=C}$ 1625cm^{-1}

练习题

1. 试解释化合物（A）的 $\nu_{C=O}$ 频率大于（B）的原因。

（A）$\nu_{C=O}$ 1690cm^{-1} （B）$\nu_{C=O}$ 1660cm^{-1}

2. 用红外光谱法区别下列各组化合物。

① （A） （B）   ② （A）   （B）

3. 从以下红外特征数据鉴别特定的苯取代衍生物 C_8H_{10} 结构：

①化合物 A：吸收带在 880cm^{-1}、780cm^{-1} 和 692cm^{-1} 附近。

②化合物 B：吸收带在 795cm^{-1} 附近。

③化合物 C：吸收带在 750cm^{-1} 附近。

4. 某化合物的分子式为 C_4H_5N，红外光谱如图 3-36 所示，试推断其结构式。

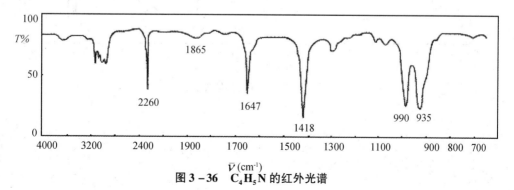

图 3-36 C_4H_5N 的红外光谱

5. 某化合物的分子式为 C_7H_9N，红外光谱如图 3-37 所示，试推断其结构。

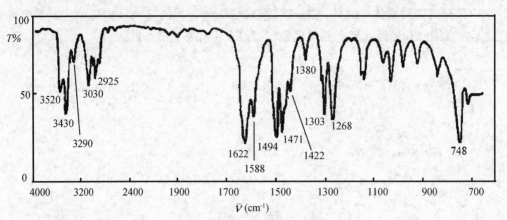

图 3-37　C_7H_9N 的红外光谱

6. 某化合物的分子式为 $C_6H_{10}O$，红外光谱如图 3-38 所示，试推断其分子结构式。

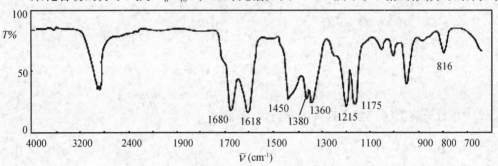

图 3-38　$C_6H_{10}O$ 的红外光谱

7. 某化合物分子式为 $C_{12}H_{10}$，红外光谱如图 3-39 所示，试确定其化学结构。

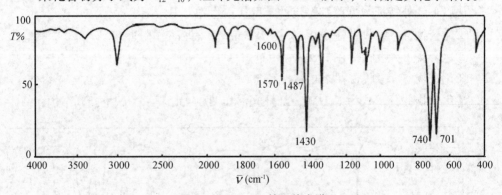

图 3-39　$C_{12}H_{10}$ 的红外光谱

第四章 核磁共振氢谱

核磁共振是在强外磁场中，用垂直于外磁场的射频电磁场照射样品时，将使满足共振条件的磁性原子核吸收电磁波产生核能级的跃迁，从而在垂直于外磁场的感应线圈中产生与磁性核特征和化学结构信息相应的电磁感应共振信号的现象。

核磁共振光谱（nuclear magnetic resonance spectroscopy，NMR）是以样品分子中不同化学环境磁性原子核的峰位（化学位移）为横坐标，以测得峰的相对强度（共振信号强度）为纵坐标所作的图谱。如图 4 − 1 为对溴苯甲酸乙酯的 ^1H − NMR 谱，图中从左到右有三组不同峰位和峰形的共振峰，分别与分子中苯环、亚甲基和甲基官能团上的氢相应。阶梯形的积分曲线分别与相应官能团上氢的数目相应。除不能获得分子中溴元素信息外，^1H − NMR 谱与苯甲酸乙酯结构相符。

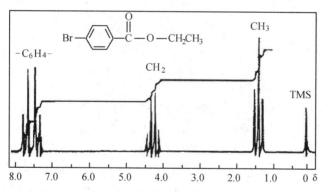

图 4 − 1　对溴苯甲酸乙酯 ^1H − NMR 谱（60MHz，CCl_4，TMS 参照）

1945 年底以美国哈佛大学 E. M. Purcell 及斯坦福大学 F. Bloch 为首的两个研究小组几乎在同一时间观测到了稳态的核磁共振现象，并因这一发现而分享了 1952 年诺贝尔物理学奖。核磁共振技术实现了在不破坏物质结构的前提下迅速、准确地了解物质内部结构的测量目标。

值得关注的是 1964 年核磁共振谱仪经历的两次重大的技术革命，其一是磁场超导化，其二是脉冲傅立叶变换技术，从根本上提高了核磁共振波谱仪的灵敏度，同时谱仪的结构也有了很大的变化。1964 年美国 Varian 公司研制出世界上第一台超导磁场的核磁共振谱仪（200MHz，场强 4.74T）。2004 年布鲁克 Biospin 公司推出了全球第一款 900MHz 主动屏蔽式超导核磁共振磁体。通过一大批科学家的深入研究，核磁共振技术不断获得改进和创新，目前已经开发出一系列具有特殊用途的核磁共振技术，比如核磁双共振、二维核磁共振、核磁共振成像技术、魔角旋转技术、极化转移技术等，这些技术的完善和成熟使得核磁共振技术在生产、生活、科研当中获得了广泛的应用。

第一节　核磁共振的基本原理

一、原子核的磁性

大多数的原子核如同陀螺一样，围绕着某个轴作自身旋转运动，这称为核的自旋运动。自旋运动的原子核具有自旋角动量 P（spin angular moment，P）。由于核是带电粒子，故在自旋同时会因感应沿自旋轴方向产生磁场（图 4-2），磁场的大小用核磁矩 μ（nuclear magnetic moment，μ）表示。核磁矩与角动量都是矢量，方向是平行的。

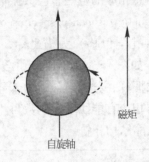

磁矩

自旋轴

图 4-2　核的自旋与磁矩

核的自旋角动量 P 是量子化的，其大小可用式 4-1 表示：

$$P = \sqrt{I(I+1)} \cdot \frac{h}{2\pi} \qquad （式 4-1）$$

式中，h 为普朗克（Plank）常数；I 为自旋量子数（spin quantum number，I），不同的核具有 0，1/2，1，3/2 等固定数值。

原子核是否有自旋现象是由其自旋量子数 I 来决定的。由式 4-1 可知，自旋量子数 $I=0$ 的原子核，核的自旋角动量 $P=0$，没有自旋行为，也没有磁矩，不产生 NMR 信号。$I>0$ 的原子核产生自旋现象，具有磁性，并成为核磁共振研究的对象。而 I 值又与原子核的质子数（电荷数、原子序数）、质量数有关，见表 4-1。

表 4-1　原子核的质子数、质量数、自旋量子数 I 与 NMR 信号的关系

质子数	质量数	自旋量子数 I	NMR 信号	典型核
偶数	偶数	0	无	$^{12}C_6$，$^{16}O_8$，$^{32}S_{16}$，$^{28}Si_{14}$
奇数	偶数	整数（1，2，3…）	有	$^{2}H_1$，$^{14}N_7$，$^{10}B_5$
奇数或偶数	奇数	半整数 1/2	有	$^{1}H_1$，$^{13}C_6$，$^{15}N_7$，$^{19}F_9$，$^{31}P_{15}$
		3/2	有	$^{35}Cl_{17}$，$^{37}Cl_{17}$，$^{79}Br_{35}$，$^{81}Br_{35}$
		5/2	有	$^{17}O_8$，$^{127}I_{53}$

自旋量子数 $I = 1/2$ 的原子核，电荷具有均匀的球形分布，其核磁共振的谱线较窄，适宜于检测。$I \geqslant 1/2$ 的原子核则电荷分布不均匀，为形状不同的椭圆体，称为电四极矩核，它们对核磁共振产生较为复杂的影响，不利于结构解析。

不同的自旋核产生的核磁矩 μ 不同，与自旋角动量 P 具有如下关系：

$$\mu = \gamma P \tag{式 4 - 2}$$

式中，γ 称为磁旋比（magnetogyric ratio）或旋磁比（gyromagnetic ratio），是核磁矩 μ 与自旋角动量 P 之间的比例常数，也是原子核的一个重要特性常数，它决定核磁共振实验中检测的灵敏度。γ 值大的核，检测灵敏度高，共振信号易被观察，反之则不灵敏。在天然同位素中，以氢原子核（质子）的 γ 值最大，因此检测灵敏度最高，这也是质子首先被选择为 NMR 研究对象的重要原因之一。表 4 - 2 列出了某些常见磁性原子核的核磁共振参数。

表 4 - 2　某些常见磁性原子核的核磁共振参数

同位素	天然丰度（%）	共振频率（MHz）（$H_0 = 14.09T$）	磁矩 μ（β_N）	磁旋比 γ [$A \cdot m^2 / (J \cdot s)$]	相对灵敏度（参照 ^1H）
^1H	99.985	600	2.79	26.753×10^4	1.000
^2H	0.015	92.1	0.86	—	1.45×10^{-6}
^{13}C	1.069	150.8	0.70	6.728×10^4	1.74×10^{-4}
^{19}F	100	564.4	2.63	25.179×10^4	0.833
^{31}P	100	242.8	1.13	10.840×10^4	6.65×10^{-2}

二、磁性核在外加磁场中的性质

具有角动量和核磁矩的自旋核，在无外磁场的空间可以任意取向，一般情况下对外不呈现磁性。但当把自旋核放置于外加磁场中时，核的磁性将会在外加磁场的影响下表现出来。

（一）核的自旋取向与能级

按照量子理论，磁性核在外加磁场中的自旋取向不是任意的，原子核的自旋取向数可按式 4 - 3 计算：

$$自旋取向数 = 2I + 1 \tag{式 4 - 3}$$

每个自旋取向分别代表原子核的某个特定的能级状态，并可以用磁量子数 m 来表示，$m = I, I - 1, \cdots, -I$，且只能取（$2I + 1$）个数值。例如，有机化合物中的 ^1H 核及 ^{13}C 核的 $I = 1/2$，故在外加磁场中的自旋取向数 $= 2 \times 1/2 + 1 = 2$，$m = +1/2, -1/2$，即有两个自旋相反的取向。如果某个原子核 $I = 1$，则其 $m = 1, 0, -1$，即有三种取向，依此类推，如图 4 - 3 所示。

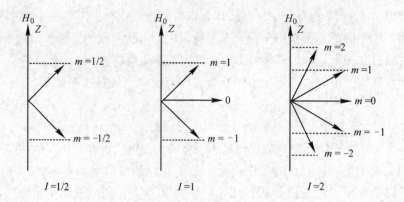

图 4-3   磁性核在外加磁场中的取向数

图 4-4 中，$I = 1/2$ 的磁性核的两种自旋取向都有特定的能量，当自旋取向与外加磁场（H_0）方向一致（α 自旋态，$m = +1/2$）时，核处于一种低能级状态，$E_1 = -\mu H_0$；当自旋取向与外加磁场（H_0）方向相反（β 自旋态，$m = -1/2$）时，核处于一种高能级状态，$E_2 = +\mu H_0$。两种取向间的能级差 ΔE 可用下式表示：

$$\Delta E = E_2 - E_1 = 2\mu H_0 \qquad\qquad （式 4-4）$$

式中，H_0 表示磁场强度，μ 表示核磁矩在 H_0 方向上的分量。

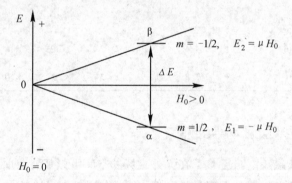

图 4-4   自旋 $I = 1/2$ 核在外加场中的能级裂分及能级差

上式表明，核（^1H 及 ^{13}C）由低能级（E_1）向高能级（E_2）跃迁时需要的能量 ΔE 与外加磁场强度（H_0）及核磁矩（μ）成正比。显然，随着外加磁场强度增加，则发生原子核的能级跃迁时需要的能量也相应增大；反之，则减小。

（二）原子核的回旋（进动）

置于外加磁场中的原子核，由于受到自旋磁场和外加磁场的合力作用，使它产生回旋，又称拉摩尔进动（Larmor procession）。即由于原子核的自旋轴与外磁场方向成一定的角度，自旋核就会受到外磁场的作用，企图使它的自旋轴与 H_0 方向完全平行。也就是说自旋核受到一定的扭力，扭力与自旋轴垂直方向的分量，有使这个夹角减小的趋势，但实际上夹角并不减小，而是原子核的自旋轴围绕磁场方向发生回旋，回旋轴与磁场方向一致或逆向，如图 4 -5 所示。这种现象与旋转的陀螺有些相似，除了自旋外还可看到回旋运动。

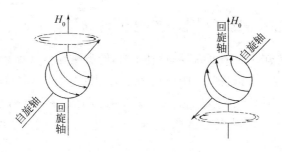

图 4 -5 自旋核在外加磁场中的回旋

核发生回旋运动的频率或称拉摩尔进动频率 ω 可用下式表示：

$$\omega = \gamma H_0 / 2\pi \qquad (式 4 -5)$$

三、核磁共振的产生

当一个有自旋行为的原子核在外加磁场中作回旋运动时，若用电磁波去照射该原子核，当电磁波提供的能量正好等于核的跃迁能时，该核就吸收电磁波，由低能级跃迁到高能级，这种现象就叫做核磁共振。

因为核的跃迁能量 $\Delta E = 2\mu H_0$，电磁波的能量 $\Delta E' = h\nu$，发生核磁共振时，$\Delta E = \Delta E'$，所以，$h\nu = 2\mu H_0$。由此可得到满足核磁共振所需电磁波频率和外加磁场强度之间的关系式：

$$\nu = (2\mu / h) H_0 \qquad (式 4 -6)$$

式 4 -6 是核磁共振的基本公式（又称 Larmor 方程），ν 为电磁波频率，共振时也可看作为回旋频率（因为原子核只能吸收与其回旋频率相等的电磁波）。由式 4 -6 可知：

1. 因 μ 与 h 均为常数，故 ν 值大小将取决于 H_0。显然，外加磁场强度（H_0）增加时，要产生核磁共振，照射用的电磁波频率也应相应增加，反之，则减少。

2. 只有 ν 与 H_0 为变量，故要实现核磁共振，可用二种方法：第一种方法是固定 H_0，改变照射电磁波 ν，这种方法叫做扫频；第二种方法是固定 ν，改变 H_0，直至引起共振为止，这种方法叫扫场。目前常用扫场法来实现核磁共振。

3. 不同的原子核发生核磁共振时，不存在相互掺杂干扰的问题。因为不同的原子核核磁矩（μ）不同。所以不管是扫频还是扫场，不同的原子核发生核磁共振，共振峰的位置均不同。对于 $I = 1/2$ 的核来说，若 H_0 固定，则 ν 值大小将仅仅取决于 μ 值。显然，核磁矩不同的原子核，在同一强度外加磁场条件下，发生核跃迁时需要不同的照射频率。以氟核与氢核、碳核来看：

由于磁矩 $\mu_C < \mu_F < \mu_H$，故在同为 1 万高斯磁场下：

共振所需要电磁辐射频率 $\begin{cases} {}^1H = 42.6 \text{ 兆赫兹（MHz）} \\ {}^{19}F = 40 \text{ 兆赫兹（MHz）} \\ {}^{13}C = 10.7 \text{ 兆赫兹（MHz）} \end{cases}$

因此某一射频只能观测到一种核，不存在相互掺杂的问题。同理，若固定射频，则不同的原子核发生核磁共振时，共振峰必将出现在不同强度的磁场区域。

四、屏蔽效应及在其影响下核的能级跃迁

由上述式4-6可知，在强度固定的磁场中，同类磁性核（如^1H核）应具有相同的共振频率，在NMR谱上只出现一个吸收信号。如果是这样，则核磁共振光谱对研究有机化合物的结构毫无用处。前述讨论的磁性核是被假定为一个裸露的、没有电子云包围的磁性核，实际上，化合物中的磁性核是处于不同化学环境的，不可能孤立存在，而是处于核外电子包围的环境中。

实验证明，在外磁场H_0作用下，磁性核核外电子在与外磁场垂直的平面上绕核运动，结果产生一个方向与H_0相反，大小与H_0成正比的感应磁场，如图4-6所示。它使原子核实际受到的外磁场强度减小，也就是说核外电子对原子核有屏蔽作用。如果用屏蔽常数σ表示屏蔽作用的大小，那么处于外加磁场中的磁性核受到的不再是外加磁场H_0作用而是$H_0(1-\sigma)$。

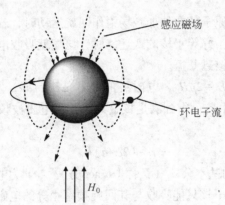

感应磁场

环电子流

H_0

图4-6 核外电子的屏蔽效应示意图

根据以上论述，Larmor方程应修正为：

$$\nu = (2\mu/h)H_0(1-\sigma) \tag{式4-7}$$

根据式4-7可知，若固定电磁波频率（扫场），需要增加外磁场强度才能达到共振条件。若固定外磁场强度（扫频），则需要减小电磁波频率才能达到共振条件。这样，通过扫场或扫频使处在不同化学环境的磁性核依次产生共振信号。

在有机化合物中，各种磁性核在分子内所处的化学环境不相同，周围的电子云分布就不一样。核外电子云密度不同，屏蔽常数不同。当电磁波频率一定时（扫场），屏蔽常数大的磁性核只有在较大外磁场下才能发生共振，共振信号出现在高场；反之，出现在低场。在外磁场一定时（扫频），屏蔽常数大的磁性核，共振信号出现在核磁共振谱的低频端；反之，出现在高频端。

五、饱和与弛豫

自旋核的跃迁只能发生在两个相邻的能级之间，只有低能级的自旋原子核吸收电磁波能量跃迁到高能级才会产生核磁共振信号，但高能级的自旋核必须放出能量返回低能级才能保持核磁共振信号的不断产生，否则信号会很快消失。

以 $I = 1/2$ 的核为例，在外磁场中，任何一个核在某一瞬间都只能取低能态（$-\mu H_0$）或高能态（$+\mu H_0$）。通常在热力学平衡条件下，自旋核在两个能级间的定向分布数目遵从 Boltzmann 分布定律，低能态核的数目比高能态核的数目稍占优势，如图 4-7a。当对此体系采用共振频率的电磁波照射时，即发生能量吸收，低能态核将跃迁至高能态，如图 4-7b。当低能态的核与高能态的核数量相等时，不再吸收能量，这种状态称之为饱和，如图 4-7c。另外，比热平衡状态多的高能态的核又可通过释放能量回到低能态，直至恢复到 Boltzmann 分布的热平衡状态，这种现象称之为弛豫，如图 4-7d。正是核的"弛豫"这种特性才能使得检测核磁共振的连续吸收信号成为可能。

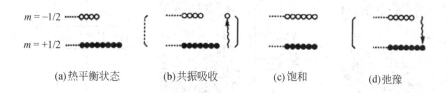

$$m = -1/2$$
$$m = +1/2$$

(a)热平衡状态   (b)共振吸收   (c)饱和   (d)弛豫

图 4-7 核磁共振原理示意图

弛豫过程可分为两类，一类为纵向弛豫，又称自旋-晶格弛豫。通过这一过程，高能级核的能量转移给周围的分子而变为热运动，使高能级核的数目有所降低，就全体核而言，总的能量下降了，所以称为纵向弛豫。通过纵向弛豫，体系达到平衡状态需要一定时间，其半衰期以 T_1 表示，T_1 越小，表示纵向弛豫的效率越高。固体中的核固定在一定的晶格中，分子的热运动很受限制，因此 T_1 一般很大，有时可达几小时，液体及气体则没有这种限制，T_1 为 1 秒左右或更小一些。

另一类为横向弛豫，又称为自旋-自旋弛豫。在横向弛豫过程中，是通过自旋体系中相邻的同种磁性核之间的自旋态交换而实现的，即一些高能态的自旋核把能量转移给同类的低能态核，同时一些低能态的核获得能量跃迁到高能态。其结果是各种取向的核的总数并未改变，核磁的总能量也不改变，但是影响具体的核在高能态停留的时间。横向弛豫的半衰期以 T_2 表示。气体和液体样品 T_2 为 1 秒左右，固体样品或黏稠液体，核之间的相对位置较固定，利于核间的能量转移，所以 T_2 特别小，约 10^{-3} 秒。

六、核磁共振仪简介

核磁共振谱仪是检测和记录核磁共振现象的仪器，核磁共振谱仪的型号、种类很多，按产生磁场的来源不同，可分为永久磁铁、电磁铁和超导磁体三种；按外磁场强度不同而所需的照射频率不同可分为 60 MHz、100 MHz、200 MHz、300 MHz、500 MHz、

600MHz 等型号。但最重要的一种分类是根据射频的照射方式不同，将仪器分为连续波核磁共振谱仪（CW－NMR）和脉冲傅立叶变换核磁共振谱仪（PFT－NMR）两大类。

（一）连续波核磁共振谱仪

不同自旋核体系的共振频率有差异。为满足发生核磁共振的条件（式 4－7），早期的核磁共振都采用连续波（continuous wave，CW）扫描法进行测定。有两种测定方式：①固定外磁场强度 H_0，扫描射频频率 ν；②固定射频频率 ν，扫描外磁场强度 H_0。其相应的仪器称为连续波核磁共振谱仪（图 4－8），它主要由磁体、射频（RF）发生器、射频放大和接收器、探头、频率或磁场扫描单元以及信号放大和显示单元等部件组成。

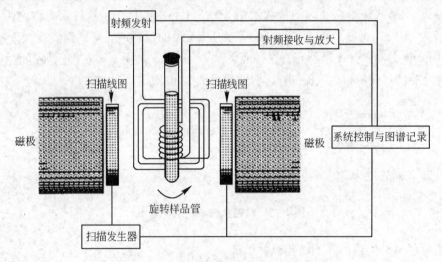

图 4－8   CW－NMR 谱仪结构示意图

连续波核磁共振谱仪使用永磁铁或电磁铁，相应射频一般在 30～100MHz 范围，主要型号为 60MHz，90MHz 和 100MHz。扫描过程中，在任一瞬间最多只有一种自旋核体系处于共振状态产生共振峰，其他的自旋核体系都处于"等待"状态，不同自旋核体系依次满足共振条件，记录扫描过程获得样品的核磁共振谱（图 4－1）。连续波仪器测样时间长（一般扫描一次需要 250 秒），灵敏度低（需要多次扫描），无法完成 ^{13}C 核磁共振和二维核磁共振的工作，已经基本不生产，而代之为傅立叶变换核磁共振仪。

（二）脉冲傅立叶变换核磁共振仪

脉冲傅立叶变换核磁共振仪（pulse Fourier transform－NMR，PFT－NMR）是在外磁场保持不变的条件下，使用一个强而短的射频脉冲（一般在 300～900MHz）照射样品，这个射频脉冲中包括所有不同化学环境的同类磁核的共振频率。在这样的射频脉冲照射下所有这类磁核同时被激发，从低能级跃迁到高能级，然后通过弛豫逐步恢复 Boltzmann 平衡。在这个过程中，射频接收线圈中可以接收到一个随时间衰减的信号，称为自由感应衰减信号（free induction decay，FID）。FID 信号中虽然包含所有激发核的信息，但是这种随时间改变而变化的信号（称作时间域信号）很难识别，所以要将 FID 信号通过傅立叶变换转化为我们熟悉的以频率为横坐标的谱图，即频率域谱图。图4-9 和图 4-10 分别是 PFT-NMR 的工作原理和仪器结构示意图。

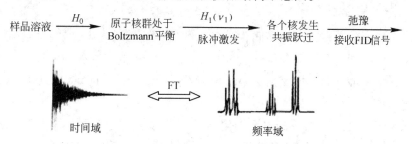

图4-9　PFT-NMR 工作原理示意图

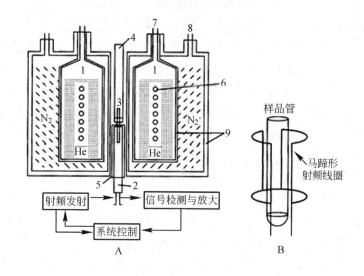

图4-10　PFT-NMR 结构示意图

A. 结构图　　B. 探头线圈

1. 低温超导磁体　2. 探头　3. 样品　4. 样品支架　5. 均匀线圈
6. 超导线圈　7. 液氦加注口　8. 液氮加注口　9. 内外 Dewar 罐真空套

用 PFT-NMR 测定一张谱图只需要几秒到几十秒钟的时间，比 CW-NMR 所需的时间短得多，这使得为提高信噪比而作累加测量的时间大大缩短。故采用 PFT-NMR 不仅改善了^{1}H 等天然丰度高的核种的核磁共振谱图质量，而且使天然丰度小、绝对灵敏度低的同位素核，如^{13}C 等的核磁共振测定得以实现。

第二节　核磁共振氢谱

由于质子在 NMR 测定时具有最简单的核磁共振行为、最高的灵敏度、最丰富的结构信息，使得核磁共振氢谱（^{1}H-NMR）在有机化合物结构分析中最早成功应用。

一、化学位移

（一）化学位移的定义

由于屏蔽效应的存在，处在不同化学环境的氢核共振峰发生位移，在 NMR 谱图中出现在横坐标的不同位置。化学位移（chemical shift）即指同一类型的原子核由于在分子中所处的化学环境不同，而使共振峰出现在不同的位置，各种峰与某基准物峰之间的差距称为化学位移。

根据式 4-7，理论上可以测出不同化学环境的氢核的共振频率 ν。但因为屏蔽常数很小，不同化学环境的氢核的 ν 相差很小，差异仅约百万分之几，准确测定 ν 的绝对值非常困难。而且，如果采用 ν 作为化学位移的标度，由于 ν 的大小与 H_0 成正比，则化学环境相同的氢核的 ν 值在不同的仪器中测得的数据也不同。因此，为了统一化学位移的标度，采用与仪器无关的相对值 δ 来表示化学位移。即以某基准物的共振吸收峰为标准，测出样品中各共振吸收峰与基准物的差值，再与基准物质进行比较而得。

$$\delta = \left[(\nu_{样} - \nu_{基}) / \nu_{基} \right] \times 10^6 = \left[\Delta\nu / \nu_0 \right] \times 10^6 \qquad （式 4-8）$$

式中 $\nu_{样}$ 与 $\nu_{基}$ 为样品及基准物质的共振频率，ν_0 为照射样品用的电磁波频率。$\Delta\nu$ 为样品峰与基准物峰的共振频率差值。因为 $\Delta\nu$ 的数值相对于 $\nu_{基}$ 来说是很小的值，而 $\nu_{基}$ 与 ν_0 非常接近，故 $\nu_{基}$ 常用 ν_0 代替。

常用的基准物质一般为四甲基硅烷 [tetramethylsiliane，简称 TMS]。TMS 因其结构对称，在 ^{1}H-NMR 谱中只给出一个尖锐的单峰；加上受到的屏蔽效应比大多数其他化合物中的氢核都大，与样品中的质子峰不重叠，故作为参考十分方便。此外，TMS 是化学惰性物质，性质稳定；易溶于大多数有机溶剂中，沸点低(27℃)、便于样品回收。

根据国际纯粹与应用化学联合会（IUPAC）的规定，通常把 TMS 的共振峰位规定为零，待测核的共振峰位则按照"左正右负"的原则分别用 $+\delta$ 及 $-\delta$ 表示。以 1,2,2-三氯丙烷为例，其在 60MHz 仪器上测定的 ^{1}H-NMR 谱图如图 4-11 所示。

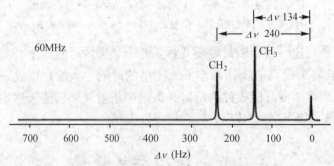

图 4-11　1,2,2-三氯丙烷的 ^{1}H-NMR 谱（60MHz）

由图 4-11 可见，在 60MHz 的仪器上测定，CH_3 中的质子共振频率与 TMS 的频率差值为 134Hz，而 CH_2 中的质子共振频率与 TMS 的频率差值为 240Hz，则两者化学位移值分别为：

$$\delta（CH_3）=\frac{134-0}{60\times10^6}\times10^6=2.23$$

$$\delta（CH_2）=\frac{240-0}{60\times10^6}\times10^6=4.00$$

同一化合物在100MHz的仪器上测得的^{1}H-NMR谱图（图4-12）上，两者的化学位移值（δ）虽无改变，但它们与TMS峰的间隔以及两者之间的间隔（$\Delta\nu$）却明显增大了，CH$_3$氢共振峰位与TMS差值为223Hz，CH$_2$氢共振峰位与TMS差值为400Hz。

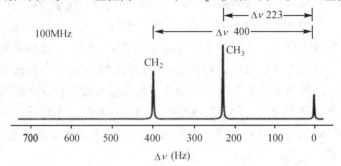

图4-12　1,2,2-三氯丙烷的^{1}H-NMR谱（100MHz）

可见，用不同仪器测定同一化合物，其δ值相同，不受外加磁场的影响。随着照射频率的增大，在^{1}H-NMR谱中横坐标的幅度也相应增大，因此可将一些重叠的信号分开，将一些复杂的峰形简化。

基准物质可与样品同时放在溶剂中，称之为内标。TMS不溶于水，因此若用重水作溶剂时，要把TMS封在毛细管中放在样品的重水溶液中进行测定，称之为外标。用重水作溶剂时，也可以用DSS（2,2-二甲基-2-硅戊烷-5-磺酸；2,2-demethl-2-silapentane-5-sulfonic acid）作内标。

一般核磁共振氢谱δ值的范围为0~10，总的δ值的宽度可达0~20。在^{1}H-NMR图谱中，常见不同类型氢核的化学位移值与其所受的屏蔽效应以及共振频率或共振磁场之间的关系如图4-13所示。

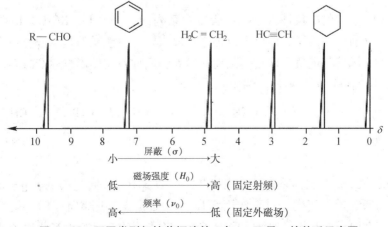

图4-13　不同类型氢核共振峰的δ与σ、H_0及ν的关系示意图

（二）影响化学位移的因素

在 ^{1}H - NMR 中，原子或基团对化学位移的影响主要是通过两种形式来实现。第一种是通过改变质子周围的电子云密度来实现，若某种因素使质子周围的电子云密度降低，则电子云自身产生的感应磁场减弱，屏蔽效应减小，去屏蔽增加，总磁场相对增加，化学位移增大，移向低场；相反，若某种因素使质子周围的电子云密度升高，则屏蔽效应增加，化学位移减小，移向高场。通过这种形式影响化学位移的因素主要有诱导效应、共轭效应、范德华效应及氢键效应等。第二种是某些基团产生额外的感应磁场会使质子所受的总磁场强度改变，但并不改变质子的电子云密度，这种磁场是其他基团提供的，而非氢原子自身的感应磁场，若该磁场通过质子的磁力线与外磁场方向相反，则降低质子受到的总磁场的强度，共振频率变小，化学位移降低；反之则增加质子受到的总磁场的强度，共振频率变大，化学位移增加。通过这种形式影响化学位移的因素最常见的是磁各向异性效应等。总体来说，两种影响形式的本质均是改变总磁场强度大小，从而引起化学位移的变化。

1. 诱导效应　与氢核相连的碳原子上，如果连接有电负性大的原子或基团，则由于它的吸电子诱导效应，使氢核外围电子云密度减小，即产生去屏蔽效应，共振峰向低场移动，化学位移值增大。所连接基团的电负性越强，化学位移值越大（见表 4 - 3）。相反，假若连接的是烷基等供电子基团，则由于推电子效应，使氢核外围电子云密度增大，即屏蔽效应增大，共振峰向高场移动，该氢的化学位移值减小。

表 4 - 3　卤代甲烷的化学位移

化合物	氢核的化学位移 δ	卤素的电负性
CH_3F	4.26	4.0
CH_3Cl	3.05	3.0
CH_3Br	2.70	2.8
CH_3I	2.15	2.5

C 与 H 相比，C 的电负性大于 H，所以一系列的烷烃 CH_4、RCH_3、R_2CH_2、R_3CH 依次在谱图中从右向左出峰，即化学位移逐渐增大。值得注意的是，诱导效应是通过成键电子传递的，随着与电负性取代基距离的增大，诱导效应的影响逐渐减弱，通常相隔 3 个以上键的影响可以忽略不计。例如：

$\underline{C}H_3Br$	$\underline{C}H_3CH_2Br$	$\underline{C}H_3CH_2CH_2Br$	$\underline{C}H_3(CH_2)_3Br$
δ　2.70	1.65	1.04	0.90

2. 共轭效应　在共轭体系中，含饱和杂原子的基团一般通过供电子 p - π 共轭效应增加某些基团的电子云密度，屏蔽作用增强，相关质子共振移向高场，化学位移值减小。含不饱和杂原子的基团一般通过吸电子 π - π 共轭效应而减少某些质子的电子云密度，屏蔽作用减弱，相关质子共振移向低场，化学位移值变大。如苯酚和苯甲醛，取代

基邻、间、对位质子的化学位移与未取代的苯环质子的化学位移相比均有所改变：

$H_{7.30}$

OH
$H_{6.80}$
$H_{7.24}$
6.93

H　O
$H_{7.85}$
$H_{7.45}$
7.54

　　酚羟基（—OH）与苯环间呈供电子共轭效应，使苯环上总的电子云密度增加，苯环上各质子 δ 值都小于未取代苯上质子的 δ 值，苯环邻、对位的电子云密度大于间位，故邻、对位的质子的 δ 值小于间位质子的 δ 值。

　　醛基（—CHO）与苯环间呈吸电子共轭效应，使苯环上总的电子云密度减少，苯环上各质子 δ 值都大于未取代苯上质子的 δ 值，苯环邻、对位的电子云密度比间位更小，故邻、对位的质子的 δ 值大于间位质子的 δ 值。

　　3. 磁各向异性效应　　乙烷、乙烯和乙炔质子分别出现在 δ 0.90、5.80 和 2.90。如果用诱导效应来解释它们的化学位移，按照杂化轨道的理论，s 成分越多，则电子云越靠近 C 原子，而远离氢原子，即碳键的电负性：$sp > sp^2 > sp^3$，这样可以认为乙炔质子比乙烯出现在低场，然而事实上乙炔质子出现在高场。此外，醛质子 δ 约为 10，苯质子 δ 6~9，均异常大。上述这些例子都只能用化学键的磁各向异性来解释。

　　所谓磁各向异性效应是指化学键（尤其是 π 键）在外磁场作用下，环电流所产生的感应磁场，其强度和方向在化学键周围具各向异性，使在分子中所处空间位置不同的质子受到的屏蔽或去屏蔽作用不同的现象。

　　（1）苯环的磁各向异性效应　　苯环的 6 个 π 电子形成大 π 键，在外磁场诱导下，形成电子环流，产生感应磁场，其屏蔽情况如图 4-14 所示。在苯环中心，感应磁场的磁力线与外磁场的磁力线方向相反，使处于芳环中心及上下方的质子实受外磁场强度降低，屏蔽效应增大，具有这种作用的空间称为正屏蔽区，以" + "表示。处于正屏蔽区的质子的 δ 值减小（峰右移）。在平行于苯环平面四周的空间，感应磁场的磁力线与外磁场一致，使得处于此空间的质子实受场强增加，这种作用称为顺磁屏蔽效应。相应的空间称为去屏蔽区或负屏蔽区，以" - "表示，处于去屏蔽区的质子的 δ 值增大（峰左移）。苯环上氢的 δ 值为 7.30，就是因为这些氢处于去屏蔽区之故。

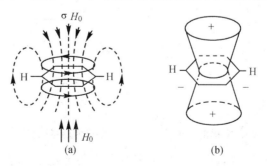

图 4-14　苯环的电子环流（a）和苯环的磁各向异性（b）

大环芳香化合物与苯环类似，环内及环平面的上下为屏蔽区，环平面外侧为去屏蔽区。在十八轮烯中，环平面外的质子 δ 值为 9.28，环内的质子 δ 值为 -2.99。

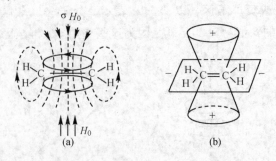

十八轮烯

在某些化合物中，质子刚好处于苯环平面的上方，受到苯环的屏蔽作用影响。下列化合物 A 的甲基处于苯环平面上方，化学位移值明显较小。

（2）双键的磁各向异性效应　双键（ C═C 、C═O ）的 π 电子形成结面，结面电子在外加磁场诱导下形成电子环流，从而产生感应磁场，其屏蔽情况如图 4 - 15 所示。双键上下为两个锥形的正屏蔽区（ + ），平行于双键平面四周的空间为去屏蔽区（ - ）。烯烃氢核因位于 C═C 键 π 电子云的去屏蔽区（ - ），故其共振峰移向低场，δ 值较大，为 4.5～5.7。

醛基氢核与烯烃氢核类似位于羰基平面上，处于 C═O 键 π 电子云的去屏蔽区（ - ），同时还受相连氧原子的强烈的吸电子诱导影响，故其共振峰移向更低场，δ 值在 9.4～10.0，易于识别。

图 4 - 15　双键的电子环流（a）和双键的磁各向异性（b）

（3）叁键的磁各向异性效应　叁键（ C≡C ）的 π 电子与其他类型的 π 电子有很大区别，它以键轴为中心呈对称分布，构成筒状电子云，键轴平行于外磁场。在外磁场诱导下，π电子绕键轴而成环流，产生的感应磁场在键轴方向为正屏蔽区，与键轴垂直方向为去屏蔽区，见图4－16。虽然sp杂化的诱导效应倾向于降低炔质子的电子云密度，但因炔氢处于正屏蔽区，磁各向异性效应产生的屏蔽作用占主导地位，使炔质子处于异常程度的高场，δ值较小，约为1.6～3.4。

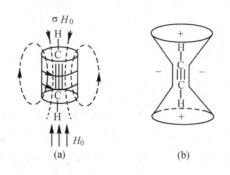

图4－16　叁键的电子环流（a）和叁键的磁各向异性（b）

（4）单键的磁各向异性效应　单键（C—C）的σ电子也能产生各向异性效应，但比上述π电子环流引起的磁各向异性效应小得多。如图4－17所示，C—C键的轴就是去屏蔽圆锥的轴。

图4－17　C—C键的屏蔽区域(＋)和去屏蔽区域(－)　图4－18　刚性六元环的e键质子去屏蔽

因此，当碳上的氢逐个被烷基取代后，剩下的氢核所受的去屏蔽效应即逐渐增大，δ值移向低场。例如：

$$RCH_3 \qquad R_2CH_2 \qquad R_3CH$$
$$\delta \quad 0.85～0.95 \qquad 1.20～1.48 \qquad 1.40～1.65$$

在刚性六元环上，横键质子比同一碳原子上的竖键质子更移向低场，也是磁各向异性效应的结果。在图4－18中，C_1上的两个质子受到$C_1～C_2$和$C_1～C_6$键的作用相同，但$C_2～C_3$和$C_5～C_6$键对这两个质子的作用不同，横键质子H_a处于它们的去屏蔽区域，而竖键质子H_b却在它们的屏蔽区域内，因此，两者的信号要相差0.1～0.7ppm。一般情况下看不到这个差异，这是因为未被较大基团取代的六元环在常温下可以快速翻转的原因。

4. 范德华效应　范德华效应又称空间效应，在$^1H－NMR$中可以用来确定基团的立体位置。当立体结构决定了空间的两个原子核靠得很近时，带负电荷的核外电子云就相互排斥，使核变得裸露，屏蔽作用减小，δ 值增大。

如 A、B 两个化合物，化合物 A 的 H_a 比 B 的 $H_a\delta$ 值大，而两个化合物中 H_b 都比 H_c 的 δ 值大，均是由于邻近原子的范德华效应引起的。

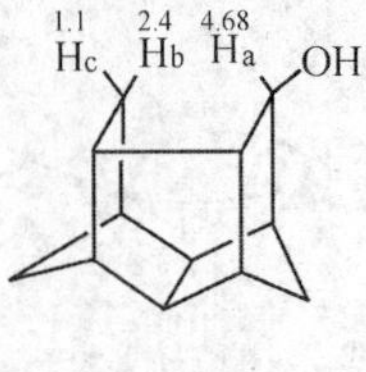

(A) 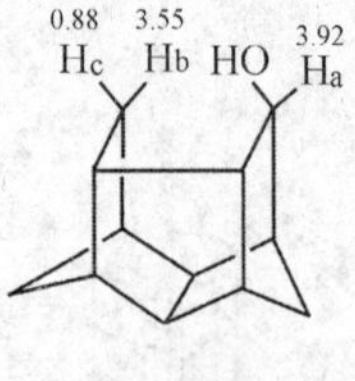   (B)

5. 氢键影响　质子与 O、N、S 等杂原子形成氢键后，所受屏蔽效应减小，共振峰移向低场，δ 值增大。氢键可分为分子间氢键和分子内氢键。分子间氢键的形成与溶液浓度、pH、温度和溶剂都有关系，其化学位移值与测试条件关系很大，δ 值在较大的范围内变化。分子间形成氢键的程度随着非极性溶剂的稀释和提高温度而降低，使质子的共振移向高场。例如，羟基氢在极稀溶液中不形成氢键时，δ 为 0.5～1.0，而在高浓度溶液中，形成氢键，则 δ 值为 4～5；如乙醇的 CCl_4 溶液，浓度为 0.5% 及 10% （W/V）时，羟基氢的 δ 值分别为 1.1 及 4.3，相差很大；酚和羧酸质子的 δ 值可达 10 以上。分子内氢键则不受溶液浓度等影响，在 ^1H-NMR 常可根据分子内氢键判断分子中羟基的连接位置。图 4 -19 为黄酮类化合物的 5 - 羟基与邻近的羰基形成分子内氢键，其 δ 值增大，出现在 δ 12.40 处。

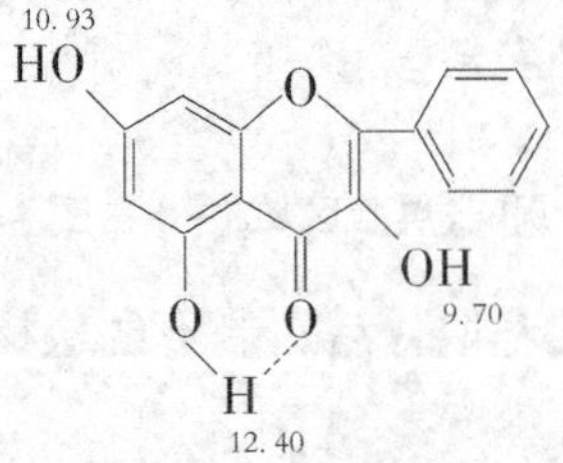

图 4 -19　黄酮化合物中的分子内氢键

（三）各类氢核的化学位移

各类氢核因所处化学环境不同，具有不同的化学位移值。一般来说，化学位移值的大小规律为：芳烃 > 烯烃 > 炔烃 > 烷烃，次甲基 > 亚甲基 > 甲基，—COOH > —CHO > ArOH > ROH ≈ RNH_2。常见重要类型氢核的化学位移大体范围如图 4 -20 所示。

化学位移能够反映分子结构的特征，而且重现性好，因此对结构研究很有用。表 4 -4 列出一些重要类型的质子与其化学结构的关系，熟悉表中数据，就可以根据化学位移来推断各种官能团，进而决定分子结构，同时也可反过来，从官能团大致推断它的化学位移。

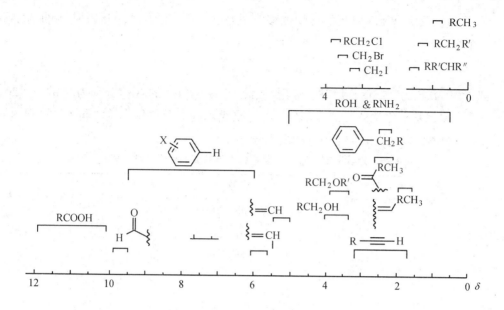

图 4 - 20 常见氢核的化学位移范围示意图

表 4 - 4 化学位移与质子基团的关系

H 质子	分子类型	δ 值范围	备 注
—C—H	脂肪族	1.8~0.0	C 上只连接 sp^3 杂化 C 及 H
—C—H	脂肪族	5.0~1.5	C 上连接 O、X、N 或 sp^2、sp 杂化 C
≡C—H	炔类	3.4~1.6	
=C—H	烯类	7.5~4.5	
—C_6H_5	芳香族	8.5~6.0	
—CHO	醛基	10.0~9.0	
—OH	醇类	5.5~0.5	用惰性溶剂稀释时渐渐移向高磁场
	酚类	10.0~4.0	用惰性溶剂稀释时渐渐移向高磁场
	酸类	12.0~10.5	因强分子内氢键影响，位于很低磁场
—NH	脂肪胺	4.0~0.5	
	芳香胺	5.0~2.5	
	酰胺	8.5~5.0	
—SH	脂肪巯基	2.0~1.0	
	芳香巯基	4.0~2.0	

　　由实际测得的化学位移值可以帮助推断氢核的结构类型，而某些类别氢核的化学位移可以通过经验公式作出估算。这些经验公式是根据取代基对化学位移的影响具有加和性的原理由大量实验数据归纳总结出来的。

1. 甲基、亚甲基及次甲基的化学位移　甲基、亚甲基及次甲基因其连接的基团不同而有显著差异，其化学位移可用下式计算：

$$\delta = B + \sum S_i \qquad\qquad （式4-9）$$

式4-9中B为基础值，甲基、亚甲基和次甲基中氢核的B值分别为0.87、1.20、1.55。S_i为取代基对化学位移的贡献值，S_i与取代基种类及位置有关，同一取代基在α位比β位影响大，取代基的贡献值列于表4-5中。

表4-5　取代基对甲基、亚甲基和次甲基氢的化学位移的影响

取代基	质子类型	α位移（S_α）	β位移（S_β）	取代基	质子类型	α位移（S_α）	β位移（S_β）
—R		0	0	—CH=CH—R′	CH_3	1.08	—
—CH=CH—	CH_3	0.87	—	—OH	CH_3	2.50	0.33
	CH_2	0.75	0.10		CH_2	2.30	0.13
	CH				CH	2.20	—
—Ar	CH_3	1.40	0.35	—OR	CH_3	2.43	0.33
	CH_2	1.45	0.53		CH_2	2.35	0.15
	CH	1.33	—		CH	2.00	
—Cl	CH_3	2.43	0.63	—OCOR	CH_3	2.88	0.38
	CH_2	2.30	0.53	(R为R或Ar)	CH_2	2.98	0.43
	CH	2.55	0.03		CH	3.43（酯）	
—Br	CH_3	1.80	0.83	—COR	CH_3	1.23	0.18
	CH_2	2.18	0.60	(R为R或Ar,	CH_2	1.05	0.31
	CH	2.68	0.25	OR, OH, H)	CH	1.05	
—I	CH_3	1.28	1.23	—NRR′	CH_3	1.30	0.13
	CH_2	1.95	0.58		CH_2	1.33	0.13
	CH	2.75	0.00		CH	1.33	—

注：R为饱和脂肪烃基；Ar为芳香基；R′为 —C=CH—R 或 —COR。

例4-1　计算以下化合物中各氢核的化学位移。

$$\underset{b}{H_3C}—\underset{e}{CH_2}—\overset{\overset{O}{\|}}{C}—O—\underset{f}{CH}\overset{\overset{c}{CH_3}}{|}—\underset{d}{CH_2}—\underset{a}{CH_3}$$

解：（1）CH_3　$\delta_a = 0.87 + 0（R）= 0.87$（实测0.90）

$\delta_b = 0.87 + 0.18（β-COOR）= 1.05$（实测1.16）

$\delta_c = 0.87 + 0.38（β-OCOR）= 1.25$（实测1.21）

（2）CH_2　$\delta_d = 1.20 + 0.43（β-OCOR）= 1.63$（实测1.55）

$\delta_e = 1.20 + 1.05（α-COOR）= 2.25$（实测2.30）

（3）CH $\delta_f = 1.55 + 3.43(\alpha - OCOR) = 4.98$（实测 4.85）

2. 烯氢的化学位移 烯氢的化学位移可用下式计算求得：

$$\delta_{=C-H} = 5.28 + Z_{同} + Z_{顺} + Z_{反} \qquad （式 4-10）$$

式 4-10 中 Z 是同碳、邻位顺式以及反式取代基对于烯氢化学位移的影响，见表 4-6。

表 4-6 取代基对烯氢化学位移的影响

取 代 基	$Z_{同}$	$Z_{顺}$	$Z_{反}$	取 代 基	$Z_{同}$	$Z_{顺}$	$Z_{反}$
—H	0	0	0	—COOR（共轭）	0.68	1.02	0.33
—R	0.44	-0.26	-0.29	—CHO	1.03	0.97	1.21
—R（环）	0.71	-0.33	-0.30	—CON\	1.37	0.93	0.35
—CH₂O—、—CH₂I	0.67	-0.02	-0.07	—COCl	1.10	1.41	0.99
—CH₂S—	0.53	-0.15	-0.15	—OR（R 饱和）	1.18	-1.06	-1.28
—CH₂Cl、—CH₂Br	0.72	0.12	0.07	—OR（R 共轭）	1.14	-0.65	-1.05
—CH₂N\	0.66	-0.05	-0.23	—OCOR	2.09	-0.40	-0.67
—C=C—	0.50	0.35	0.10	—Ar	1.35	0.37	-1.10
—C≡N	0.23	0.78	0.58	—Br	1.04	0.40	0.55
—C≡C	0.98	-0.04	-0.21	—Cl	1.00	0.19	0.03
—C≡C（共轭）	1.26	0.08	-0.01	—F	1.03	-0.89	-1.19
—C=O	1.10	1.13	0.81	—N< R R（R 饱和）	0.69	-1.19	-1.31
—C=O（共轭）	1.06	1.01	0.95				
—COOH	1.00	1.35	0.74	—N< R R（R 共轭）	2.30	-0.73	-0.81
—COOH（共轭）	0.69	0.97	0.39	—SR	1.00	-0.24	-0.04
—COOR	0.84	1.15	0.56	—SO₂—	1.58	1.15	0.95

例 4-2 计算乙酸乙烯酯中三个烯氢的化学位移。

$$\begin{array}{ccc} H_c & & H_a \\ & C=C & \\ CH_3COO & & H_b \end{array}$$

解：查表（-OCOR）：$Z_{同} = 2.09$，$Z_{顺} = -0.40$，$Z_{反} = -0.67$

$\delta_a = 5.28 + 0 + 0 - 0.67 = 4.61$（实测 4.43）

$\delta_b = 5.28 + 0 - 0.40 + 0 = 4.88$（实测 4.74）

$\delta_c = 5.28 + 2.09 + 0 + 0 = 7.37$（实测 7.23）

3. 炔氢的化学位移　炔氢的化学位移大致在 $\delta\,1.6\sim3.4$。表 4-7 列举了一些炔基氢的化学位移。

表 4-7　炔类化合物的化学位移

化合物	化学位移	化合物	化学位移
H—C≡C—H	1.80	CH_3—C≡C—C≡C—C≡C—H	1.87
R—C≡C—H	1.78~1.88	R—C—C—C≡C—H（R，HO）	2.20~2.27
Ar—C≡C—H	2.71~3.37		
C=C—C≡C—H	2.60~3.10	RO—C≡C—H	-1.3
—C—C≡C—H（O）	2.13~3.28	ϕSO_3CH_2—C≡C—H	2.55
C≡C—C≡C—H	1.75~2.42	CH_3NH—C（O）—CH_2—C≡C—H	2.55

4. 芳氢的化学位移　芳氢由于受苯环的去屏蔽效应影响，化学位移位于低场，δ 在 $8.5\sim6.0$ 附近。取代苯环芳氢的 δ 值可以用下式进行计算：

$$\delta = 7.30 - \sum S \qquad\qquad (式4-11)$$

式 4-11 中 7.30 为苯中芳氢的 δ 值，S 表示取代基对苯环芳氢的影响，见表 4-8。

表 4-8　取代基对苯环芳氢化学位移的影响

取代基	$S_{邻}$	$S_{间}$	$S_{对}$	取代基	$S_{邻}$	$S_{间}$	$S_{对}$
—OH	0.45	0.10	0.40	—CH=CHR	-0.10	0.00	-0.10
—OR	0.45	0.10	0.40	—CHO	-0.65	-0.25	-0.10
—OCOR	0.20	-0.10	0.20	—COR	-0.70	-0.25	-0.10
—NH_2	0.55	0.15	0.55	—COOH(R)	-0.80	-0.25	-0.20
—CH_3	0.15	0.10	0.10	—Cl	-0.10	0.00	0.00
—CH_2—	0.10	0.10	0.10	—Br	-0.10	0.00	0.00
—CH<	0.00	0.00	0.00	—NO_2	-0.85	0.10	-0.55

例 4-3　计算以下化合物中各芳氢的化学位移。

$$HO \overset{c}{\underset{b \quad a}{\bigcirc}} COCH_2CH_2COOH$$
$$OH$$

解：查表　　　　$S_{邻}$　　　　$S_{间}$　　　　$S_{对}$

—OH　　　　0.45　　　　0.10　　　　0.40

—COR　　　　-0.70　　　　-0.25　　　　-0.10

$\delta_a = 7.30 - [0.45 + (-0.25) + 0.10] = 7.00$（实测 6.76）

$\delta_b = 7.30 - [0.45 + (-0.10) + 0.10] = 6.85$（实测 6.98）

$\delta_c = 7.30 - [0.45 + (-0.70) + 0.10] = 7.45$（实测 7.21）

5. 活泼氢的化学位移　　与杂原子相连的氢称为活泼氢。活泼氢基团有—OH、—SH、—NH₂、—NH—等。活泼氢不同于连接在 C 原子上的质子，这是因为：①该类质子在酸或碱的催化下，发生快速交换，使质子不再固定在杂原子上，交换的结果改变了吸收峰的位置；②杂原子电负性较大，使质子容易形成氢键，在稀释、改变溶剂或提高温度时吸收峰的位置均可发生变化。

活泼氢因快速交换及氢键形成的影响，δ 值很不固定。从峰形来看，羟基质子的吸收峰一般较尖；氮上的氢的峰形有的尖、有的钝，甚至难以看到明显的峰形，RCONH₂ 中的—NH₂ 一般为双峰，这是由于 RCONH₂ 中的C—N单键不能自由旋转所致。

活泼氢的 δ 值与温度、浓度及 pH 值有很大关系。各类活泼氢质子 δ 值的大概范围如表 4 -4 所示。

二、峰面积与氢核数目

在 ^1H - NMR 谱中，各吸收峰的峰面积与对应的处于某种化学环境中的氢核数目成正比。

（一）峰面积的测定

氢谱中的峰面积可以积分曲线高度表示。核磁共振波谱仪一般都配有自动积分仪，可以对各吸收峰的峰面积进行自动积分，得到的数值用阶梯式积分曲线高度表示出来。由于积分信号不像峰高那样容易受其他条件影响，因此可以通过它来估计各类氢核的相对数目，有助于定量分析。积分曲线由共振信号的起点开始，从左到右也即从低场到高场画至终点。积分曲线的总高度和吸收峰的总峰面积相当，与分子式中氢核总数成正比；而每一个阶梯的高度与引起该吸收峰的氢核数目成正比。因为分子的对称性，各阶梯的积分高度只能定量地说明每组氢核数目的相对比例，并不能代表分子式中氢核的绝对数目。

现在使用的脉冲傅立叶变换核磁共振波谱仪，利用计算机工作站自动给出各吸收峰的积分值，在谱图中标记在各吸收峰对应的横坐标之上，由此可推测各组峰的相对氢核数目，如图 4 -21 所示。

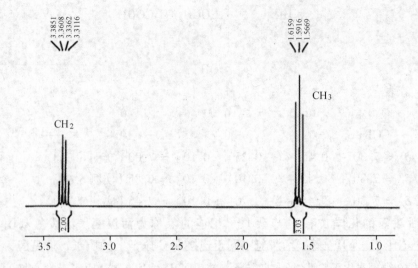

图 4 – 21　CH₃CH₂Br 的¹H – NMR 谱（300MHz）

（二）氢核数目

氢核的分布通常符合整数比。假如化合物中所含的总氢数已知，则根据积分曲线的高度或横坐标上各组峰的相对氢核比例就可以确定谱图中各峰所对应的氢核的数目；假如化合物中所含的总氢数未知，则找到容易判断氢核数目的信号峰（如甲基氢、羟基氢、芳氢等），根据每组氢核数目的相对比例，可以判断化合物中其他各种含氢官能团的氢核的数目。

例 4 – 4　邻苯二甲酸二乙酯的¹H – NMR 谱见图 4 – 22，则各吸收峰对应的氢核数目是多少?

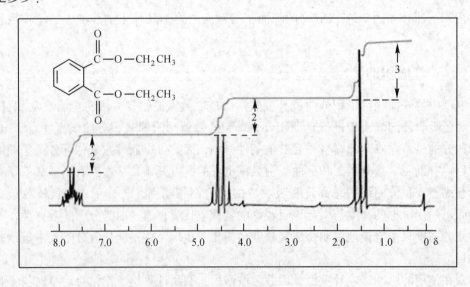

图 4 – 22　邻苯二甲酸二乙酯的¹H – NMR 谱

图中一共有三组峰，吸收峰的积分曲线总高度 = 2 + 2 + 3 = 7，因为该化合物氢核总数是 14，则每单位高度对应 2H，所以 δ 1.4 对应 6H，δ 4.4 对应 4H，δ 7.7 对应 4H，分别代表了 2 个甲基、2 个亚甲基和苯环上的氢核数，与邻苯二甲酸乙酯的结构相符。

三、自旋偶合与偶合常数

（一）自旋偶合与自旋裂分

在 ^1H – NMR 谱中，共振峰有的表现为单峰，有的表现为双峰、三重峰、四重峰或多重峰。当两种 ^1H 核相距很远时（一般超过三个化学键），则相互是独立的没有相互作用的，它们都表现为单峰；当两种 ^1H 核处于相邻位置时，会因为相互发生作用而出现峰的裂分。例如在碘乙烷的 ^1H – NMR 谱中，H_a 为三重峰，H_b 为四重峰，如图 4 – 23 所示。

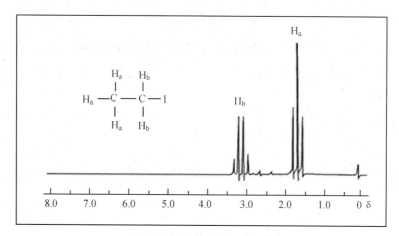

图 4 – 23　碘乙烷及其 ^1H – NMR 谱

同一分子中邻近磁性核之间因自旋产生的相互干扰称为自旋 – 自旋偶合（spin – spin coupling），简称自旋偶合。由自旋偶合引起共振峰裂分的现象称为自旋 – 自旋裂分（spin – spin splittling），简称自旋裂分。

理论上，凡是 $I \neq 0$ 的磁性核对相邻氢核都有自旋偶合作用。不过，由于 ^{35}Cl、^{79}Br、^{127}I 等原子核的电四极矩很大，会引起相邻氢核的自旋去偶作用，无法看到偶合现象；而 ^{13}C、^{17}O 等原子核的天然丰度很低，自旋干扰产生的影响可以忽略不计。因此，在 ^1H – NMR 中，一般只考虑氢核对氢核的影响，氢核相互之间发生的自旋偶合称为同核偶合。相邻碳原子上两个氢核的相互影响如图 4 – 24 所示。

根据图 4 – 24 所示，H_B 在外加磁场中有两种自旋取向（$m = +1/2$，$m = -1/2$），对 H_A 产生不同的局部磁场（H_{local}）。当 H_B 的自旋取向 $m = +1/2$ 时，产生的 H_{local} 与外磁场 H_0 方向相同（↑），使 H_A 实受场强增大，H_A 的共振吸收峰移向低场；当 H_B 的自旋取向 $m = -1/2$ 时，产生的 H_{local} 与 H_0 方向相反（↓），使 H_A 实受场强减小，H_A 的共振吸收峰移向高场。由于 H_B 两种自旋取向的几率近乎相等，结果 H_A 的共振吸收峰受 H_B 的影响而裂分为两个强度相等的峰（二重峰）。双峰以 H_B 不存在时 H_A 的共振吸收峰峰位为中心，呈对称、均匀分布。小峰之间的距离称为偶合常数，可用 J 表示，它反映了磁性核之间相互作用的强弱。

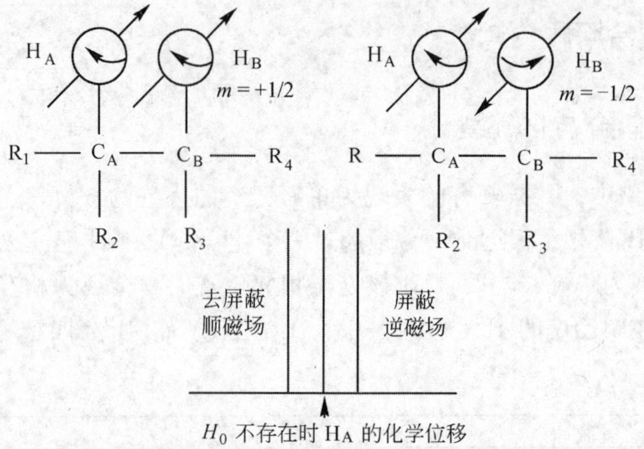

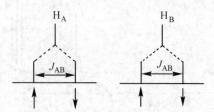

图 4 - 24 相邻碳上 H_B 对 H_A 的自旋偶合示意图

同样的，H_B 也受 H_A 的影响而在 $^1H - NMR$ 图谱上出现二重峰。H_A 和 H_B 的自旋裂分情况如图 4 - 25 所示。

图 4 - 25 H_A 与 H_B 的自旋裂分图

（二）裂分规律

以碘乙烷 CH_3CH_2I 的 $^1H - NMR$ 图谱为例讨论氢核共振吸收峰的裂分规律。碘乙烷中甲基质子 H_a 和亚甲基质子 H_b 的自旋裂分情况如图 4 - 26 所示。

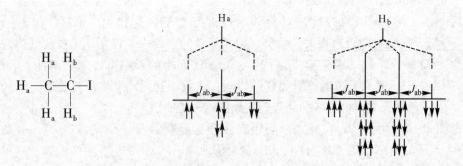

图 4 - 26 碘乙烷中 H_a 与 H_b 的自旋裂分图

1. 甲基质子 H_a 三重峰的来源 与 H_a 邻近的亚甲基上有两个质子 H_b，每个都有两种不同的自旋状态，因此，自旋状态可以有 4 种组合（2^2）。当两个 H_b 的自旋取向为 ↑↑ 组合，起到去屏蔽作用，使甲基质子 H_a 的化学位移移向低场；当两个 H_b 的自旋取向为

↑↓或↓↑组合，自旋作用相互抵消，对 H_a 没有影响，信号仍处在原来的位置；当两个 H_b 的自旋取向为↓↓组合，起到屏蔽作用，使甲基质子 H_a 的化学位移移向高场。由于四种组合方式的几率相等，因此甲基质子 H_a 的共振吸收峰呈现强度比为 1:2:1 的三重峰。由此可知，邻碳上两个相同的质子，使得受影响质子的共振吸收裂分为三重峰。

2. 亚甲基 H_b 四重峰的来源 与 H_b 邻近的甲基上有三个质子 H_a，因此自旋状态可以有8种组合（2^3）。当三个 H_a 的自旋取向为↑↑↑组合，亚甲基质子 H_b 的化学位移移向低场；当三个 H_a 的自旋取向为↑↑↓、↑↓↑或↑↑↓组合，相当于受一个↑作用，H_b 的化学位移移向较低场；当三个 H_a 的自旋取向为↑↓↓、↓↑↓或↓↓↑组合，相当于受一个↓作用，H_b 的化学位移移向较高场；当三个 H_a 的自旋取向为↓↓↓组合，H_b 的化学位移移向高场。由于八种组合方式的几率相等，因此亚甲基质子 H_b 的共振吸收峰呈现强度比为 1:3:3:1 的四重峰。由此可知，亚甲基质子受邻碳上三个相同的质子的影响，其共振吸收裂分为四重峰。

综上所述，氢核共振吸收峰的裂分是有一定规律的。某组氢核的重峰数（N）取决于干扰核所能给出不同磁矩的自旋方式结合的数目，可按下式求算：

$$N = 2nI + 1 \qquad\qquad (式 4-12)$$

式 4-12 中，I 表示干扰核的自旋量子数；n 表示干扰核的数目。

因氢核的 $I = 1/2$，故 $N = n + 1$，即有 n 个相邻的磁不等同氢核时，将显示"$n+1$"个小峰，这就是"$n+1$"规律。可见，裂分成多重峰的数目和基团本身的氢核数目无关，而与其邻接基团的氢核数目有关。

另外，共振峰精细图谱中多重峰的峰强度（面积）之比，对应于相邻氢核所能给出相同磁矩的自旋方式结合数目之比，符合二项式 $(a+b)^n$ 展开式的各项系数之比。

（$n+1$）规律只有在干扰核的 $I = 1/2$，简单偶合及偶合作用相等时才适用。表 4-9 列出了服从（$n+1$）规律的氢核的裂分数目以及各小峰的强度比。

表 4-9 服从（$n+1$）规律的氢核的裂分情况

相邻氢核数目（n）	峰裂分数目（$n+1$）	峰裂分模式名称及简称		各小峰峰强比
0	1	单峰	Singlet（s）	1
1	2	二重峰	Doublet（d）	1:1
2	3	三重峰	Triplet（t）	1:2:1
3	4	四重峰	Quartet（q）	1:3:3:1
4	5	五重峰	Quintet（quin）	1:4:6:4:1
5	6	六重峰	Sextet（sex）	1:5:10:10:5:1
...	...			
$m-1$	m	多重峰	Multiple（m）	

3. 与两组氢核同时偶合的情况 若某组氢核同时与两组数量分别为 n_1，n_2 的氢核相邻，发生简单偶合，有下列两种情况：

若两组氢核偶合作用相同，即偶合常数值相等时，被偶合氢核的裂分仍符合（$n +$ 1）规律，裂分峰数为（$n_1 + n_2$）+1 个。通过自旋偶合示意图，可以更好地理解（$n +$ 1）规律的运用。

如图 4 -27 所示，1 -氯丙烷中，H_a 及 H_c 对 H_b 的偶合作用相同，有裂分峰重叠，故 H_b 受相邻甲基 3 个氢及相邻亚甲基 2 个氢影响，裂分为（3 +2）+1 =6 重峰，峰高比为 1:5:10:10:5:1。

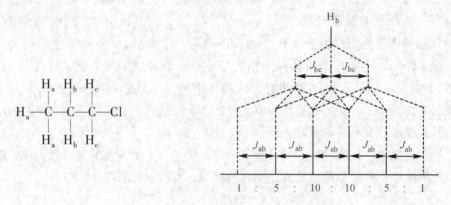

图 4 – 27   1 – 氯丙烷中 H_b 的裂分示意图

若两组氢核的偶合能力不同，受偶合氢核的裂分不符合（$n +1$）规律，裂分峰数呈现（$n_1 +1$）（$n_2 +1$）个。例如 1,1,2 -三氯丙烷中，H_a 及 H_c 对 H_b 的偶合常数不同，无裂分峰重叠，故 H_b 先后受相邻甲基上 3 个氢和相邻次甲基 1 个氢的影响，理论上裂分为（3 +1）（1 +1）=8 个小峰，峰高比为 1:1:3:3:3:3:1:1，实际上由于有些裂分小峰的相对强度较弱，观察到的可能只是一个多重峰，而不是明确的八重峰。

（三）偶合常数

磁性核之间因为自旋偶合产生裂分，裂分的小峰之间的距离称为偶合常数，可用 "J_{A-B}表示，单位为 Hz。"J_{A-B}中 n 代表偶合核相隔的键数，A、B 代表相互偶合的核。偶合常数起源于自旋核之间的相互干扰，是通过成键电子传递的，因此偶合常数的大小与外加磁场的大小无关，而决定于相偶合的质子间的结构关系，如质子之间键的数目、电子云的分布（单键、双键、取代基的电负性、立体化学等）。总之，J 的大小与化合物分子结构有着密切的关系，它是核磁共振图谱所给出的三个重要参数之一，所以，可以根据 J 的大小判断有机化合物的分子结构。

另外，应当注意，二组相互干扰的氢核，其偶合常数必然相等，因此在分析 NMR 谱时，可以根据偶合常数相同与否，来判断哪些氢核之间相互偶合。偶合常数是矢量，一般说来，相隔偶数根键的偶合常数为负值，相隔奇数根键的偶合常数为正值，但分析时一般只考虑裂分峰之间的距离，即偶合常数的绝对值，所以这里只讲授 $|J|$。

1. 偶合类型   根据相互偶合的氢核之间间隔的键数，偶合可分为偕偶（geminal coupling）、邻偶（vicinal coupling）及远程偶合（long range coupling）。

（1）偕偶　也称同碳偶合，是指同一碳原子上质子之间的偶合，偶合作用通过两个键传递，可用^2J或J_{gem}表示。

（2）邻偶　是指相邻碳上质子的偶合，偶合作用经过三个键，用^3J或J_{vic}表示。

（3）远程偶合　是指相隔四个或四个以上键的质子之间的偶合，用J_{long}表示。J_{long}值一般很小，其绝对值在$0 \sim 3Hz$范围。远程偶合在饱和化合物中常可忽略不计，但是多元环中如果两氢核因"W"构型而被固定，^4J能够被观测到（如图 4 - 28 所示）。在不饱和体系（烯、炔、芳香化合物）中，由于π键传递偶合的能力较强，远程偶合比较容易观察到。

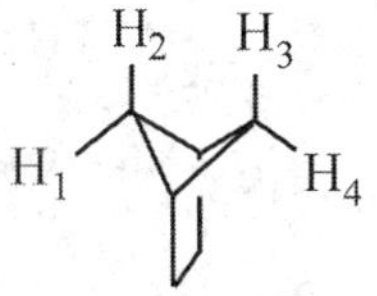

$$^4J_{1-4} = + 7\ Hz$$
$$^4J_{1-3} = {}^4J_{2-4} \approx {}^4J_{2-3} \approx 0\ Hz$$

图 4 - 28　处于"W"构型两端的氢核的远程偶合

2. 化学结构与偶合常数的关系

（1）直链烷烃　直链烷烃中，间隔键数越少的质子，偶合作用越大，J越大，括号内为典型的偶合常数。

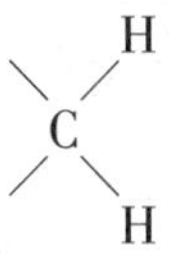

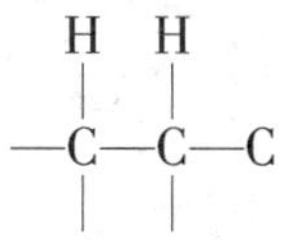

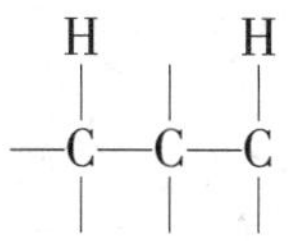

$J_{gem} = 12 \sim 15Hz$（12）　　　$J_{vic} = 6 \sim 8Hz$（7）　　　$J_{long} = 0 \sim 3Hz$（0）

（2）烯烃　烯烃质子不同取代情况中J值差别很大，可以利用J的大小来判断相互偶合的二个氢核间的位置。

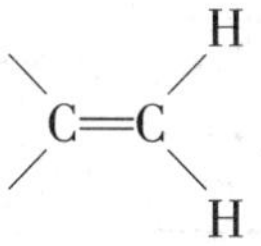

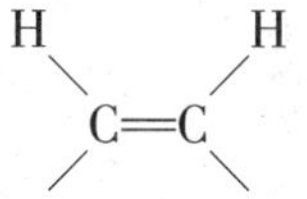

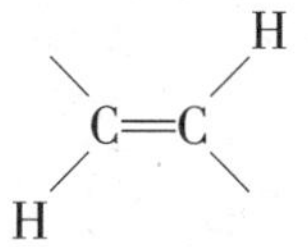

$J_{gem} = 0 \sim 3Hz$（2）　　　$J_{cis} = 6 \sim 12Hz$（10）　　　$J_{tran} = 12 \sim 18Hz$（16）

（3）炔烃　炔键的圆柱形电子结构有利于传递偶合作用，有时甚至可以观察到^8J的存在。

$$H—C≡C—CH_3 \qquad H—C≡C—C≡C—CH_3 \qquad H—C≡C—C≡C—C≡C—CH_3$$

$^4J = 2.93Hz$ 　　　　　　$^6J = 1.27Hz$ 　　　　　　　$^8J = 0.65Hz$

（4）苯环　苯环中芳氢质子的J_m、J_p属远程偶合，但因为具有共轭系统，自旋偶合效应能沿着共轭链传递之故。

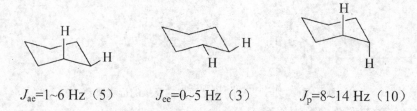

J_o =6～10Hz（7）　　　J_m =1～3Hz（2）　　　J_p =0～1.0Hz（0.3）

（5）环己烷型　环己烷在实际测定时，H 质子只出现一个峰，表现不出峰分裂现象，这是因为椅式环己烷的 a 键和 e 键能够快速转换之故，如果把环己烷固定，可以出现共振峰分裂的现象。

J_{ae}=1～6 Hz（5）　　　J_{ee}=0～5 Hz（3）　　　J_p=8～14 Hz（10）

（6）杂环化合物　常见芳杂环质子自旋偶合常数见表4－10 和表4－11。

表4－10　常见五元芳杂环质子自旋偶合常数

名称	X	$J_{\alpha\beta}$	$J_{\alpha\beta'}$	$J_{\alpha\alpha'}$	$J_{\beta\beta'}$
呋喃	O	2.0	0.9	1.5	3.5
吡咯	N	2.7	1.5	2.1	3.7
噻吩	S	4.7	1.0	2.9	3.4

表4－11　吡啶质子自旋偶合常数

名称	$J_{\alpha\beta}$	$J_{\alpha\gamma}$	$J_{\alpha\beta'}$	$J_{\alpha\alpha'}$	$J_{\beta\gamma}$	$J_{\beta\beta'}$
范围值	4.9～5.7	1.6～2.6	0.7～1.1	0.2～0.5	7.2～8.5	1.4～1.9
典型值	5.5	1.9	0.9	0.4	7.6	1.6

3. 影响偶合常数的因素

（1）核间距（偶合核间隔的化学键数目）　磁性核之间的偶合作用是通过组成核间化学键的电子传递的。一般来说，相互偶合核间距离越远，相隔化学键数目越多，核之间的偶合逐渐减弱，偶合常数的绝对值越小，即 $|^2J| > |^3J| > |^4J|$。在饱和链烃中，这一规律十分明显。

（2）键长（l）、键角（α）、和两面夹角（ϕ）　偶合常数的大小除了取决于偶合核之间的距离，还与分子的结构密切相关。如图 4 -29 所示，邻偶（^3J）与 H—C 键角（α）有关，键角越大，^3J 越小；^3J 与 C—C 键的键长（l）有关，键长越长，^3J 越小；^3J 的大小还决定于邻碳上两氢核所处平面的夹角（ϕ）大小，它们之间有如下关系：

$$^3J = 4.22 - 0.5\cos\phi + 4.5\cos2\phi$$
　　　　　　　　　　式（4-13）

式4-13是著名的 Karplus 关系式，它所反应的^3J与二面角（ϕ）的关系（见图4-30）对决定分子的立体化学结构具有重要意义。

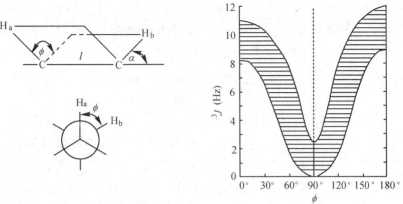

图4-29 邻偶氢核的键长、键角和两面角　　图4-30 ^3J与二面角（ϕ）的关系

由图4-30可知，当 $\phi = 0°$ 或 $180°$ 时，^3J 最大；当 $\phi = 90°$ 时，^3J 最小。葡萄糖等多数单糖以及它们的苷类化合物中，因糖上 H-2 位于直立键上，故端基碳取 β-构型时，端基质子与 H-2 的二面角为 $180°$，$^3J_{H1,H2}$ 值为 7~8Hz；α-构型时，端基质子与 H-2 的二面角为 $60°$，$^3J_{H1,H2}$ 值为 1~3Hz，见图4-31A。据此，对 H-2 位于直立键的吡喃糖可根据^{1}H-NMR 谱上测得的端基氢的$^3J_{H1,H2}$ 值判断糖的端基构型。但是，在甘露糖及鼠李糖苷中，因 H-2 位于平伏键上，在端基碳为 α 及 β 构型中，端基质子与 H-2 的二面角均为 $60°$，见图4-31B，故无法根据端基氢的$^3J_{H1,H2}$ 值进行构型的区别。

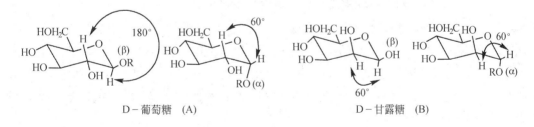

D-葡萄糖 （A）　　　　　　　　　　　D-甘露糖 （B）

图4-31 端基氢$^3J_{H1,H2}$ 值与糖苷构型

（3）取代基电负性的影响　偶合作用是靠价电子传递的，在 H—C—CH—X 结构中，取代基的电负性越强，$^3J_{H-H}$ 越小。例如卤素原子的电负性为 Cl > Br > I，因此单取代乙烷的$^3J_{H-H}$ 依次增大，如：

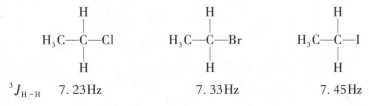

$^3J_{H-H}$　　7.23Hz　　　　　　　7.33Hz　　　　　　　7.45Hz

四、自旋偶合系统与核磁共振谱的分类

(一) 核的等价性

根据上述讨论的裂分规律，某类氢核与 n 个相邻氢核偶合，其共振谱线应裂分为 $(n+1)$ 峰。但在实验中发现，乙烷 $CH_3—CH_3$ 的 ^1H-NMR 上只有一个相当于六个质子的单峰，并没有出现多重峰。这种现象的发生与核的等价性有关。

1. 等价核 在核磁共振中，核的等价性包括化学等价和磁等价。

(1) 化学等价 分子中化学环境相同，化学位移相等的一组核称为化学等价 (chemicalequivalence) 核。化学等价主要包括对称化学等价及快速旋转化学等价。

假如分子构型中存在对称性，分子中两个质子通过一个对称操作后，结构上没有变化，也即可以相互交换位置，这样的质子则为化学等价。例如，顺式 1,2 - 二氯环丙烷中 H_a 与 H_b 为化学等价质子 (图 4 - 32)。因为分子有对称轴 (过 C_3 和 $C_1—C_2$ 键的中点)，分子绕对称轴旋转 180° 后，质子 H_a 与 H_b 可以交换，亦即旋转后结构与原来结构可以重叠在一起，因此 H_a 与 H_b 是化学等价氢核。

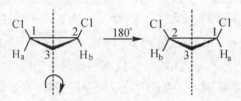

图 4 - 32　顺式 1,2 - 二氯环丙烷的对称轴及绕轴旋转

两个或两个以上质子在单键快速旋转过程中位置可对应互换时，则为化学等价。例如，在室温下，碘乙烷中甲基的 3 个质子 H_{a1}、H_{a2} 与 H_{a3} (图 4 - 33) 在单键快速旋转过程中对应互换，NMR 不能区别，使得化学位移值平均化，最终只出现单峰，因此 H_{a1}、H_{a2} 与 H_{a3} 是化学等价核。同理，亚甲基的 2 个质子 H_{b1} 与 H_{b2} 亦为化学等价核。

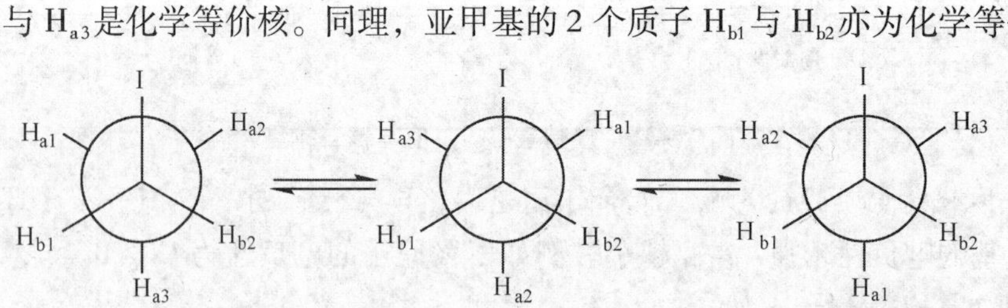

图 4 - 33　碘乙烷甲基质子的快速旋转化学等价

(2) 磁等价 分子中相同种类的核 (或相同基团)，不仅化学位移相同，而且还以相同的偶合常数与分子中其他的核相偶合，只表现一个偶合常数，这类核称为磁等价 (magneticequivalence) 核，或称磁全同核 (磁全同质子)。

例如，室温下 CH_3CH_2I 中甲基的 3 个质子具有相同的化学位移 ($\delta 1.69$)，各质子

（H_{a1}、H_{a2}、H_{a3}）对亚甲基各质子（H_{b1}、H_{b2}）偶合，偶合常数相等（7.5Hz），则甲基的 3 个质子是磁等价的；亚甲基的 2 个质子也具有相同的化学位移（δ 3.13），各质子（H_{b1}、H_{b2}）对甲基各质子产生偶合，偶合常数也相等，则亚甲基各质子也是磁等价的。在无组外核干扰时，组内磁等同核虽偶合，但不裂分，NMR 谱图中表现出单峰。因此只有磁不等价的氢核相互偶合才会发生裂分。

2. 磁不等价核　化学不等价的核一定磁不等价，化学等价的核也可能磁不等价，以下分别进行讨论。

（1）化学环境不同的氢核一定是磁不等价核。例如，1 - 氯乙烯分子中 H_1、H_2、H_3 化学不等价，磁不等价。

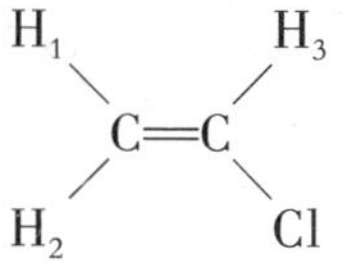

（2）单键带有双键性质时，不能自由旋转，连于同一原子上的两个相同基团的质子化学不等价。例如，二甲基甲酰胺分子中，氮原子上的孤对电子与羰基产生 p - π共轭，使碳氮键带有部分双键性质，两个甲基质子化学不等价，磁不等价。

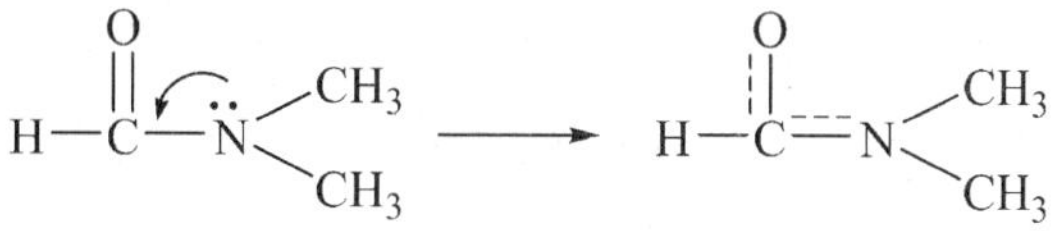

（3）与不对称碳原子相连的 CH_2（称前手性氢）的两个质子不等价。如下图所示，C^* 为不对称碳原子，无论 $R-CH_2-$ 的旋转速度有多快，亚甲基的两个质子所处的化学环境总是不相同，所以 H_1 与 H_2 化学不等价，磁不等价。

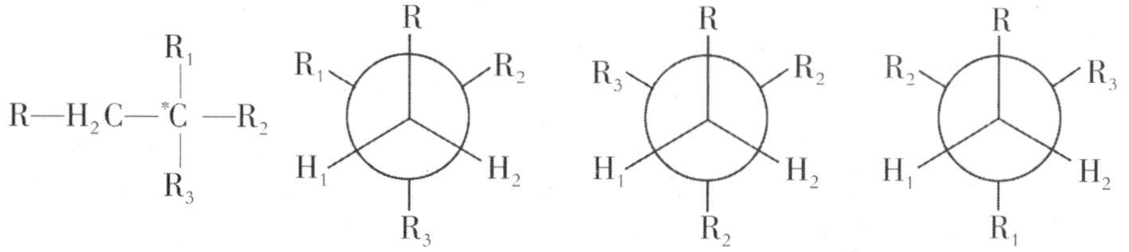

（4）构象固定的环上 CH_2 的两个质子不等价。例如，甾体环是固定的，不能翻转。因此环上亚甲基的平伏氢 H_a 与直立氢 H_e 化学不等价，磁不等价。

（5）取代苯环上的质子可能磁不等价。单取代芳环如 1 - 氯苯中 H_2 和 H_6 化学等价但磁不等价；两取代基不同的对二取代芳环，如对氨基苯甲酸中 H_2 和 H_6、H_3 和 H_5 化学等价但磁不等价；取代基相同的邻二取代芳环，如邻二苯酚中 H_3 和 H_6、H_4 和 H_5 化学等价但磁不等价。

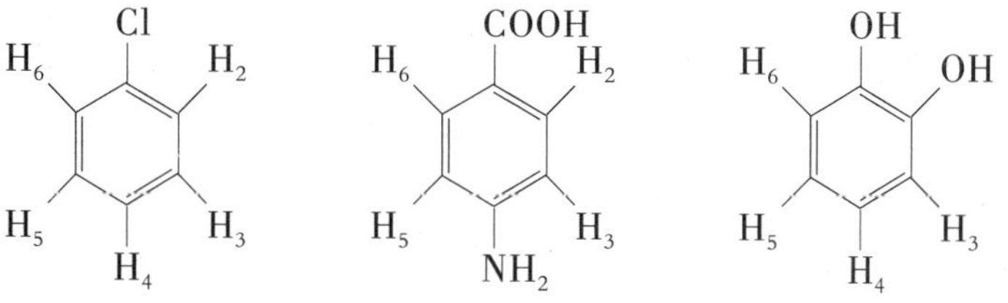

但是，磁不等价氢核之间并非一定存在自旋偶合作用。由于自旋偶合作用是通过化学键传递的，故间隔的键数越多，偶合作用越弱。通常磁不等价核的两个（组）氢核，但间隔超过三根单键以上时，相互自旋干扰作用即可忽略不计。

（二）自旋偶合系统

几个（组）相互偶合的氢核可以构成一个自旋偶合系统。自旋偶合系统的标记方法如下：

1. 等价氢核构成一个核组，用 1 个大写的英文字母表示。若组内的核为磁全同质子，则将组内核的数目用阿拉伯数字标在大写英文字母的右下角。

2. 一个自旋偶合体系内的几组不同的氢核分别用不同的字母表示。若系统中两个（组）相互偶合的氢核化学位移差距 $\Delta\nu$（单位为 Hz）比偶合常数 J 大得多，即 $\Delta\nu/J \geqslant$ 6，用相隔较远的字母 A、M、X 表示，如 CH_3CH_2I 中乙基用 A_3X_2 表示其自旋偶合系统；若质子组之间化学位移相近（$\Delta\nu/J < 6$），用相邻的字母 A、B、C 表示。

3. 若组内的质子化学等价而磁不等价，则在相同的大写英文字母右上角加撇号，比如对氨基苯甲酸的 4 个质子构成的自旋系统命名为 $AA'BB'$。

自旋偶合系统分类方法较多，通常按照 $\Delta\nu/J$ 的值对偶合体系进行分类。如果 $\Delta\nu/J \geqslant 6$，干扰作用较弱，称之低级偶合（一级偶合），产生的谱图较为简单，称为一级图谱；反之，若 $\Delta\nu/J < 6$ 时，则干扰作用比较严重，称之为高级偶合，产生的谱图复杂，称为二级图谱或高级图谱。由于 $\Delta\nu$ 与 H_0 成正比，而 J 与 H_0 无关，故用高分辨率的核磁共振谱仪（增大 H_0）进行测定时，高级偶合可能会转化为一级偶合，相应的图谱也会由复杂变为简单。

自旋偶合系统也可以按偶合核的数目分为二旋、三旋和四旋系统等。

（三）低级偶合图谱与高级偶合图谱

核磁共振氢谱根据谱图的复杂程度分为低级偶合图谱和高级偶合图谱。

1. 低级偶合图谱   低级偶合中涉及的氢核常用相隔较远的字母 A、M、X 表示，低级图谱一般具有以下几个特征：

（1）磁等价质子之间彼此偶合，但不引起峰的裂分。

（2）重峰的数目符合 $n+1$ 规律，峰强比遵循 $(a+b)^n$ 展开式的各项系数之比。

（3）重峰的中心即为化学位移 δ 值。

（4）相互作用的两组质子，其偶合常数相等，等于峰间距。

（5）两组互相偶合的信号彼此具有"向心性"，即内侧峰强度增加，外侧峰强度减小。

例如，非那西汀结构中，乙氧基质子 A_3X_2 偶合系统形成向心性共振峰（图 4 - 34）。

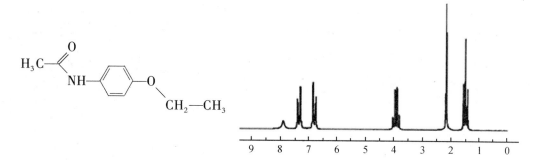

图 4 - 34 非那西汀的 ^1H - NMR 谱（90MHz，$CDCl_3$）

（6）对称化学等价而不相互作用的质子出现重叠峰。

例如，2 - 溴丙烷的 ^1H - NMR 谱中（图 4 - 35），在 δ1.8 处的二重峰为两个甲基的重叠峰。

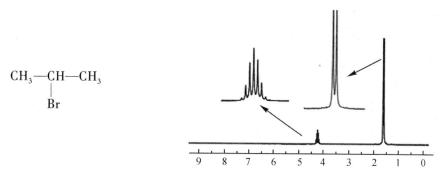

图 4 - 35 2 - 溴丙烷的 ^1H - NMR 谱（300MHz，$CDCl_3$）

一级偶合中常见的系统及其特征见表 4 - 12。

表 4 - 12 一级偶合中常见的系统及其特征

系统名称	结构特征举例	裂分峰形
A_n	$H_3C-Si-CH_3$ 带两个 CH_3	
AX	$X_1,X_2-CH-CH-Y_1,Y_2$	
AX_2	$-CH-CH_2-$	
A_2X_2	$X-CH_2-CH_2-Y$	

续表

系统名称	结构特征举例	裂分峰形
A_3X	CH₃—CH—	
A_3X_2	CH₃—CH₂—	
A_6X	(CH₃)₂CH—Y	

2. 高级偶合图谱　高级偶合中涉及的氢核常用相邻近的字母表示，如二旋系统用 AB 表示，三旋系统用 ABC、ABX 等表示。高级偶合图谱具有如下特征：① 相互偶合的核之间偶合作用较强，而化学位移相差不大。② 谱线裂分不服从 $n+1$ 规律，峰强比不遵循二项式展开式的各项系数之比。③ 偶合常数一般不等于峰间距。④ 化学位移一般不为重峰的中间位置，需计算求得。

下面介绍几组常见的高级偶合系统及其谱形特征：

（1）**AB 系统**　AB 系统是最简单的高级偶合。与手性碳原子相连的亚甲基、烯双键二取代时的烯质子以及芳环的邻位质子等常为 AB 自旋偶合系统。

AB 系统出现对称的四个峰（图 4 - 36，ν_1，ν_2，ν_3，ν_4），A 和 B 各有两个裂分峰，裂分峰间距为 J_{AB}。

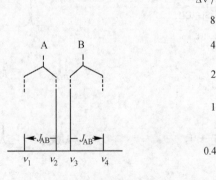

图 4 - 36　AB 系统图

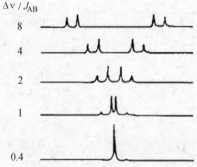

图 4 - 37　AB 系统裂分随 $\Delta\nu/J$ 变化示意图

AB 系统与 AX 系统不同之处是四个峰高度不等，内侧两峰高于外侧两峰。从图 4 - 37

可见，随着 $\Delta\nu/J$ 减小，图谱从低级图谱（AX 系统）过渡到高级图谱（AB 系统），但当 $\Delta\nu=0$ 时，变成单峰（A_2 系统）。因此，A、B 两质子化学位移不是在对应裂分峰的中点，而是在两峰的重心位置，化学位移值不能从谱图上直接读出。

AB 系统偶合裂分的图谱中，化学位移、偶合常数及裂分峰的相对强度可按下列步骤进行求算：

① 由图中读出四条峰的位置：ν_1、ν_2、ν_3、ν_4（Hz）。

② 求出 J_{AB}，$J_{AB} = \nu_1 - \nu_2 = \nu_3 - \nu_4$。

③ 根据 AB 系统偶合裂分的图谱中，化学位移、偶合常数及峰间距之间关系符合直角三角勾股定理，求出 A 与 B 化学位移之差 $\Delta\nu_{AB}$。

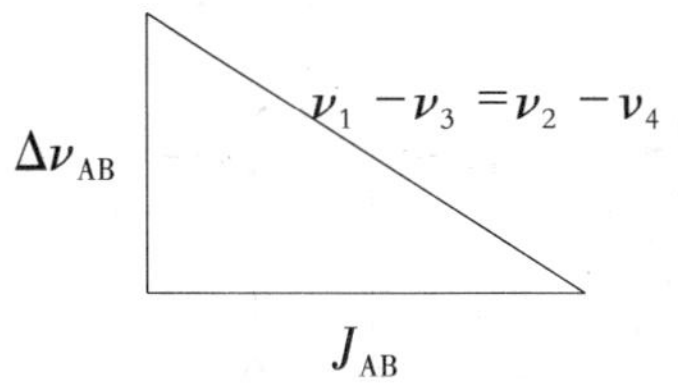

$$\Delta\nu_{AB} = \sqrt{(\nu_1 - \nu_3)^2 - J_{AB}^2}$$

④ 按如下公式求算化学位移及裂分峰的相对强度：

$$\nu_A = (\nu_2 + \nu_3)/2 + \Delta\nu_{AB}/2$$
$$\nu_B = (\nu_2 + \nu_3)/2 - \Delta\nu_{AB}/2$$
$$I_2/I_1 = I_3/I_4 = (\nu_1 - \nu_4)/(\nu_2 - \nu_3)$$

对于二取代烯，根据其 ^1H-NMR 谱测得的烯质子偶合常数值，即可确定对应化合物的取代构型。如反 - 肉桂酸及顺 - β - 甲氧基苯乙烯中的两烯质子的偶合裂分（图 4-38）。在反 - 肉桂酸的 ^1H-NMR 谱测得的两烯质子，$J=16.1Hz$，与烯质子反式构型的偶合相应；顺 - β - 甲氧基苯乙烯中的两烯质子，$J=8.0Hz$，与烯质子顺式构型的偶合相应。

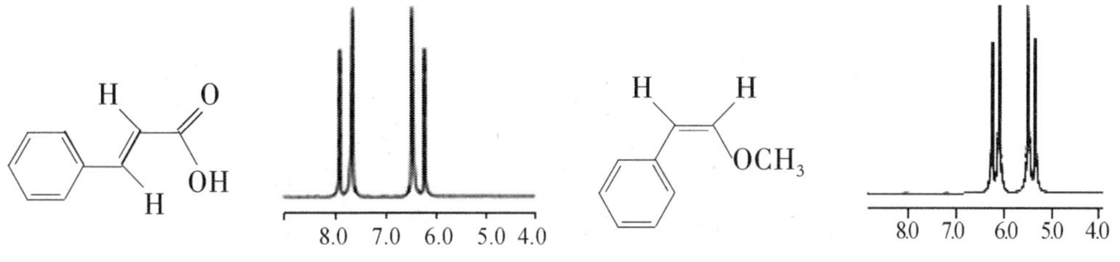

图 4-38 反 - 肉桂酸及顺 - β - 甲氧基苯乙烯中的
两烯质子的 ^1H-NMR 谱（300MHz，$CDCl_3$）

（2）ABX 系统 单取代烯、亚甲基与手性碳相连、三取代苯及二取代吡啶等结构中的质子可能形成 ABX 系统。

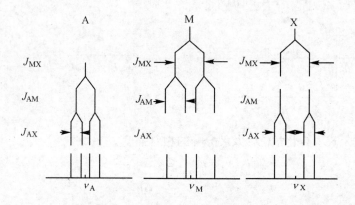

在低级偶合的 AMX 系统中，显示 3 种化学位移及 3 种偶合常数（J_{AM}，J_{MX}，J_{AX}），能给出由 12 个小峰组成的 3 组双二重峰（图 4 - 39）。

图 4 - 39 AMX 系统的谱图特征

在 AMX 系统中，其中两个氢核的化学位移逐渐接近时，就构成了 ABX 系统。ABX 系统最多可产生 14 个峰。其中氢核 A、B 分别由两组对称的 AB 四重峰所组成，各占 4 条谱线；而氢核 X 为 6 个谱峰，其中处于最外侧 2 个为综合峰（相当于两个核同时跃迁），强度较小，往往难以测得。因此，ABX 系统谱峰的裂分情况仍与 AMX 系统相似，如图 4 - 40 所示。

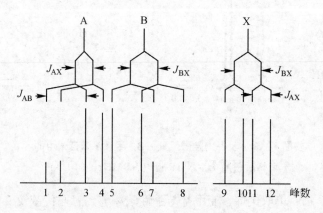

图 4 - 40 ABX 系统的谱图特征

例如，乙酸乙烯酯中三个烯氢质子的偶合为 ABX 系统（图 4 - 41）。

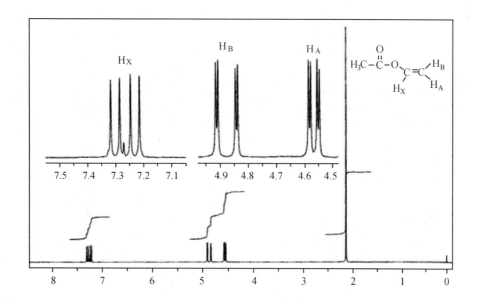

图 4-41　乙酸乙烯酯的 ^{1}H-NMR 谱

又如，2-溴-4-硝基甲苯中三个芳氢质子偶合也为 ABX 系统（图 4-42），但因为对位芳氢偶合很弱，裂分情况难以测得，故芳氢质子的裂分只观测到 8 个信号峰。

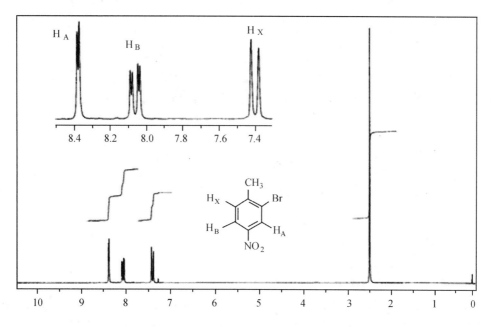

图 4-42　2-溴-4-硝基甲苯的 ^{1}H-NMR 谱

（3）AA′XX′系统　对二取代苯中，取代基邻位上的两个质子为化学等同而磁不等同核，构成了 AA′XX′系统，图谱特征以图 4-43 所示的对氯苯丙酮为例，峰形与 AB 系统类似为对称峰形，若仔细观察可见大峰两侧还有一些小的裂分，且峰面积相当于 4 个氢核。

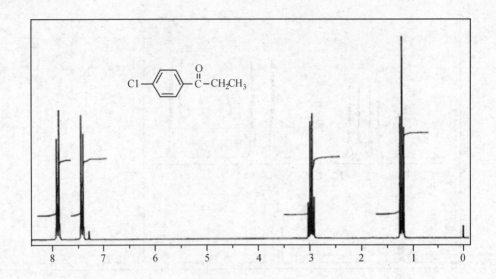

图4-43　对氯苯丙酮的^1H-NMR谱

（4）AA'BB'系统　在对二取代苯中，若两个取代基对两组对称的芳香氢核影响接近，AA'XX'系统则变为AA'BB'系统。事实上，对称邻二取代苯上四个芳香氢核多构成AA'BB'系统，谱图特点以图4-44所示的邻二氯苯为例，为左右对称，理论上有28条峰，但由于谱线重叠或某些峰太弱，实际谱线往往远远少于28条。

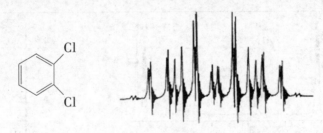

图4-44　邻二氯苯的^1H-NMR谱

高级偶合系统还有很多类型，但均较复杂，这里就不再讨论。

五、^1H-NMR谱测定技术

（一）试样与溶剂

试样纯度须预先进行确认，并注意尽可能把样品干燥好，避免含有较大量水分或其他有机溶剂，这些都会对测试结果有一定的影响。随后选择适当氘代溶剂溶解试样，为了测出效果最佳的图谱，配制的样品浓度要适宜。通常样品在溶剂中的溶解度应在5%左右，浓度过低或过高都不利于完整氢信号的观察。但对于核磁共振碳谱测试，因^{13}C自然丰度较低，则通常是样品浓度越大越好。试样管预先用溶剂或洗涤剂洗净，干燥备用。污染严重的试样管可加入浓硫酸洗液浸泡数天后，再洗净、干燥备用。

　　溶解试样用的溶剂要求溶解性能强、与试样不发生作用、对试样图谱不会带来干扰。常用溶剂性能如表 4 – 13 所示，^{1}H – NMR 测定中多采用氘代溶剂，目的是为避免溶剂自身信号的干扰。但因氘代程度难以达到 100%，溶剂中残存的约 1% 的 ^{1}H 信号在谱图上仍可看到，且因化学位移各不相同，将分别出现在不同的位置，在解析图谱时必须注意与试样信号相区别。

表 4 – 13　^{1}H – NMR 谱测定常用氘代溶剂及其共振峰的化学位移

溶剂名称	结构式	沸点（℃）	δ_H（裂分）	δ_{H_2O}
氘代丙酮	$(CD_3)_2CO$	57	2.05（5）	2.8
氘代乙腈	CD_3CN	82	1.94（5）	2.1
氘代苯	C_6D_6	80	7.16（1）	0.4
氘代三氯甲烷	$CDCl_3$	62	7.27（1）	1.5
氘代环己烷	C_6D_{12}	81	1.38（1）	0.8
氘代二甲亚砜	$(CD_3)_2SO$	189	2.50（5）	3.0
氘代甲醇	CD_3OD	65	4.87（1），3.31（5）	4.9
氘代吡啶	C_5D_5N	116	8.74（1），7.58（1），7.22（1）	4.8
氘代二氧六环	$C_4D_8O_2$	101	3.53（m）	2.4
重水	D_2O	101	4.80（DSS）	4.8
氘代醋酸	CD_3COOD	115	11.65（1），2.04（5）	11.5

　　测试样品信号的化学位移常因所用溶剂种类不同而发生改变。故在信号重叠时，有时改变溶剂重新测定，往往会收到意想不到的效果。这里要指出的是有些类型的天然化合物需要使用特定的氘代溶剂。例如，三萜皂苷和甾体皂苷最好使用氘代吡啶（pyridine – d_5）作溶剂，因为文献上几乎都是采用氘代吡啶，溶剂一致不但可以消除由于溶剂效应带来的化学位移差别和峰型的差别，而且便于和文献数据比较，另一个优点是氘代吡啶的 ^{1}H 和 ^{13}C 残余信号都出现在较低场，与上述两类皂苷的绝大部分信号不发生重叠。再如黄酮苷，基本上是采用氘代二甲基亚砜（DMSO – d_6），一是溶解性好；二是二甲基亚砜作为氢键溶剂可以和黄酮母核上的酚羟基缔合致使方便地鉴定酚羟基；三是溶剂信号与黄酮苷的 NMR 信号能很好地分离。多糖类采用重水（D_2O）作溶剂测定 ^{13}C – NMR 时没有溶剂信号的干扰，但在 ^{1}H – NMR 中溶剂信号（δ4.7～4.8）往往很强，溶剂峰都会使图谱质量变差，要改变图谱质量就需要使用水峰压制技术。当用氘代二甲基亚砜作溶剂时，在 ^{1}H 或 ^{13}C 谱上溶剂信号与多糖的信号几乎不发生重叠，这为多糖 NMR 图谱的解析带来方便。多糖类化合物常用的 NMR 溶剂是重水和氘代二甲基亚砜，在进行与文献数据对照分析时应当注意由于溶剂效应带来的化学位移差别。

　　用氘代二甲基亚砜或氘代吡啶作溶剂测定含醇羟基的化合物时，由于溶剂和羟基质子缔合形成氢键往往会出现以下情况：羟基质子信号分别出现在不同的位置，叔醇羟基质子为单峰，仲醇羟基质子为二重峰，而伯醇羟基质子裂分为三重峰，这种现象对鉴定羟基的类型和羟基连接的位置非常有用。

还有，在测定已知化合物时，为了方便与文献数据或标准图谱进行对比，宜尽量选用与文献报道相同的溶剂。因条件限制须委托他人测试时，应向操作者详细介绍有关情况，如溶剂及试样浓度、基准物质的种类及添加数量、测试目的及测定条件等，以取得较好结果。

（二）强外磁场 NMR 仪器

^1H - NMR 谱中，不同类型氢核信号分布范围在 $\delta\,0\sim20$ （主要在 $\delta\,0\sim10$），加之可能相互偶合裂分，故信号之间有时重叠严重，难以分辨。对初学者来说，从谱图中准确识别出不同类型的氢核自旋偶合体系，判断其信号的化学位移及偶合常数并非易事。这种情况在有高级偶合存在时尤为严重。

前已述及，已知偶合常数（J）是一定值，不受磁场强度的影响，但信号之间的间距则随着外加磁场强度（H_0）的增强而加大（因为 $\Delta\nu = \Delta\delta \times \nu_0$），图谱的分辨率也明显得到提高。在低外磁场仪器上测得偶合裂分相互重叠的 NMR 图谱，若在强外磁场仪器上测定时，则常常可以得到分离良好的偶合裂分图谱，甚至使高级偶合图谱变成低级偶合图谱。外磁场强度越强，图谱简化越明显，测定灵敏度越高，要求的样品量可越小。先进的 NMR 谱仪超导磁场强度已经达到 21.1T（900MHz）。如图 4 - 45 所示，（A）为丙烯腈采用 60MHz 核磁共振仪测得的结果，产生了 14 条谱线，各个质子的吸收峰重叠严重，无法分辨；（B）为 100MHz 核磁共振仪测定的结果，分离度有一定的改善；（C）为 300MHz 核磁共振仪测定的结果，共产生 12 条谱线，三组氢信号分离度得到明显的改善，识别起来十分容易。

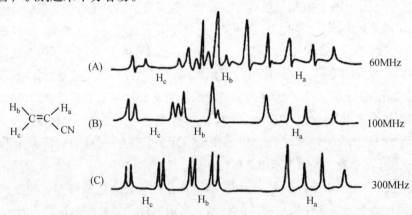

图 4 - 45 丙烯腈用不同场强核磁共振仪测试的 ^1H - NMR 谱

（三）双共振（双照射）技术

对复杂化合物来说，分子中有一些质子的化学位移可能比较接近，使得核磁共振谱图中谱峰重叠，自旋偶合产生的谱峰裂分使这种重叠现象更加严重，造成了谱峰辨认和解析的困难，此时可以采用双共振技术。双共振技术是同时用两个射频磁场作用于样品，使样品分子中化学位移不同的两种核同时发生共振的实验技术。一个射频磁场（H_1，ν_1）用于激发待测核，使其产生共振信号；另一个射频磁场（H_2，ν_2）用于干扰另一特定核。

现代核磁共振波谱仪都具有双共振的功能。在双共振实验中通常采用的符号如下：① 用 H_0 表示外磁场；② 用 H_1（或 ν_1）表示观测用射频磁场（或频率）；③ 用 H_2（或 ν_2）表示干扰用射频磁场（或频率）；④ 用 A {X} 表示被观测核为 A，干扰核为 X。

双共振实验中，当观测核和干扰核为同种磁性核时，称为同核双共振，如 ^{1}H {^{1}H}。当观测核和干扰核为不同种类的磁性核时，称为异核双共振，如 ^{13}C {^{1}H}。

双共振能使图谱发生很大的改变。被观测核共振谱峰的变化，与干扰场 H_2 的强度和频率有关。按照所加干扰场 H_2 的强度不同，可将双共振分为若干类型。在此仅介绍最常使用的自旋去偶和核的 Overhauser 效应。

1. 自旋去偶（spin decoupling） 对相互偶合的两核 AX，当用射频场 H_2 干扰其中 X，且 H_2 的强度增加到使其共振饱和时（$H_2 \geqslant 10^{-7}$T，该核的两种自旋态分布数相等），则 X 核不再产生共振峰，且由于 X 核在其两种自旋态之间快速交换，邻近 A 核只感受它的平均自旋状态，即 X 所产生的局部磁场平均为零，致使 A 核的偶合裂分被消除，即自旋去偶。

自旋去偶可以简化复杂的图谱，确定质子之间的相互偶合关系，并可提高检测灵敏度。

图 4-46 是丁子香酚的 ^{1}H-NMR 谱，H-a 与 H-b，H-c 和 H-d 偶合应该是 12 条峰，由于重合实际表现为 10 条峰，包含 3 种偶合常数。当照射 δ3.32（H-d）时（图 4-47），由于除去了 H-d 对 H-a、H-b 和 H-c 的偶合，致使 H-a、H-b 和 H-c 的信号大大简化，可以方便地得到这三个质子的偶合常数。

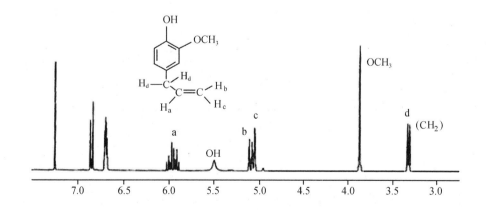

图 4-46 丁子香酚的 ^{1}H-NMR 谱（300MHz，$CDCl_3$）

根据所用干扰场的频率范围大小的不同，自旋去偶又可分为选择性去偶、宽带去偶和偏共振去偶。

2. 核的 Overhauser 效应（nuclear Overhauser effect，NOE） 分子内空间靠近的

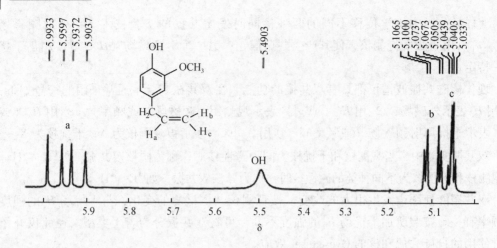

图4-47 丁子香酚同核自旋去偶谱（照射 δ3.32, H-d）

两组自旋核（空间距离小于 3Å，不一定相互偶合），如用干扰磁场使其中的一组核共振饱和，则会由于偶极-偶极作用引起另一组核的弛豫和能级上粒子数差额增加很多而发生共振峰强度的增强。这种由于双共振所引起的相邻核谱峰强度增强的效应称为核的 Overhauser 效应，简称 NOE。

NOE 通常以照射后信号增强的百分率表示。图4-48 以 2-羟基-4-甲氧基苯乙酮为例，照射 δ3.8 处—OCH₃基质子时，其邻位 Hₐ 和 H_b 核因在空间距离与之相近，发生了 NOE 效应，信号强度较照射前增加了约 30%。

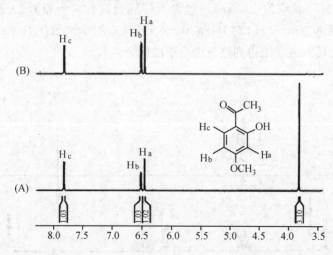

图4-48 2-羟基-4-甲氧基苯乙酮的 ^{1}H-NMR 谱（A）和 NOE 谱（照射 δ3.8）

NOE 与空间距离的 6 次方成反比，故其数值大小直接反映了相关质子的空间距离，可据此确定分子中某些基团的空间相对位置、立体构型及优势构象，对研究分子的立体化学结构具有重要的意义。

以 β-紫罗兰酮为例，其分子侧链的空间排列可能有下列两种形式：

（A）　　　　　　　　　　（B）

通过 NOE 测定，照射 CH_3-10，发现 H-7 信号增强了 8.7%，而 H-8 信号仅增强了约 5.2%，说明 CH_3-10 与 H-7 的空间距离较近，故 β-紫罗兰酮的优势构象应如（B）所示。

实际工作中，当信号相互叠加且 NOE 效应较小时，观测信号强度的微小变化十分困难，可采用 NOE 差谱测定技术。将在 FT-NMR 谱仪上双照射前后所得到的 FID（自由诱导衰减）信号进行扣除便得到差谱。在计算机中从被照射信号的谱中减去正常谱，然后画出两图谱的差，所有未受影响的信号消失，剩下的信号中，朝下伸出的为被照射质子，朝上伸出的即为照射后强度增加的质子信号。用 NOE 差谱，即便很小的强度改变也能可靠的检出，同时不存在其他信号的干扰。图 4-49 是马钱子碱的 NOE 差谱，当照射 H-20β 时，H-20α 和 H-15β 信号产生增益。对小分子天然化合物，NOE 差谱是测定立体化学的有力工具。

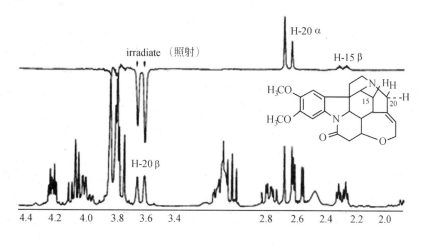

图 4-49　马钱子碱的 NOE 差谱（照射 H-20β）

第三节　氢谱在有机化合物结构鉴定中的应用

核磁共振氢谱提供了化学位移、峰面积、峰形及偶合常数等信息，这些信息与有机化合物的结构有着密切的关系。因此，^1H-NMR 是鉴定化合物结构和构象等的重要工具之一。

一、^{1}H – NMR 谱图解析步骤

分子结构复杂的有机化合物以及天然未知化合物单体，仅用^{1}H – NMR 一种光谱常常难以确定其分子结构式，必须和其他谱图（UV、IR、^{13}C – NMR、2D – NMR、MS）及物理常数测定同时进行，综合分析才能确定分子结构式。但是，对于简单的化合物，或特定结构的目标化合物的结构确证，可按下列步骤用^{1}H – NMR 谱进行谱图解析：

1. 根据分子式预测化合物的不饱和度　对于一个已知分子式的化合物，首先应计算它的不饱和度 Ω，做结构的初步推测。比如当 $\Omega \geq 4$ 时，该化合物可能存在一个芳环结构。

2. 区分谱图中的溶剂峰和杂质峰　氘代溶剂会出现溶剂残留峰，如 $CDCl_3$ 中的微量 $CHCl_3$ 在约 7.27 处有共振吸收峰。另外，当样品中含很少量杂质时，还有杂质峰出现，但峰面积较样品峰小很多，而且样品和杂质峰面积之间不成整数比关系，容易区别出来。

3. 根据化学位移和积分高度确定结构单元

（1）首先确定孤立的未偶合的结构单元（基团），如 CH_3CO—、CH_3CN、CH_3CO—Ar、CH_3CO—等孤立的 CH_3 信号（3H，s），并按其积分曲线高度或积分面积去复核其他信号相应的氢核数目，然后分析有偶合的 CH_3 信号。

（2）解析 $\delta 10 \sim 14$ 处出现的—COOH 及具有分子内氢键缔合的 Ar—OH 等；解析 $\delta 9 \sim 10$ 处出现的醛基（—CHO）。

（3）^{1}H – NMR 图谱中活泼氢信号变化多端，交换速度快的活泼氢表现为比较锐的单峰，—COOH 及有氢键缔合的—OH 和一些交换速度比较慢的活泼氢一般表现为宽单峰（br. s），羟基质子与同碳氢发生偶合时则表现为三重峰（t）或二重峰（d）。可通过将滴加重水后测得的图谱与加重水前比较，解析消失的活泼氢信号。

4. 根据偶合裂分峰数、偶合常数及化学位移确定结构单元（基团）的连接关系　首先解析一级偶合峰，然后分析芳香氢核信号及高级偶合峰。烯质子间的偶合常数可用来推断烯双键的取代类型，苯环质子的偶合裂分与取代基团的相对位置有关。与手性碳原子相连亚甲基（CH_2）上的两质子及类似基团不等价，应予注意。

5. 对复杂光谱可以用图谱简化技术进行分析测定　可采用强外磁场 NMR 仪器及双共振技术等方法测定样品，获得简化图谱后再进行解析。

6. 计算剩余的结构单元和不饱和度　分子式减去已确定结构单元的组成原子，差值是剩余的单元；由整个分子的不饱和度减去已确定结构单元的不饱和度，即得剩余的不饱和度。这一步骤虽然简单，但必不可少，因为不含氢的基团，如 C=O、—C≡N、—O— 等在氢谱中不产生直接的信息。

7. 将结构单元组合成可能的结构式　根据化学位移和偶合关系将各个结构单元连接起来。对于简单的化合物有时只能列出一种结构式，但对于比较复杂的化合物则能列出多种可能的结构，此时应注意排除与谱图明显不符的结构，以减少下一步的工作量。

8. 对所有可能结构进行指认，排除不合理的结构　指认时，峰组的化学位移值可根据相应的经验公式计算。但是有机化合物结构千变万化，经验公式难以覆盖各种可能，特别是在多取代的情况下，由经验公式计算所得的化学位移值与实测值之间可能存在较大误差。

9. 利用其他图谱信息确定结构　如果通过核磁共振氢谱不能得出明确的结论，则需借助于其他波谱分析方法，如紫外或红外光谱，质谱以及核磁共振碳谱等。

10. 确定结构后，需要将测定数据与文献数据比较分析　比较时首先应当注意氘代溶剂是否相同，如果溶剂不同，由于溶剂效应化学位移会有一定的差别；其次要看内标物是否一致，内标不一致直接造成化学位移差别。

二、核磁共振氢谱解析的实例

例 4 – 5　测得盐酸普鲁卡因（procaine hydrochloride）产品的 ^1H – NMR 谱图如图 4 –50所示，试确证产品是否正确。

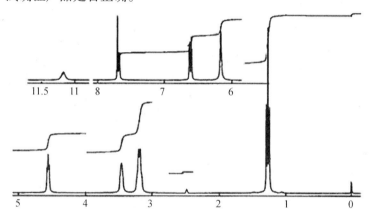

图 4 –50　盐酸普鲁卡因产品的 ^1H – NMR 谱（300MHz，DMSO – d_6）

解析：盐酸普鲁卡因的分子式为 $C_{13}H_{20}N_2O_2 \cdot HCl$，结构式如下：

图谱中积分总质子数与分子式相符。各共振峰的归属分析如下：

（1）δ 11.2（1H，宽峰），与铵盐 N 质子峰相应，由于其受邻近的 6 个 CH_2 质子及氮核（电四极矩核）偶合裂分为单宽峰。

（2）δ 7.7/δ 6.6（4H，对称多重峰），苯环对位取代，δ 7.7 质子与强吸电子各向异性基团（—COOR）相邻。δ 6.6 质子与强给电子基团（—NH$_2$）相邻。

（3）δ 6.2（2H，宽峰），芳伯氨基质子（Ar—NH$_2$）。

（4）$\delta 4.6$（2H，三重峰），与氧相连亚甲基质子峰，受其邻位亚甲基质子偶合裂分。

（5）$\delta 3.5$（2H，单宽峰），与胺盐 N 相连亚甲基质子峰，受其邻位亚甲基质子、胺盐氮质子及氮核（电四极矩核）偶合裂分为单宽峰。

（6）$\delta 3.2$（4H，多重峰），为与胺盐 N 相连两乙基中的 CH_2 质子峰，受其邻位甲基质子、胺盐 N 质子及氮核（电四极矩核）偶合裂分为多重峰。

（7）$\delta 1.3$（6H，三重峰），为两乙基中的 CH_3 质子峰，两乙基化学等价，共振峰重叠。

（8）$\delta 2.5$（弱峰），为 $DMSO - d_6$ 的溶剂残留峰。

可见，光谱中各共振峰及偶合裂分均与盐酸普鲁卡因分子结构中的质子一一对应。可确证对应产品为盐酸普鲁卡因。

例 4 - 6 化合物 A 的分子式为 $C_{10}H_{12}O$，其 $^1H - NMR$ 谱图如图 4 - 51，试推测结构。

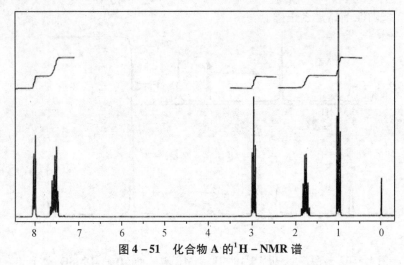

图 4 - 51 化合物 A 的 $^1H - NMR$ 谱

解析：

（1）计算不饱和度 $\Omega = (10 + 1) - \dfrac{1}{2} \times 12 = 5$，推测应该有苯环存在，可能还含有 $C=O$、$C=C$ 或环。

（2）谱图中显示有 5 组信号峰，提示有 5 种化学环境不同的氢质子。从左至右 5 组信号峰的积分曲线高度显示氢原子数目比例为 2:3:2:2:3。

（3）将 $^1H - NMR$ 谱峰数据整理推测如下：

峰号	δ	积分	裂分峰数	归属	结构碎片	不饱和度
a	1.05	3H	t	CH_3	$CH_2 - CH_3$	0
b	1.80	2H	m	CH_2	$CH_n - CH_2 - CH_3$	0
c	2.95	2H	t	CH_2	$CH_2 - CH_2 -$	0
d	7.50	3H	m	$Ar - H$		
e	7.98	2H	m	$Ar - H$		4

由分子式 $C_{10}H_{12}O$ 中扣除以上结构碎片总和（$CH_3 + CH_2 + CH_2 + C_6H_5 = C_9H_{10}$），剩余 CO，剩余不饱和度为1，说明含有1个羰基（—CO—）。根据5个芳氢的化学位移 δ（7.50~7.98）>7.26，说明该羰基与苯环直接相连，由于羰基的吸电子诱导使得芳氢的化学位移均向低场移动。

综上所述，根据各峰的化学位移及偶合裂分峰数，将上述结构碎片进行连接确定化合物 A 的结构如下：

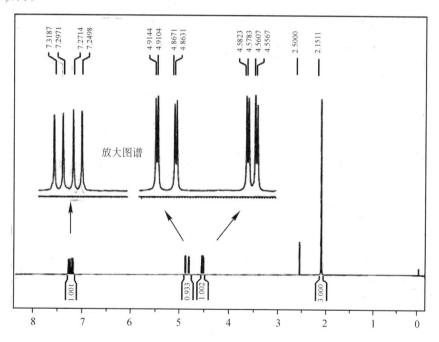

经与文献核磁共振数据对照确认无误。

例 4 – 7 化合物 B 的分子式为 $C_4H_6O_2$，其 ^1H – NMR 谱图（300MHz）如图 4 – 52，试推测结构。

图 4 – 52 化合物 B 的 ^1H – NMR 谱（300MHz，DMSO – d_6）

解析：

（1）计算不饱和度 $\Omega = (4 + 1) - \dfrac{1}{2} \times 6 = 2$，推测可能还含有 C═O、C═C 或环。

（2）谱图中显示有4组信号峰，提示有4种化学环境不同的氢质子。从左至右4组信号峰的积分曲线高度显示氢原子数目比例为 1:1:1:3。δ 2.5（弱峰）为 DMSO – d_6 的溶剂残留峰。

（3）$\delta 2.15$（3H，s）现为 1 个孤立甲基，结合不饱和度为 2，且分子中含有氧原子，推测该甲基可能与羰基相连。$\delta 4.57$、4.88、7.28 处均为 1 个氢核的信号峰，且信号放大图中均显示为双二重峰，提示这 3 个氢核受到两种偶合作用，但其偶合常数都不相同。因该图谱所用照射频率为 300MHz，则图谱中 1δ 相当于 300Hz，3 个氢核的偶合常数大小计算如下：

$$\delta 4.57 处氢核的偶合常数为 J_1 = （4.5823 - 4.5783）\times 300Hz = 1.2Hz$$
$$J_2 = （4.5823 - 4.5607）\times 300Hz = 6.5Hz$$

$$\delta 4.88 处氢核的偶合常数为 J_1 = （4.9144 - 4.9104）\times 300Hz = 1.2Hz$$
$$J_2 = （4.9144 - 4.8671）\times 300Hz = 14.2Hz$$

$$\delta 7.28 处氢核的偶合常数为 J_1 = （7.3187 - 7.2971）\times 300Hz = 6.5Hz$$
$$J_2 = （7.3187 - 7.2714）\times 300Hz = 14.2Hz$$

从以上偶合常数可见，3 个氢核之间存在着偶合关系，结合化学位移值及 $\Omega = 2$ 的信息，可以推测具有如下结构片段：

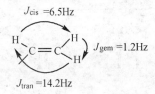

（4）由分子式 $C_4H_6O_2$ 中扣除 CH_3CO、—CH＝CH_2，剩余 1 个 O。根据 $\delta 7.28$，说明该氢核所连烯碳与氧原子相连。

综上所述，根据各峰的化学位移及偶合裂分峰数，将上述结构碎片进行连接确定化合物 B 的结构如下：

$$
\begin{array}{c}
\delta 7.28 \qquad\qquad\qquad \delta 4.57 \\
J = 14.2,6.5Hz \qquad J = 6.5,1.2Hz \\
\text{H} \qquad\qquad \text{H} \\
\\
\text{O} \qquad\qquad \text{C}＝\text{C} \\
\| \qquad\qquad\qquad\qquad \text{H} \\
\text{C—O} \qquad\qquad \delta 4.88 \\
\qquad\qquad\qquad J = 14.2,1.2Hz \\
\text{CH}_3 \\
\delta 2.15
\end{array}
$$

经与文献核磁共振数据对照确认无误。

练习题

一、单选题

1. 在 ^1H – NMR 中，可用来确定有机化合物中不同化学环境下 H 数目的参数是
（　　　）

  A. 化学位移   B. 峰面积

  C. 偶合常数   D. 弛豫时间

2. 在 ^1H-NMR 中，氢信号裂分为三重峰时，常用的表示符号为（   ）

  A. s   B. d

  C. t   D. q

3. ^1H-NMR 中去屏蔽效应的存在，使得该 H 的化学位移值（   ）

  A. 增大   B. 减小

  C. 不变   D. 移至最大

4. 苯环上的 H 被—OCH_3 取代，使苯环邻、对位 H 的 δ 值变小的原因是（   ）

  A. 诱导效应   B. 共轭效应

  C. 空间效应   D. 各向异性效应

5. ^1H-NMR 中芳 H 的 δ 值范围在（   ）

  A. $1.8\sim0.0$ B. $5.0\sim1.5$

  C. $7.5\sim4.5$ D. $9.0\sim6.0$

6. ^1H-NMR 中氢键的形成，会使该 H 的 δ 值（   ）

  A. 为零   B. 不变

  C. 增大   D. 减小

7. 核磁共振氢谱中，不能直接提供的化合物结构信息是（   ）

  A. 不同质子种类数   B. 同类质子个数

  C. 化合物中双键的个数及位置   D. 相邻碳原子上质子的个数

8. 化合物 $(CH_3)_2CHCH_2CH(CH_3)_2$，在 ^1H-NMR 谱图上的组峰数及从高场到低场各组峰的面积比是（   ）

  A. 五组峰（6:1:2:1:6）   B. 三组峰（2:6:2）

  C. 三组峰（6:1:1）   D. 三组峰（1:1:6）

二、简答题

1. 比较下列化合物各组 H 的 δ 值大小，说明理由，并预测各组 H 的峰形特征。

  （1） $CH_3—CH_2—Br$ （2） $CH_3—CH_2—CH_2—CHO$

  （3） $CH_3—COO—CH_2—CH_3$ （4） $CH_3—CH_2—CH_2—CH=CH_2$

  （5） ⟨⟩—OH   （6） ⟨⟩—CHO

2. 下列各化合物都属于一级偶合系统，写出其偶合系统类型并画出其可能的 ^1H-NMR 谱图。

  （1）CH_3CH_2Cl （2） $H_3C—\overset{\overset{\textstyle O}{\|}}{C}—OCH_2—CH_3$

  （3） $H_3C—\overset{\overset{\textstyle CH_3}{|}}{\underset{\underset{\textstyle CH_3}{|}}{C}}—CH_2—Br$ （4） $H_2C=CH—\overset{\overset{\textstyle O}{\|}}{C}—CH_3$

三、结构解析

1. 下列各题中，给出了未知物的分子式及其 ^1H-NMR 谱中各峰的化学位移，重峰数及氢原子数，偶合常数约为 $7Hz$，试推出与 NMR 谱相应的分子结构，并解释之。

    (1) $C_{10}H_{12}O_2$：$\delta\,2.0$（s，3H），2.9（t，2H），4.3（t，2H），7.3（s，5H）

    (2) $C_5H_9BrO_2$：$\delta\,1.2$（t，3H），2.9（t，2H），3.5（t，2H），4.0（q，2H）

    (3) $C_6H_{13}NO_2$：$\delta\,1.3$（t，3H），2.4（s，6H），3.2（s，2H），4.2（q，2H）

2. 化合物 I 的分子式为 $C_{10}H_{14}$，其 ^1H-NMR 图谱如下，试解析结构。

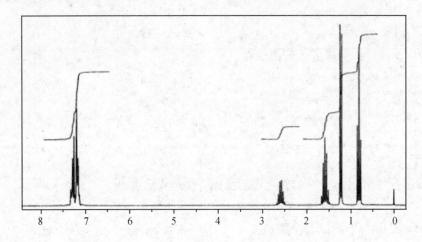

图 4-53　化合物 I 的 ^1H-NMR 谱

3. 化合物 II 的分子式为 $C_{10}H_{15}N$，其 ^1H-NMR 图谱如下，试解析结构。

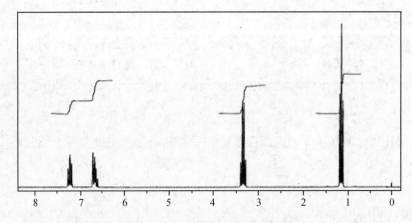

图 4-54　化合物 II 的 ^1H-NMR 谱

4. 化合物Ⅲ的分子式 $C_7H_{12}O_3$，其 ^1H-NMR 图谱如下，试解析结构。

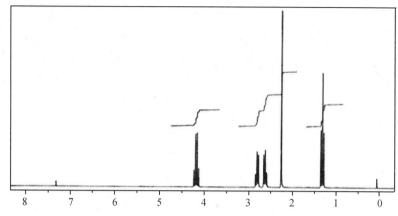

图 4-55 化合物Ⅲ的 ^1H-NMR 谱

5. 化合物Ⅳ分子式为 $C_6H_{12}O_2$，IR 图谱显示在 1743，1243，$1031cm^{-1}$ 处有吸收，其 ^1H-NMR 谱如下，试解析结构。

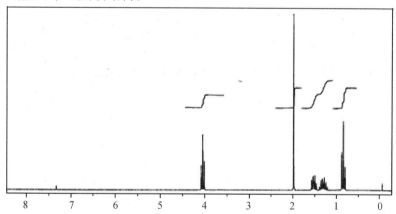

图 4-56 化合物Ⅳ的 ^1H-NMR 谱

6. 化合物Ⅴ分子式为 $C_5H_{10}O_2$，IR 图谱显示在 1741，1198，$1097cm^{-1}$ 处有吸收，其 ^1H-NMR 谱如下，试解析结构。

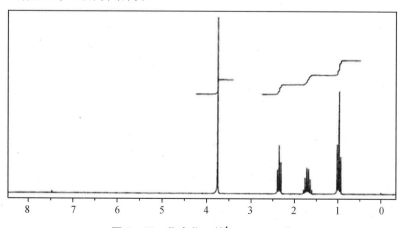

图 4-57 化合物Ⅴ的 ^1H-NMR 谱

7. 化合物Ⅵ的分子式为 $C_9H_{11}NO$，其 ^1H-NMR 谱如图 4 -58 所示，解析该图谱，并推导其化学结构。

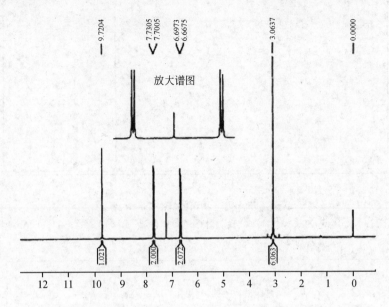

放大谱图

9.7204 7.7305 7.7005 6.6973 6.6675 3.0637 0.0000

1.021 2.000 2.072 6.063

图 4 -58 化合物Ⅵ的 ^1H-NMR 谱（300MHz，$CDCl_3$）

第五章 核磁共振碳谱

碳原子构成有机化合物的骨架，掌握有关碳原子的信息在有机化合物结构鉴定中具有重要意义。^{13}C 核磁共振光谱（carbon nuclear magnetic resonance，^{13}C - NMR）简称碳谱，可提供分子的骨架信息，与提供分子骨架外围结构信息的^{1}H - NMR 互相补充，是目前确定分子骨架、分子中碳与氢之间相互关联、构型、构象等强有力的手段，在化合物结构鉴定方面起着重要的作用。

第一节 核磁共振碳谱的特点

一、碳谱的基本特点

^{13}C - NMR 与^{1}H - NMR 的基本原理相同。但由于^{13}C 的天然丰度很低且磁旋比小，故信号强度很弱使其最初的应用受到极大的限制。直到 20 世纪 70 年代在 NMR 测定中采用了脉冲傅立叶变换技术以及各种去偶技术，才使^{13}C - NMR 谱得以广泛应用。^{13}C 和^{1}H 的物理性质不同，使碳谱和氢谱具有不同的特点，其物理性质如表 5 -1 所示。

表 5 -1 ^{13}C 和^{1}H 物理性质的比较

磁核类型		^{1}H	^{13}C
磁矩 μ（β_N）		2.79	0.70
自旋量子数 I		1/2	1/2
磁旋比 γ [A·m^2/（J·s）]		26.752 ×10^4	6.728 ×10^4
Larmar 频率	$H_0 = 1.41T$	60MHz	15.1MHz
	$H_0 = 2.12T$	90MHz	22.6MHz
	$H_0 = 2.35T$	100MHz	25.2MHz
天然丰度（%）		99.985	1.069
相对灵敏度	等数核时	1	1/63
	天然丰度时	1	1/5700
常见有机化合物化学位移宽度		0～10	0～220
最大化学位移宽度		0～20	0～600

二、碳谱和氢谱的区别

（一）化学位移范围宽

碳谱的化学位移值 δ_C 一般在 $0 \sim 220$ 之间，谱峰很少重叠，通常可观察到每一个不等价碳的共振信号；而氢谱的化学位移值 δ_H 一般在 $0 \sim 20$ 之间，谱峰易重叠。图 5-1 是柯诺辛碱的 ^1H-NMR（a）和 $^{13}C-NMR$（b）图谱，可看出 ^1H-NMR 谱有较多重叠，而 $^{13}C-NMR$ 谱则分辨率较高，无重叠信号。

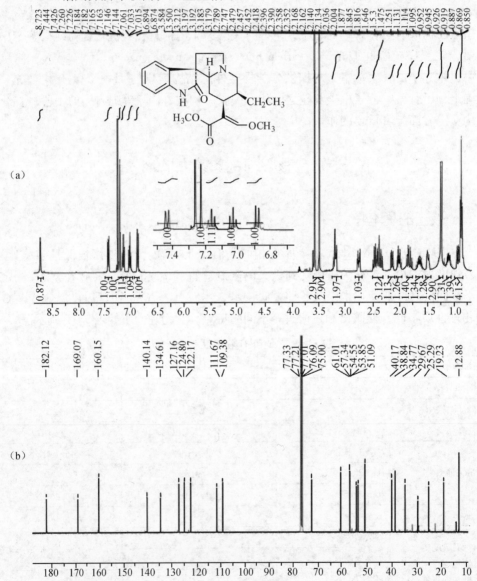

图 5-1 柯诺辛碱的 ^1H-NMR（400MHz，$CDCl_3$）和 $^{13}C-NMR$（100MHz，$CDCl_3$）谱

（二）灵敏度低

碳谱的灵敏度远低于氢谱，主要有以下两个原因：

1. ^{13}C 核的天然丰度低，在自然界中仅占 1.07%，而 ^{1}H 核的天然丰度约为 99.98%。

2. ^{13}C 核的磁旋比较小，约为 ^{1}H 核的 1/4，而核磁共振谱峰的强度与磁旋比的 3 次方成正比，故与相同数量的质子相比，^{13}C 核的谱峰强度仅仅是 ^{1}H 核的 1/63（1.59%）。

综合以上两个因素，碳谱的灵敏度仅为氢谱的 1/5700。

^{13}C-NMR 的发展史，也就是克服低灵敏度的历史。虽然 20 世纪 50 年代就报道了 ^{13}C 核磁共振现象，但直到将脉冲傅立叶变换技术应用于碳谱，缩短了 ^{13}C-NMR 测定时间，才使其用于常规分析。为了提高碳谱的灵敏度，应尽可能增大样品浓度或延长采样时间。

（三）常使用去偶技术

因为 ^{13}C 的天然丰度很低，在 ^{1}H-NMR 谱中，^{13}C 对 ^{1}H 的偶合裂分常被忽略。但是，在 ^{13}C-NMR 谱中，不仅有 $^{1}J_{C-H}$ 偶合，而且还有 $^{2}J_{C-H}$ 偶合和 $^{3}J_{C-H}$ 的远程偶合，导致碳谱呈现复杂的多重峰，且相互交叉，信号强度大大减弱，并常有谱峰淹没于噪声之中。对这种复杂的碳谱很难进行图谱解析。实际测定碳谱时常使用质子噪声去偶或偏共振去偶技术，消除或部分消除氢的偶合，使图谱简化。

（四）弛豫时间长

^{13}C 核的弛豫时间（T_1）明显大于 ^{1}H 的弛豫时间。^{1}H 核的 T_1 在 0.1～1 秒之间，而 ^{13}C 核的 T_1 在 0.1～100 秒之间，且与所处的化学环境密切相关。所以，对 ^{13}C 核的 T_1 进行测定分析，可提供碳核在分子内的结构环境信息，帮助决定 ^{13}C 信号的归属。

有机化合物分子中 ^{13}C 核的弛豫主要是通过与其直接相连质子间的偶极-偶极相互作用实现的，称为偶极-偶极弛豫（或 D-D 弛豫）。因而，各 ^{13}C 核的 T_1 值主要取决于和它相连的质子数。质子数越多，弛豫效率越高。^{13}C 核的偶极-偶极弛豫效率还与分子的旋转速度成反比。对于小的或高度对称的分子及甲基，由于快速旋转，不能产生有效的 D-D 弛豫，T_1 值较大。此外，季碳原子上由于没有与它直接相连的氢，不能产生有效的 D-D 弛豫。

综合上述几种影响因素，有机化合物中各种不同类型碳原子的 T_1 值顺序为：$CH_2 <$ $CH < CH_3 \ll C$。

（五）谱峰强度不与碳原子数成正比

自旋核体系只有处在平衡状态时，NMR 峰的强度才与产生的共振核数目成正比。^{1}H-NMR 中，T_1 值较小，通常是在平衡状态下进行观察，故共振峰的强度正比于产生该峰的质子数，可用于定量。而在 ^{13}C-NMR 中，^{13}C 的 T_1 值较大，^{13}C-NMR 通常都是在非平衡状态下进行观测，不同种类的碳原子的 T_1 值不同，因此碳核的谱峰强度常常不与碳核数成正比。季碳核 T_1 值最大，最易偏离平衡分布，信号最弱，在碳谱中容易识别。所以，碳核信号强度顺序与弛豫时间（T_1）相反：$CH_2 \geqslant CH \geqslant CH_3 > C$。

（六）NOE 增益

为了消除 $^{13}C - {}^1H$ 偶合裂分所致的复杂多重峰，通常都是在质子宽带去偶或偏共振去偶的条件下测定 $^{13}C - NMR$ 谱。因而，这种质子去偶的碳谱峰都有 NOE 增益。由于 D - D 弛豫效率的不同，有机化合物中各种类型碳核由 NOE 引起的增益也不一样，顺序为：$CH_2 \geqslant CH \geqslant CH_3 > C$。

由于各种不同碳核 NOE 增益不同，宽带去偶谱或偏共振去偶谱中的共振峰强度与对应碳核数目不成比例，峰强度不能用于定量。但是，除季碳强度总是很小之外，其他碳核的共振峰强度与相应碳核数目仍然成近似的正比关系。因此，利用 $^{13}C - NMR$ 谱也可以近似地估算分子中碳核的数目。

（七）溶剂峰

测定碳谱时，常用氘代溶剂，如 $CDCl_3$，CD_3SOCD_3 等。由于 ^{13}C 核受 D 核的偶合裂分（D 核的自旋量子数 I 为 1），故能将与其相连的 ^{13}C 核裂分为 $2nI + 1$ 重峰，如 $CDCl_3$ 中 ^{13}C 核被 D 核裂分为 3 重峰。此外，由于溶剂碳原子上的质子被氘代，^1H 去偶时不产生 NOE 增益，溶剂峰不会增强。表 5 - 2 是常用氘代溶剂的 ^{13}C 信号及特征。

表 5 - 2　常用氘代溶剂的 ^{13}C 信号及特征（TMS 为内标）

英文名称	氘代溶剂	结构式或分子式	δ_C（裂分）
Acetic Acid - d_4	氘代乙酸	CD_3COOD	178.99 (1) 20.0 (7)
Acetone - d_6	氘代丙酮	CD_3COCD_3	206.68 (1) 29.92 (7)
Benzene - d_6	氘代苯	C_6D_6	128.39 (3)
Chloroform - d	氘代氯仿	$CDCl_3$	77.23 (3)
Dimethyl Sulfoxide - d_6	氘代二甲基亚砜	$CD_3SO\,CD_3$	39.51 (7)
1,4 - Dioxane - d_8	氘代二氧六环	（结构式）	66.66 (5)
Methanol - d_4	氘代甲醇	CD_3OD	49.15 (7)
Pyridine - d_5	氘代吡啶	（结构式）	150.35 (3)　135.91 (3)　123.87 (3)
Tetrhydrofuran - d_8	氘代四氢呋喃	（结构式）	67.6 (5)　25.4 (5)

第二节 碳谱中的偶合作用及常用测定技术

一、碳谱中的偶合作用

由于 ^{13}C 核天然丰度很低，直接 $^{13}C - ^{13}C$ 相连出现的几率非常小，通常观测不到 $^{13}C - ^{13}C$ 间的偶合；但是 ^1H 核天然丰度很高，对 ^{13}C 核有很强的偶合，故研究得较多的是 $^{13}C - ^1H$ 间的偶合。此外还存在 $^{13}C - X$ 偶合（X 为除 ^1H 及 ^{13}C 之外的 $I = 1/2$ 的自旋核，如 $^{19}F, ^{31}P$ 等）。

$^{13}C - ^1H$ 偶合常数与碳原子的杂化类型及 C—H 键的极化程度等密切相关。一般 $^1J_{C-H}$ 在 120 ~ 270Hz 之间，$^{13}C - ^1H$ 间隔 2 ~ 3 个价键时，称为远程偶合，$^2J_{C-H}$、$^3J_{C-H}$ 通常都小于 50Hz。

（一）$^{13}C - ^1H$ 直偶（$^1J_{C-H}$）

在碳谱中，只考虑一键偶合时，^1H 核对 ^{13}C 核的偶合裂分峰数目遵守 $n + 1$ 规律，^{13}C 信号分别表现为四重峰 q（CH_3）、三重峰 t（CH_2）、二重峰 d（CH）及单峰 s（C）。影响 $^1J_{C-H}$ 值的因素如下：

1. 碳原子杂化类型 随碳原子杂化轨道 s 成分的增加，$^1J_{C-H}$ 有显著的增大。故可根据 $^1J_{C-H}$ 的大小可确定碳键的类型。

$$sp^3 （s 成分 25\%） \quad CH_3—CH_3 \quad 125Hz$$
$$sp^2 （s 成分 33\%） \quad CH_2=CH_2 \quad 156Hz$$
$$sp （s 成分 50\%） \quad CH\equiv CH \quad 249Hz$$

2. 取代基的电负性 随着与碳相连取代基电负性的增加，C—H 键极化程度增大，$^1J_{C-H}$ 相应地增大。取代基越多这种增大越明显。例如：

CH_3CH_3	CH_3NH_2	CH_3OH	CH_3NO_2	CH_3Cl	CH_2Cl_2	$CHCl_3$
125.0	133.0	141.0	146.0	150.0	178.0	209.0

3. 键角大小 环越小，键角越小，$^1J_{C-H}$ 越大。

$^1J_{C-H}$(Hz)	161	136	131	127	125

（二）远程 $^{13}C - ^1H$ 偶合

远程 $^{13}C - ^1H$ 偶合（$^2J_{C-H}, ^3J_{C-H}$）同样对碳原子的杂化类型和电负性取代基敏感，并且还要受键角（$^2J_{C-H}$）或二面角（$^3J_{C-H}$）的影响。

1. 偕偶（$^2J_{C-H}$）　随 C—C—H 键角的增大而变正。

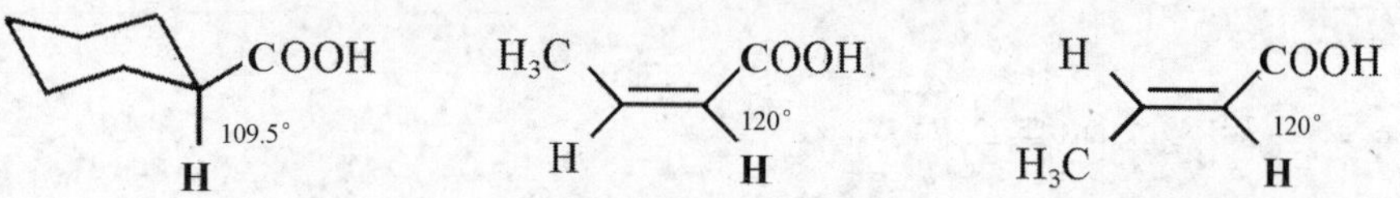

| $^2J_{C-H}$ | -6.2Hz | 3.1Hz | 3.4Hz |

2. 邻偶（$^3J_{C-H}$）　与 C—C—H 键间的二面角有关。

（1）烷基中反式邻偶的 $^3J_{C-H}$（anti）要大于扭式邻偶的 $^3J_{C-H}$（gauche）。当烷基自由旋转时取平均的邻偶常数，J（ave）=4～4.5Hz。

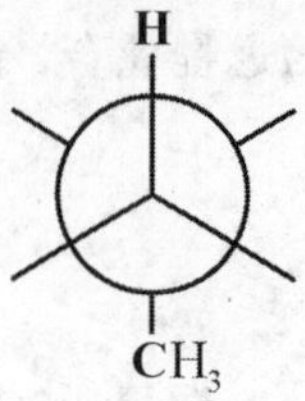

$^3J_{C-H}$(anti)=7～10Hz 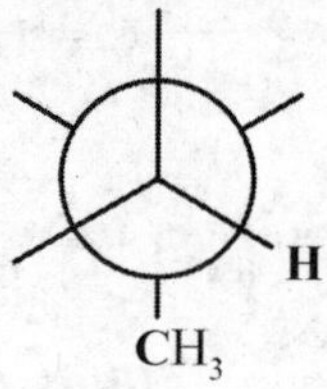　　　　　　$^3J_{C-H}$(gauche)=0～2Hz

（2）烯烃中，碳与烯质子间的邻偶具有 $^3J_{C-H}$（trans）> $^3J_{C-H}$（cis）的关系，且随着偶合碳原子的 s 电子成分的增加，$^3J_{C-H}$ 也稍有增大。例如：

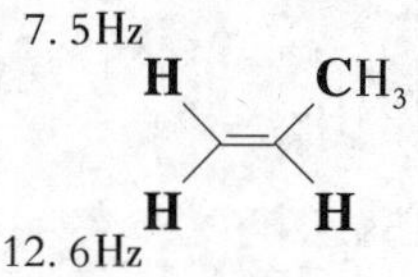

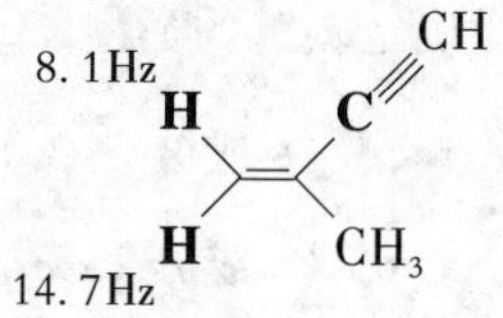

当偶合碳原子上有电负性基团取代，将使碳与烯质子间的邻偶作用加强。而当电负性基团连接于偶合途径中的碳原子上时，则碳与烯质子间的邻偶作用减弱。例如：

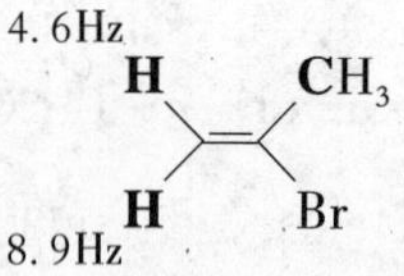

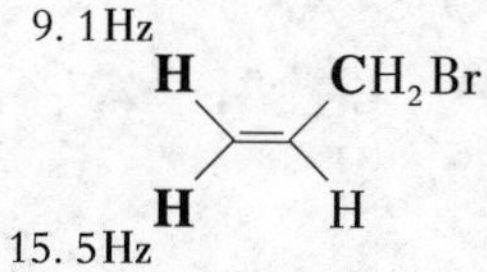

（3）对于芳香化合物的远程 C—H 偶合，通常 $^3J_{C-H}$ 最大：

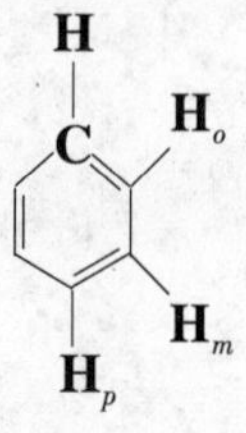

$^2J_{C-H_o}$ =0～5Hz

$^3J_{C-H_m}$ =4～11Hz

$^4J_{C-H_p}$ =0.5～2Hz

芳环中电负性取代位碳的 $^3J_{C-H}$ 随着取代基的电负性的增大而增加。

CH$_3$　　　　NH$_2$　　　　OH

7.5Hz　　　　8.6Hz　　　　9.7Hz

(三) ^{13}C 与其他 $I = 1/2$ 核的偶合作用

在常规的宽带去偶碳谱中，仅仅消除了 ^{1}H 对碳的偶合，其他自旋核对 ^{13}C 核的偶合仍存在，并在图谱中产生一级偶合裂分峰。常见的对 ^{13}C 有偶合的自旋核主要有 D、^{19}F 及 ^{31}P 等核。对于任意原子构成的 CX$_n$ 系统，裂分峰的数目符合通式（$2nI + 1$）。

1. D 对 ^{13}C 的偶合　D 的自旋量子数 $I = 1$，n 个 D 使碳裂分为（$2n + 1$）重峰。例如 CDCl$_3$ 在碳谱常规谱中 δ77 出现三重峰（$2 \times 1 + 1 = 3$），CD$_3$COCD$_3$ 的甲基碳原子在 δ29.2 出现七重峰（$2 \times 3 + 1 = 7$）。

2. ^{19}F 对 ^{13}C 的偶合　氟没有同位素，只有 ^{19}F 一种核，^{19}F 的自旋量子数 $I = 1/2$，n 个 F 使碳裂分为（$n + 1$）重峰。$^1J_{\text{C-F}}$ 值 158～370Hz，$^2J_{\text{C-F}}$ 值 30～45Hz，$^3J_{\text{C-F}}$ 值 0～8Hz。

3. ^{31}P 对 ^{13}C 的偶合　磷没有同位素，只有 ^{31}P 一种核，^{31}P 的自旋量子数 $I = 1/2$，n 个 P 使碳裂分为（$n + 1$）重峰。一般 $^1J_{\text{C-P}}$ 值 −14～150Hz。

图 5-2 为氘代三氟乙酸的 ^{13}C - NMR 谱，其中，CF$_3$ - 碳共振为四重峰，$^1J_{\text{C-F}} =$ 284Hz；COOD 碳共振亦为四重峰，$^2J_{\text{C-F}} = 44$Hz。

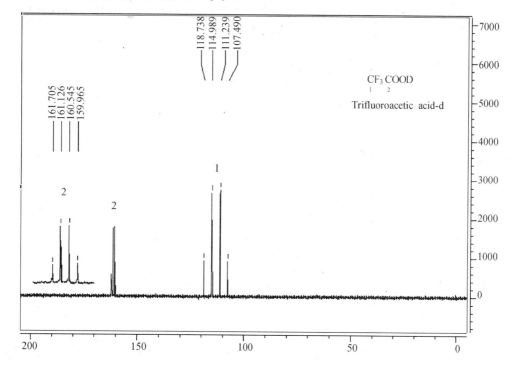

图 5-2　氘代三氟乙酸的 ^{13}C - NMR 谱 （75MHz）

二、碳谱的测定技术

^{13}C-NMR 谱测定时，主要使用了脉冲 Fourier 变换和异核双共振技术。

（一）脉冲 Fourier 变换技术

早期的核磁共振光谱仪是连续波扫描核磁共振光谱仪，使用单频发射和接收，一次扫描时间需要 4~8 分钟，通常需累加数千次才能得到一张满意的图谱，测定时间长达几十小时，限制了 ^{13}C-NMR 谱的实际应用。20 世纪 70 年代后开始使用脉冲傅立叶变换技术核磁共振光谱仪，该技术采用多频发射和接收，使所有碳核同时共振，并测定它们的累加干涉信号 FID，使碳谱测定时间大大缩短，成为有机分子结构测定的常用方法。

（二）异核双共振技术

碳谱由于同时存在多种碳氢偶合，谱线往往重叠严重，信噪比低，谱图难以解析。为了解决这个问题，常采用异核双共振的质子去偶技术，使得碳谱变得简单和易于解析。

1. 宽带去偶 宽带去偶（broad band proton decoupling，BBD）也叫质子噪声去偶（proton niose decoupling）或质子全去偶（proton complete decoupling，COM），简称全去偶。在观测 ^{13}C-NMR 谱时，使用一高功率的能够覆盖全部质子共振频率的去偶射频磁场，使样品中全部 ^{1}H 同时发生共振饱和，从而消除了全部的 ^{13}C-^{1}H 偶合裂分。

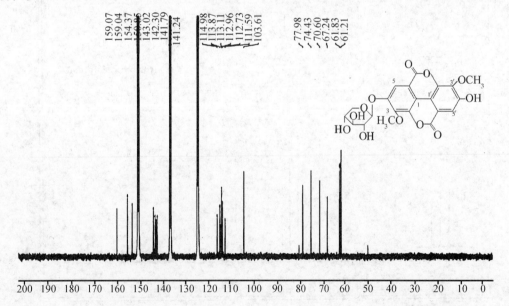

图 5-3 3,3′-二甲氧基鞣花酸 -4-O-β-D-木糖苷的宽带去偶碳谱（100MHz，Pyridine-d$_5$）

图 5-3 是 3,3′-二甲氧基鞣花酸 -4-O-β-D-木糖苷的宽带去偶碳谱。这种质子去偶的 ^{13}C-NMR 谱由一个个分辨很好的单峰组成，每个不等价的碳都只出现一个共

振峰。

宽带去偶谱的特点：①可直接测得各碳的 δ；②除季碳外，由于 NOE 增益而使碳信号加强；③分离度好；④消除了$^{13}C - {}^{1}H$ 偶合，不能区别伯、仲、叔碳。宽带去偶虽然大大提高了碳谱的灵敏度，简化了谱图，但是同时损失了碳的类型、偶合情况等有用的结构信息，无法识别伯、仲、叔、季不同类型的碳。

2. 偏共振去偶 偏共振去偶（off-resonance decoupling，OFR）是采用一个频率范围很小（大约 $0.5 \sim 1kHz$），偏离所有^{1}H 核的共振频率，使碳原子上的质子在一定程度上去偶。这时$^{13}C - {}^{1}H$ 远程偶合消失，仅保留$^{13}C - {}^{1}H$ 直接偶合。图 5-4 是丁香酚的宽带去偶谱和 80MHz 处不同偏置的偏共振去偶谱。从该图可见，偏离所有^{1}H 核的共振频率越大，相关氢对碳的偶合常数越大，但相邻峰间相互重叠的可能性越大。

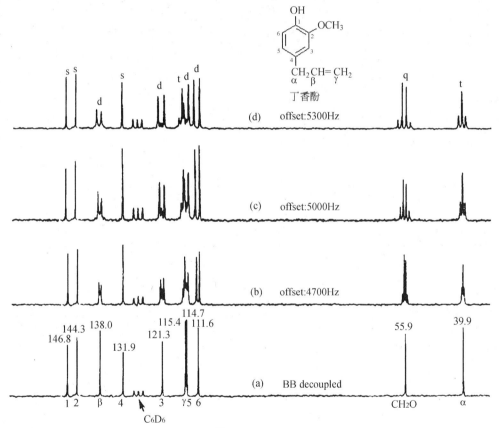

图 5-4 丁香酚的$^{13}C - NMR$ 谱（20MHz，C_6D_6）

（a）宽带去偶谱；（b）~（d）80MHz 处不同偏置的偏共振去偶谱

偏共振去偶谱的特点：①保留偶合裂分信息，又不至于使多重峰重叠；②可用来鉴别 CH_3（q）、CH_2（t）、CH（d）、C（s），因为残留多重峰与直接相连的质子数有关，符合 $n+1$ 规则。

3. 无畸变极化转移技术 偏共振去偶谱虽可简化图谱，区分不同类型的碳，但由于尚存在信号裂分，复杂化合物往往有信号重叠而难以识别。随着现代脉冲技术的进展，已发展了多种确定碳原子级数的方法，目前最常用的是无畸变极化转移技术（distortionless enhancement by polarization transfer，DEPT），该技术采用两种特殊的脉冲系列，分别作用于高灵敏度的 ^1H 核及低灵敏度的 ^{13}C 核，在 ^1H 核与 ^{13}C 核相互偶合的情况下，通过改变 ^1H 核能级上粒子分布的方法，将灵敏度高的 ^1H 核磁化转移至灵敏度低的 ^{13}C 核上，从而大大提高了 ^{13}C 核的观测灵敏度。此外，还能有效的利用异核间的偶合对 ^{13}C 信号进行调制的方法来确定碳原子的类型。谱图上不同类型的 ^{13}C 信号均呈单峰形式分别朝上或朝下伸出，或者从谱图上消失，以取代在 OFR 谱中朝同一方向伸出的多重谱线，因而信号灵敏度高，信号之间很少重叠。由 DEPT 技术得到的图称为 DEPT 谱，一般有以下三种谱图：

DEPT 45 谱：CH、CH_2、CH_3 都出现朝上的正相峰。

DEPT 90 谱：只有 CH 出现朝上的正相峰。

DEPT 135 谱：CH、CH_3 出现朝上的正相峰，而 CH_2 出现朝下的负相峰。

由于季碳上无直接相连的质子，只与周围质子之间有很小的多键偶合，无极化转移，因此，在 DEPT 实验中，季碳信号不出现。这样，在实际工作中，通过测定宽带去偶谱和 DEPT 谱，并进行对比综合分析，即可判断分子中所有磁不等同 ^{13}C 核的类型和数目。目前这已成为 ^{13}C – NMR 测定工作中的一种常规程序。

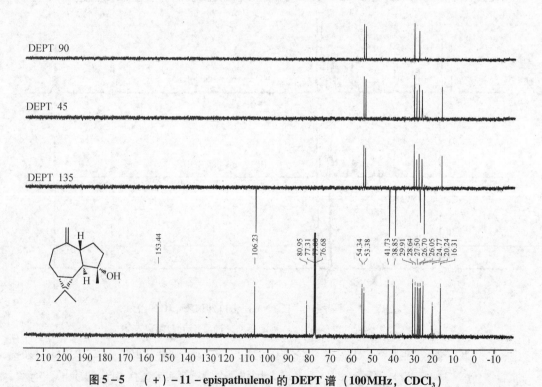

图 5 – 5   （＋）– 11 – epispathulenol 的 DEPT 谱（100MHz，$CDCl_3$）

图 5 – 5 是（＋）– 11 – epispathulenol 的 DEPT 谱，从 DEPT 90 谱可知，该化合物中有 4 个 CH 的碳信号；从 DEPT 45 谱中扣除上述 4 个 CH 的碳信号，该化合物中有 3 个 CH_3 的碳信号；在 DEPT 135 谱中出现 5 个朝下的负相峰，可知该化合物中有 5 个 CH_2 的

碳信号；从宽带去偶中扣除 DEPT 135 谱中出现的 12 个连氢的碳信号，可知该化合物中含有 3 个季碳。

4. 选择性质子去偶　选择性质子去偶（selective proton decoupling）是偏共振的特例，主要用于解决复杂分子图谱中碳的信号归属。在已明确归属氢信号的前提下，一般是选用图谱中某一特定质子频率作为照射频率，结果在测得的图谱中与该质子相连的碳变成单峰，并由于 NOE 效应峰的强度增加，而该照射频率对其他碳起到偏共振作用，多重峰的偶合缩小为残余偶合。当氢谱和碳谱的指认都没完成时，通过选择性去偶可以找到氢谱中的峰组和碳谱中的峰组之间的对应关系。

5. 反门控去偶　宽带去偶谱失去了所有的偶合信息，偏共振去偶谱虽然保留了 $^{13}C - ^1H$ 直接偶合，但失去了远程偶合信息，而且这两种谱都因为 NOE 效应而使碳信号强度与对应的碳原子数目不成比例。为了定量分析碳数目，可以采用反门控去偶技术（inverse gated decoupling）。

在傅立叶核磁共振仪中有发射门（用以控制射频的发射时间）和接收门（用以控制接收器的工作时间）。门控去偶（gated decoupling）是指用发射门及接收门来控制去偶的实验方法。反门控去偶是用加长脉冲间隔，增加延迟时间，尽可能抑制 NOE，使谱线强度能够代表碳数的多少的方法，由此方法测得的碳谱称为反门控去偶谱，亦称为定量碳谱。但必须注意，此方法是以牺牲灵敏度为代价的。

第三节　碳核的化学位移

一、影响 ^{13}C 化学位移的因素

一般说来，碳谱中化学位移（δ_C）是最重要的参数。它直接反映了所观察核周围的基团电子的分布情况，即核所受屏蔽作用的大小。碳谱的化学位移对核所在的化学环境是很敏感的，它的范围比氢谱宽得多，一般 δ_C 在 $0 \sim 220$，对于分子量小于 500 的化合物，碳谱几乎可以分辨每一个不同化学环境的碳原子，而氢谱有时却严重重叠。与分子结构相关的影响化学位移因素包括：杂化类型、电性效应、空间位阻和溶剂效应等方面。

（一）碳的杂化类型

碳核的化学位移受杂化影响较大，sp^3 杂化碳在最高场，其次为 sp 杂化碳，sp^2 杂化碳在最低场。例如：

$CH_3—CH_3$	sp^3	$\delta_C 6.5$	$\delta_H 0.9$
$CH\equiv CH$	sp	$\delta_C 71.9$	$\delta_H 1.8$
$CH_2=CH_2$	sp^2	$\delta_C 123.3$	$\delta_H 5.2$
$CH_2=O$	sp^2	$\delta_C 197.0$	$\delta_H 9.6$

可见，不同杂化类型碳核的化学位移大小顺序与其相连质子的化学位移大小顺序平行。

（二）诱导效应

电负性取代基使相邻碳的化学位移 δ_C 增加，增加的大小随相隔键数的增多而减小。基团的电负性越强，去屏蔽效应越大。诱导效应对直接相连碳的化学位移影响最大，即 α 效应。不同取代基对 β 碳影响不大，对 γ 碳影响都使其向高场位移，这表明，除了取代基的诱导效应以外，还有其他因素影响碳核的化学位移。例如：

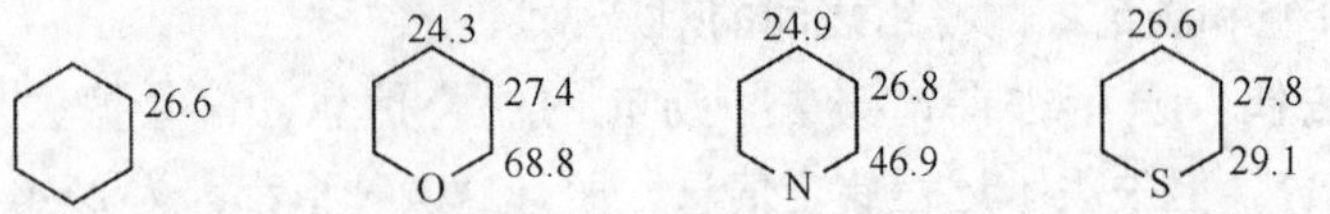

由于碳原子的电负性比氢原子的大，尽管烷基为供电子基团，但在烷烃化合物中，烷基取代越多的碳原子，其 δ_C 反而越向低场位移。例如：

化合物	CH_4	CH_3CH_3	$CH_2(CH_3)_2$	$CH(CH_3)_3$	$C(CH_3)_4$
δ_C	-2.3	6.5 6.5	16.1 16.3	24.6 23.3	27.4 31.4

（三）共轭效应

杂原子基团参与的共轭效应对 π 体系中电子云分布有很大的极化影响，从而显著影响共轭体系中碳核的化学位移。取代苯环中，供电子基团取代能使其邻、对位碳的电子云密度增加，对应碳的 δ_C 值减小；而吸电子基团取代则使其邻、对位碳的电子云密度减小，对应碳的 δ_C 值增加。间位碳电子云密度所受的影响不大，故间位碳 δ_C 值的变化较小。取代基对直接相连碳的影响主要由诱导作用产生。例如：

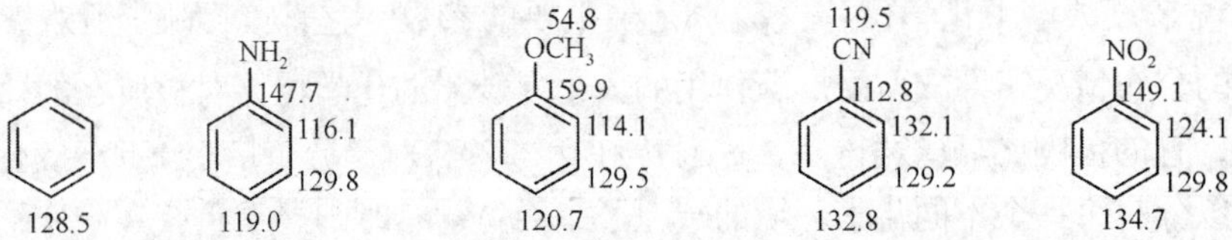

（四）空间效应

取代基和空间位置很靠近的碳原子上的氢之间存在范德华力作用，使相关 C—H 键的 σ 价电子移向碳原子，从而使碳核所受的屏蔽增加，δ_C 值减小，称为空间效应。取代基对其 γ 碳的空间效应，使 γ 碳的共振峰向高场位移常称为 γ 效应。取代基（X）和 γ 碳之间主要有两种构象：

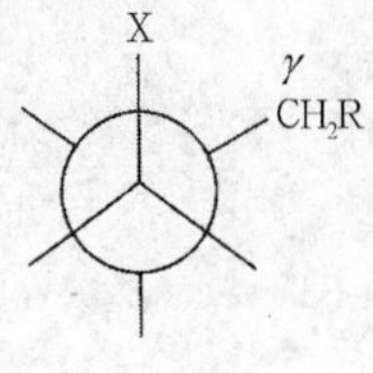

取代基与 γCH_2 邻位交叉（γ-gauche） 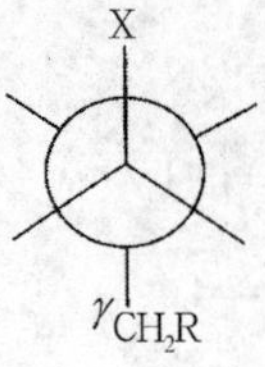   取代基与 γCH_2 对位交叉（γ-anti）

空间效应使与取代基处于邻位交叉位置碳的共振峰向高场位移，而处于对位交叉位置碳的共振峰移动很小。

γ效应在构象固定的六元环状结构中很普遍，当环上的取代基处于 a 键时，将对其γ位（3-位）产生γ效应，δ_C 值向高场移动约 5。例如：

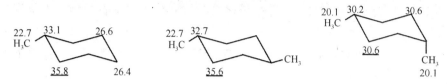

顺式取代烷烃中也常有明显的空间效应，烯碳的化学位移相差 1～2，与烯碳相连的饱和碳在顺式异构体中比相应的反式异构体向高场位移 3～5。例如：

$$
\begin{array}{cc}
\underset{\text{H}_3\text{C}}{\overset{\text{H}}{}}\text{C}=\text{C}\overset{16.8}{\underset{\text{H}}{\text{CH}_3}}\quad125.4 & \underset{\text{H}}{\overset{\text{H}_3\text{C}}{}}\text{C}=\text{C}\overset{11.4}{\underset{\text{H}}{\text{CH}_3}}\quad124.2
\end{array}
$$

（五）重原子效应

电负性取代基对被取代的脂肪碳的屏蔽影响主要为诱导效应。但在电负性重原子碘或溴取代烷中，随着碘或溴取代的增加，碳的化学位移反而显著减小，称为重原子效应。这是由于碘等重原子的核外电子较多，原子半径较大，从而使它们的供电子效应有时要比诱导效应更强烈所致。例如：

	CH_4	CH_3I	CH_2I_2	CHI_3	CI_4
δ_C	-2.3	-21.8	-55.1	-141.0	-292.5
		CH_3Br	CH_2Br_2	$CHBr_3$	CBr_4
δ_C		9.6	21.6	12.3	-28.5

（六）氢键效应

分子内氢键可使羰基碳更强地被极化，而表现出去屏蔽作用。如邻羟基苯乙酮等化合物有较强的分子内氢键，羰基碳 δ 值显著增加：

（七）其他影响

1. 介质 不同溶剂和不同浓度下测试的$^{13}C-NMR$谱，化学位移的改变从几到十几，这通常是样品中的 H 与极性溶剂通过氢键缔合产生去屏蔽效应的结果。

2. 温度 温度的变化可使化学位移发生变化。当分子中存在构型、构象变化或有交换过程时，温度的变化直接影响着动态过程的平衡，从而使谱线的数目、分辨率、峰型发生明显的变化。例如，吡唑的变温碳谱如图 5 -6 所示，吡唑分子存在着下列互变异构：

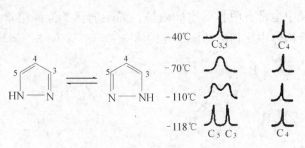

图 5 -6 吡唑的变温碳谱

温度较高时（ -40℃），异构化变化速度较快，C_3和C_5谱线出峰位置一致，为一平均值。温度降低后，其变换速度减慢，谱线变宽（ -70℃），然后裂分（ -110℃），最终将变成两条尖锐的谱线（ -118℃）。

二、各类化合物^{13}C的化学位移

各类有机基团典型δ_C值（以 TMS 为标准）均有一定的特征范围，如图 5 -7A、图5 -7B所示。

^{13}C 化学位移受多种因素的综合影响。取代基对δ_C影响具有近似的加和性。因此，在$^{13}C-NMR$光谱解析及结构测定中，可利用取代基化学位移影响的一些经验规律对化合物中不同化学环境碳的化学位移进行计算预测。这些方法都是积累大量系列化合物的实验数据后，归纳整理得出的经验规律。要进行确切的标识，还应该找一些结构类型相同的化合物进行比较，验证计算规律的正确性。

（一）链状烷烃的化学位移

开链烷烃碳（sp^3）的δ_C值一般都小于 50，与电负性基团如氧相连时移向低场，δ_C值 48 ~ 88，不同碳原子的δ_C值顺序为：$C > CH > CH_2 > CH_3$。常可采用一些经验计算方法用于预测δ_C值。

1. 链烷烃的 Grant - Paul 经验规律 一般说来，在直链烷烃中被测碳（以 k 标记）的 α - 或 β - 位每增加一个烷基，都可使其δ_C增加约 9，而在其 γ 位每增加一个烷基却使其δ_C减小约 2. 5。Grant 和 Paul 利用回归分析导出了估算正构及较少支链烷烃^{13}C 化学

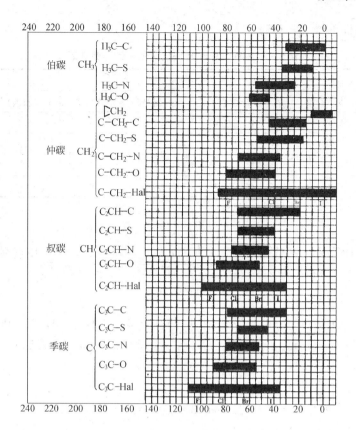

图 5 - 7A　烷基碳核的典型化学位移范围

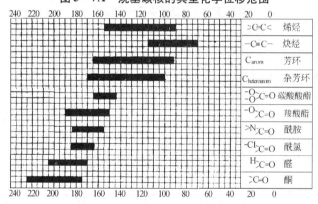

图 5 - 7B　不饱和碳核的典型化学位移范围

位移的经验算式。

$$
\underset{\gamma}{C}\!-\!\underset{\beta}{C}\!-\!\underset{\alpha}{C}\!-\!\underset{(k)}{C}\!-\!\underset{\alpha}{C}\!-\!\underset{\beta}{C}\!-\!\underset{\gamma}{C}\!-\!\underset{\delta}{C}\!-\!\underset{\varepsilon}{C}
$$

$$
\delta_C(k) = -2.3 + \sum n_i A_i + \sum S_{k(\alpha)}
$$

式中，$\delta_C(k)$ 为被计算碳（k）的化学位移；-2.3 为甲烷碳的化学位移 δ；n_i 为被计算碳 i 位的碳原子数；A_i 为被计算碳 i 位的取代基参数，$S_{k(\alpha)}$ 为与被计算碳相连 α 位支链的空间位阻校正值（见表 5 -3），如 $S_{2°(4°)}$ 表示与被计算仲碳（2°）相连的为季碳

（4°）支链时的校正值（−7.5）。

表 5–3　Grant–Paul 法化学位移计算参数表

i（取代基位置）	A_i（δ）	$S_{k(\alpha)}$				
α	9.1		α 类型	1°（伯碳）	2°（仲碳）	3°（叔碳）	4°（季碳）
β	9.4	k 类型	1°（伯碳）	0	0	−1.1	−3.4
γ	−2.5		2°（仲碳）	0	0	−2.5	−7.5
δ	0.3		3°（叔碳）	0	−3.7	−9.5	（−15）
ε	0.1		4°（季碳）	−1.5	−8.4	（−15）	（−25）

例 5–1　计算 2–甲基己烷

$$\underset{1}{\overset{\beta}{CH_3}}-\underset{2}{\overset{\alpha|\overset{\displaystyle CH_3}{\overset{\beta}{}}}{CH}}-\underset{3}{\overset{(k)}{CH_2}}-\underset{4}{\overset{\alpha}{CH_2}}-\underset{5}{\overset{\beta}{CH_2}}-\underset{6}{\overset{\gamma}{CH_3}}$$

中各碳核的化学位移。

解：查表 5–3 得：$A_\alpha = 9.1$，$A_\beta = 9.4$，$A_\gamma = -2.5$，$A_\delta = 0.3$，$A_\varepsilon = 0.1$；

$$S_{1°(3°)} = -1.1, \quad S_{3°(2°)} = -3.7, \quad S_{2°(3°)} = -2.5$$

则：

$$\delta_{C-1} = -2.3 + A_\alpha + 2A_\beta + A_\gamma + A_\delta + A_\varepsilon + S_{1°(3°)}$$
$$= -2.3 + 9.1 + 2 \times 9.4 - 2.5 + 0.3 + 0.1 - 1.1 = 22.4$$

$$\delta_{C-2} = -2.3 + 3A_\alpha + A_\beta + A_\gamma + A_\delta + S_{3°(2°)}$$
$$= -2.3 + 3 \times 9.1 + 9.4 - 2.5 + 0.3 - 3.7 = 28.5$$

$$\delta_{C-3} = -2.3 + 2A_\alpha + 3A_\beta + A_\gamma + S_{2°(3°)} = -2.3 + 2 \times 9.1 + 3 \times 9.4 - 2.5 - 2.5 = 39.1$$

$$\delta_{C-4} = -2.3 + 2A_\alpha + 2A_\beta + 2A_\gamma = -2.3 + 2 \times 9.1 + 2 \times 9.4 - 2 \times 2.5 = 29.7$$

$$\delta_{C-5} = -2.3 + 2A_\alpha + A_\beta + A_\gamma + 2A_\delta = -2.3 + 2 \times 9.1 + 9.4 - 2.5 + 2 \times 0.3 = 23.4$$

$$\delta_{C-6} = -2.3 + A_\alpha + A_\beta + A_\gamma + A_\delta + 2A_\varepsilon = -2.3 + 9.1 + 9.4 - 2.5 + 0.3 + 2 \times 0.1$$
$$= 14.2$$

计算值和实测值比较如下：

δ_C（$CDCl_3$）：	22.95	28.55	39.45	30.3	23.5	14.3
δ_C（计算值）：	22.4	28.5	39.1	29.7	23.4	14.2

2. 官能团取代的影响　官能团取代烷烃对其 α、β 及 γ 碳的化学位移影响各不相同，相隔四个价键以上时对 δ_C 的影响小于 1，可以忽略不计。

烷烃的化学位移值见表 5–4，各种官能团对烷烃的取代位移参数见表 5–5。多取代烷中，官能团的取代影响近似具有加和性。因此，在测得或求得相应母体烷烃碳的化学位移值（作为基数）之后，加上取代位移参数，即可对各种取代烷烃碳的化学位移进行预测。

表 5-4　某些直链和支链烷烃的 ^{13}C 化学位移（δ_C）

化合物	C-1	C-2	C-3	C-4	C-5
甲烷	-2.3				
乙烷	5.7				
丙烷	15.8	16.3	15.8		
丁烷	13.4	25.2	25.2	13.4	
戊烷	13.9	22.8	34.7	22.8	13.9
己烷	14.1	23.4	32.2		
庚烷	14.1	23.2	32.6	29.7	
辛烷	14.2	23.2	32.6	29.9	
异丁烷	24.5	25.4			
异戊烷	22.2	31.1	32.0	11.7	
异己烷	22.7	28.0	42.0	20.9	14.3
新戊烷	31.7	28.1			
2,2-二甲基丁烷	29.1	30.6	36.9	8.9	
3-甲基戊烷	11.5	29.5	36.9	(3-CH$_3$, 18.8)	
2,3-二甲基丁烷	19.5	34.3			

表 5-5　链烷烃碳的官能团取代位移参数 Z_i（δ）

n-: $\overset{\beta}{\underset{\alpha}{\diagup}}\overset{\delta}{\underset{\gamma}{\diagup}}\varepsilon$ 　　iso-: X 结构式

-X	Z_α		Z_β		Z_γ	Z_δ	Z_ε
	n-	iso-	n-	iso-			
-Cl	31	32	10	10	-5	-0.5	0
-Br	20	26	10	10	-4	-0.5	0
-OR	57	51	7	5	-5	-0.5	0
-OCOR	52	45	6.5	5	-4	0	0
-OH	49	41	10	8	-6	0	0
-NH$_2$	28.5	24	11.5	10	-5	0	0
-NO$_2$	61.5	57	3	4	-4.5	-1	-0.5
-C≡H	4.5	-	5.5	-	-3.5	0.5	0
-CHO	30	-	-0.5	-	-2.5	0	0
-COOR	22.5	17	2.5	2	-3	0	0
-COOH	20	16	2	2	-3	0	0
-Ph	23	17	9	7	-2	0	0
-CH=CH$_2$	20	15	6	5	-0.5	0	0

例 5 – 2 计算正丁醇 $\underset{4}{CH_3}—\underset{3}{CH_2}—\underset{2}{CH_2}—\underset{1}{CH_2}—OH$ 中各碳核的化学位移。

解：查表 5 – 4，得丁烷母体烷烃的化学位移，表示在分子式上。

$$\overset{13.4}{\underset{4}{CH_3}}—\overset{25.2}{\underset{3}{CH_2}}—\overset{25.2}{\underset{2}{CH_2}}—\overset{13.4}{\underset{1}{CH_3}}$$

查表 5 –5，得取代参数如下：

—OH ： $Z_\alpha = 49$，$Z_\beta = 10$，$Z_\gamma = -6$，$Z_\delta = 0$

代入取代基参数计算如下：

$$\delta_{C-1} = 13.4 + 49 = 62.4 \text{（实测值 61.4）}$$
$$\delta_{C-2} = 25.2 + 10 = 35.2 \text{（实测值 35.0）}$$
$$\delta_{C-3} = 25.2 - 6 = 19.2 \text{（实测值 19.1）}$$
$$\delta_{C-4} = 13.4 \text{（实测值 13.6）}$$

（二）环烷烃碳的化学位移

除环丙烷外，环烷烃碳的化学位移受环的大小影响不明显。表 5 –6 为常见环烷烃的 ^{13}C 化学位移。环丙烷碳与其他环烷碳相比受到异常强的屏蔽作用，其化学位移与甲烷碳的相近，这种异常屏蔽是由于三元环的张力及价电子环流作用所致。其他环烷碳的 δ_C 在 20 ~30 之间，一般比相应直链烃中心碳的 δ_C 小 3 ~5。

表 5 –6 典型环烷烃的 ^{13}C 化学位移（δ_C）

化合物	环丙烷	环丁烷	环戊烷	环己烷	环庚烷	环辛烷	环壬烷	环癸烷
δ_C	-2.80	22.40	26.05	27.10	28.53	26.90	25.80	25.05

六元环结构最为常见。环己烷上的取代基使其 α 和 β 位环碳去屏蔽，而由于空间效应 γ 位环碳所受屏蔽增加。并且，竖键取代通常使其 α、β 及 γ 位环碳的化学位移 δ 值比对应横键取代时的 δ 值要小。例如：

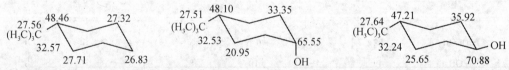

对取代环己烷上碳的化学位移 δ 值，可用表 5 –7 的取代参数进行估算。

例 5 – 3 计算薄荷醇中各碳的化学位移。

解：$\delta_{C-1} = 27.6 + OH（\alpha e）+ CH（CH_3）_2（\beta e）+ CH_3（\gamma e）+ S_{\alpha e\beta e}$
$$= 27.6 + 43 + 3 + 0 - 2.5 = 71.1 \text{（实测值 71.53）}$$

$\delta_{C-2} = 27.6 + OH（\beta e）+ CH（CH_3）_2（\alpha e）+ CH_3（\delta e）+ S_{\alpha e\beta e}$
$$= 27.6 + 8 + 17.5 - 0.5 - 2.5 = 50.1 \text{（实测值 50.20）}$$

$$\delta_{C-3} = 27.6 + OH（\gamma e）+ CH（CH_3）_2（\beta e）+ CH_3（\gamma e）+ S_{\beta e \gamma e}$$
$$= 27.6 - 3 + 3 + 0 + 0 = 27.6（实测值23.25）$$

$$\delta_{C-4} = 27.6 + OH（\delta e）+ CH（CH_3）_2（\gamma e）+ CH_3（\beta e）+ S_{\gamma e \delta e}$$
$$= 27.6 - 2 + 0 + 9 + 0 = 34.6（实测值34.63）$$

$$\delta_{C-5} = 27.6 + OH（\gamma e）+ CH（CH_3）_2（\delta e）+ CH_3（\beta e）+ S_{\gamma e \delta e}$$
$$= 27.6 + 3 + 0.5 + 6 + 0 = 31.1（实测值31.71）$$

$$\delta_{C-6} = 27.6 + OH（\beta e）+ CH（CH_3）_2（\gamma e）+ CH_3（\beta e）+ S_{\beta e \gamma e}$$
$$= 27.6 + 8 + 0 + 9 + 0 = 44.6（实测值45.14）$$

预测结果和实测（图5-8）各碳的化学位移基本一致。

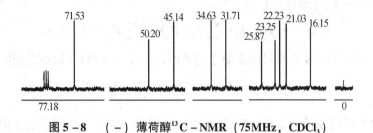

图5-8　（-）薄荷醇^{13}C-NMR（75MHz，CDCl$_3$）

表5-7　取代环己烷环碳的取代基位移参数（Z_i）及同碳或

邻碳二取代校正参数（S_i）

$$\delta_k = 27.6 + \sum Z_i + \sum S_i$$

X	$Z_{\alpha e}$	$Z_{\alpha a}$	$Z_{\beta e}$	$Z_{\beta a}$	$Z_{\gamma e}$	$Z_{\gamma a}$	$Z_{\delta e}$	$Z_{\delta a}$
$-CH_3$	6	1.5	9	5.5	0	-6.5	-0.5	0
$iso-C_3H_7$	17.5	14.1	3	3	0	-5.5	0.5	0
$-F$	64	61	6	3	-3	-7	-3	-2
$-Cl$	33	33	11	7	0	-6	-2	-1
$-Br$	25	28	12	8	1	-6	-1	-1
$-I$	3	11	13	9	2	-4	-2	-1
$-OH$	43	39	8	5	-3	-7	-2	-1
$-OCH_3$	52	47	4	2	-3	-7	-2	-1
$-OCOCH_3$	46	42	5	3	-2	-6	-2	0
$-NH_2$	24	20	10.5	7	-1	-7	-1	0
i	$\alpha_a \alpha_e$	$\alpha_a \beta_e$	$\alpha_e \beta_a$	$\alpha_e \beta_e$	$\beta_a \beta_e$	$\beta_a \gamma_e$	$\beta_e \gamma_a$	$\gamma_a \gamma_e$
S_i	-3.8	-3.4	-2.9	-2.5	-1.3	1.6	-0.8	2.0

注：δ_k表示被计算环碳（k）的^{13}C化学位移；i表示被计算碳是取代基（X）的i位环碳。

（三）烯烃碳的化学位移

烯碳（sp^2）的化学位移较大，δ_C 值一般在 $100 \sim 150$ 范围内。烯碳的 δ_C 随烷基取代的增多而增大，末端烯碳的 δ_C 比连有烷基的烯碳要小约 $10 \sim 40$。

$$\delta\ (=\!\!CR_2)\ >\delta\ (=\!\!CHR)\ >\delta\ (=\!\!CH_2)$$

由于取代基的空间效应，顺、反式烯碳的 δ_C 只差 1 左右，顺式在较高场。但 α 位的 CH_2 的 δ_C 差别较大，顺式在较高场 $3 \sim 5$。因而，利用 ^{13}C–NMR 也可区分烯烃的顺反构型异构。

取代烯碳的 δ_C 值主要受直接与烯碳原子相连的取代基作用，对于单取代和二取代烯可用以下计算公式较好地进行近似计算：

$$\delta_C(k) = 123.3 + \sum_i Z_{k_i}(R_i) + \sum_i Z_{K_{i'}}(R_i) + S$$

式中，$\delta_C(k)$ 为所讨论的双键碳原子的 δ 值，该原子和取代基的相互位置的标注为：

$$\underset{\gamma'}{C}\!-\!\underset{\beta'}{C}\!-\!\underset{\alpha'}{C}\!-\!\underset{(k)}{C}\!=\!\underset{\alpha}{C}\!-\!\underset{\beta}{C}\!-\!\underset{\gamma}{C}$$

123.3 为乙烯碳原子的 δ 值；Z_{k_i} 为 R_i 取代基对同一侧的 k 位原子的 δ 值增量；$Z_{k_{i'}}$ 为 R_i 取代基对另一侧 k 位原子 δ 值的增量；S 为校正项，它的数值决定于双键上取代基的相互位置。上述经验参数见表 5–8。

表 5–8　计算取代烯烃双键碳 δ 值的经验参数（Z_i）

R_i	$Z_{\gamma'}$	$Z_{\beta'}$	$Z_{\alpha'}$	Z_α	Z_β	Z_γ
—C⟨	1.5	−1.8	−7.9	10.6	7.2	−1.5
$-C_6H_5$			−11	12		
$-C(CH_3)_3$			−14	25		
−Cl		2	−6	3	−1	
−Br		2	−1	−8	0	
−OH			−1		6	
−OR		−1	−39	29	2	
$-OCOCH_3$			−27	18		
−CHO			13	13		
$-COCH_3$			6	15		
−COOH			9	4		
−COOR			7	6		
−CN			15	−16		

$S_{\alpha\alpha'(反)} = 0.0$；　$S_{\alpha\alpha'(顺)} = -1.1$；　$S_{\alpha\alpha} = -4.8$；　$S_{\alpha'\alpha'} = 2.5$；　$S_{\beta\beta} = 2.3$

例 5-4 计算顺式 -4-甲基 -2-戊烯酸 中 C-2 和

$$HOOC \overset{1}{\underset{}{}} \quad C \overset{2}{=} C \overset{3}{} \quad CH(CH_3)_2 \overset{4}{} \overset{5}{}$$

C-3的 δ 值。

解：$\delta_{C-2} = 123.3 + Z_\alpha(COOH) + Z_{\alpha'}(C) + 2Z_{\beta'}(C) + S_{\alpha\alpha'(顺)}$

$= 123.3 + 4 + (-7.9) + 2 \times (-1.8) + (-1.1) = 114.7$（实测值 116.4）

$\delta_{C-3} = 123.3 + Z_{\alpha'}(COOH) + Z_\alpha(C) + 2Z_\beta(C) + S_{\alpha\alpha'(顺)}$

$= 123.3 + 9 + 10.6 + 2 \times 7.2 + (-1.1) = 156.2$（实测值 158.3）

这里应该注意的是用经验公式得到的烯烃衍生物双键碳原子的 δ 值，一般都会有较大的误差。当双键碳原子上有两个烷基取代时，该碳原子的 δ 计算值一般偏高。对多取代烯碳的化学位移估算误差较大，则不适用。

（四）芳香碳的化学位移

芳烃碳（sp^2）的 δ 值一般在 $90 \sim 170$ 范围。取代基的诱导、共轭和空间位阻均会影响其化学位移。苯环的 C-1 受取代基的电负性的影响多数移向低场。只有少数屏蔽效应较大的取代基 —C≡CH、—CN（各向异性）及 —Br、—I（重原子效应）等才使 C-1 移向高场。给电子基团，特别是一些有孤对电子的基团，即使电负性较大，都能使苯环的邻、对位芳碳向高场移动，如 —OH、—OR、—NH$_2$ 等。吸电子基团则使邻、对位芳碳向低场移动，如 —CN、—COOH 等。处于取代基间位的芳环碳原子 δ 值变化较小。各种取代基对苯环碳的化学位移影响见表 5-9。

表 5-9 计算苯环碳 δ 值的常见取代基位移经验参数（Z_i）

$$\delta_k = 128.5 + \sum Z_i$$

X	Z_α	Z_o	Z_m	Z_p	X	Z_α	Z_o	Z_m	Z_p
—CH$_3$	9.3	0.6	0.0	-3.1	—COCl	4.6	2.9	0.6	7.0
—CH=CH$_2$	7.6	-1.8	-1.8	-3.5	—NH$_2$	19.2	-12.4	1.3	-9.5
—C≡CH	-6.1	3.8	0.4	-0.2	—NO$_2$	19.6	-5.3	0.8	6.0
—Ph	13.0	-1.1	0.5	-1.0	—OCOCH$_3$	23.0	-6.4	1.3	-2.3
—COOH	2.4	1.6	-0.1	4.8	—OCH$_3$	30.2	-14.7	0.9	-8.1
—COOCH$_3$	2.1	1.2	0.0	4.4	—F	35.1	-14.3	0.9	-4.4
—CHO	9.0	1.2	1.2	6.0	—Cl	6.4	0.2	1.0	-2.0
—COCH$_3$	9.3	0.2	0.2	4.2	—Br	-5.4	3.3	2.2	-1.0
—CONH$_2$	5.4	-0.3	-0.9	5.0	—OH	26.9	-12.7	1.4	-7.3
—CN	-16.0	3.5	0.7	4.3	—I	-32.3	9.9	2.6	-0.4

根据表 5-9 数据可预测取代苯上各碳的化学位移值。由于取代基参数都是由单取代苯的化学位移测得，所以，在预测多取代苯环碳的化学位移时，特别是取代基具有电性或空间障碍相互作用时，会有明显偏差。

例 5-5　测得香兰醛（vanilin）的 $^{13}C-NMR$ 谱见图 5-9，试对各峰进行归属。

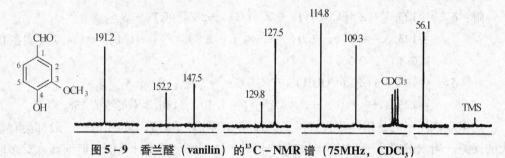

图 5-9　香兰醛（vanilin）的 $^{13}C-NMR$ 谱（75MHz，$CDCl_3$）

解：图 5-9 中 δ 56.1 的峰为甲氧基碳共振峰，δ 191.2 的峰为醛羰基共振峰。其他六个峰为苯环碳共振峰，分析归属如下：

碳核标号	C-1	C-2	C-3	C-4	C-5	C-6
基本值	128.5	128.5	128.5	128.5	128.5	128.5
1-CHO	9.0（Z_α）	1.2（Z_o）	1.2（Z_m）	6.0（Z_p）	1.2（Z_m）	1.2（Z_o）
3-OCH$_3$	0.9（Z_m）	-14.7（Z_o）	30.2（Z_α）	-14.7（Z_o）	0.9（Z_m）	-8.1（Z_p）
4-OH	-7.3（Z_p）	1.4（Z_m）	-12.7（Z_o）	26.9（Z_α）	-12.7（Z_o）	1.4（Z_m）
δc 计算值	131.1	116.4	147.2	146.7	117.9	123.0
δc 实测值	129.8	109.3	147.5	152.2	114.8	127.5

可见，利用化学位移影响因素进行估算具有比较好的准确性，但是对于 δ 值相近峰的归属不完全可靠，如 C-3 与 C-4，C-2 与 C-5 的归属，需要通过二维相关谱手段才能确证。

（五）炔烃碳的化学位移

炔碳的 δ 值一般在 60~90 范围内。炔键的各向异性效应使得炔碳所受屏蔽比烯碳强而比烷碳弱。与相应的烷烃相比，炔键同时使其 α 烷基碳的共振峰向高场位移 5~15。连有取代基的炔碳的共振峰常向低场位移。

$$\underset{13.7}{CH_3}-\underset{22.8}{CH_2}-\underset{31.9}{CH_2}-\underset{31.9}{CH_2}-\underset{22.8}{CH_2}-\underset{13.7}{CH_3}$$

$$\underset{14.1}{CH_3}-\underset{22.4}{CH_2}-\underset{31.1}{CH_2}-\underset{18.6}{CH_2}-\underset{86.3}{C}\equiv\underset{68.6}{CH}$$

$$\underset{13.1}{CH_3}-\underset{22.6}{CH_2}-\underset{20.6}{CH_2}-\underset{77.9}{C}\equiv\underset{74.7}{C}-\underset{2.7}{CH_3}$$

但是，由于共振极化，烷氧基炔类的 β 炔碳的共振峰却显著地向高场移动。

$$R-C\equiv C-O-R' \longleftrightarrow R-\overset{-}{C}=C=\overset{+}{O}-R'$$

例如：

$$C_6H_5\underset{83.7}{-}C\underset{77.7}{\equiv}CH \qquad HC\underset{26.5}{\equiv}C\underset{89.6}{-}O\underset{74.6}{-}CH_2\underset{14.2}{-}CH_3$$

（六）羰基碳的化学位移

羰基碳的化学位移 δ 值在 $150 \sim 220$ 范围内。除了醛羰基碳外，在宽带去偶谱中由于无 NOE 效应，羰基碳信号都很弱。各种羰基碳的化学位移 δ 值的大小顺序为：

酮 > 醛 > 羧酸 > 酸酸衍生物（酰胺、酰氯、酸酐、酯）

例如（$\delta_{C=O}$）：

R -	RCOCH₃	RCHO	RCOOH	RCOOCH₃	RCOCl	RCON (CH₃)₂	(RCO)₂O
CH₃ -	205.2	200.5	177.3	171.0	170.5	170.7	167.3
C₆H₅ -	196.9	190.7	173.5	167.0	168.7	170.8	162.8

酮、醛的羰基碳与其他化合物羰基碳相比在更低场，$\delta_C 190 \sim 220$。醛羰基碳 δ 值比相应的酮羰基碳小 $5 \sim 10$，由于其在偏共振去偶谱中为双峰及较强的 NOE 增益，因而很容易识别。

羧酸及其衍生物中的羰基碳与带有孤电子对的杂原子（$-OH$、$-X$、$-NH_2$ 等）相连，受到给电子共轭效应（$+C$ 效应）作用，羰基碳共振峰向高场位移，$\delta_C 150 \sim 180$。

$\alpha, \beta -$ 不饱和羰基碳因受相连双键的给电子共轭效应，共振向高场移动。

例如：

这种移动受立体障碍的影响而减小，可用于平面或扭曲共轭体系的鉴别。如邻位烷基取代苯乙酮的羰基与苯环的共平面性受阻，从而影响共轭效应，其羰基碳的化学位移比苯乙酮的大。

在羧酸衍生物中，分子间或分子内氢键作用都将影响羰基碳所受的屏蔽，因而在不同溶剂中它的 δ 值往往不同。氢键作用的消失或强度减弱，会使羰基碳所受屏蔽比母体羧酸羰基所受的屏蔽更强，羰基碳共振峰向高场位移。

第四节 碳谱在有机化合物结构鉴定中的应用

核磁共振碳谱是有机化合物结构鉴定的有力工具。因为碳原子构成有机化合物的骨架，碳谱解析的正确与否在化合物的结构鉴定中至关重要。但是，绝不是碳谱可以替代其他谱学方法，它们之间相互补充已成为结构测定的重要手段。

一、$^{13}C-NMR$ 谱测定注意事项

碳谱样品制备和氢谱很类似，需要制成适当浓度的、黏度小的溶液。需要注意碳谱的灵敏度是远低于氢谱的。虽然碳谱不受溶剂中氢的干扰，但为了兼顾氢谱的测定及锁场需要，仍常采用氘代溶剂做成浓溶液待用，用量一般为 0.5mL 内溶解 10mg 以上为宜。试样用量少时（10mg 或更少）也可测定，但需要相应增加信号累计次数，故增加占用仪器的时间。

二、核磁共振碳谱的解析程序

$^{13}C-NMR$ 的解析没有一个统一的程序，需视具体情况、有条件和重点地选用指定技术。除此之外，一个很重要的方法是利用相关化合物作为"模型"将它们的谱图参数与未知物进行对比，再配合其他一些实验技术确定结构，这是目前较常用的也往往是行之有效的方法。

（一）了解样品的基本信息

首先了解样品已知的信息，如分子量、分子式、不饱和度。根据 IR、UV、MS、^1H-NMR 所提供的信息初步判断可能存在哪些特征基团，用以与 $^{13}C-NMR$ 所得信息相互印证。

（二）利用宽带去偶谱的信息

1. 判断分子是否有对称性   在宽带去偶谱中每条谱线都表示一种类型的碳原子，故当谱线数目与分子式中碳原子数目相等时，说明分子没有对称性。当谱线数目少于分子式中碳原子数目时，则说明分子中有某种对称性，在推测和鉴定化合物分子结构时应加以注意。但是，当化合物较为复杂，碳原子数目较多时，则应考虑不同类型碳原子的化学位移值的偶然重合。当谱线数目多于分子式中碳原子数目时，则考虑有以下几种可能性：①有异构体存在；②有溶剂峰；③有杂质峰；④原来分子式不准确或有偶合核 ^{19}F、^{31}P 等。

2. 按化学位移值分区确定碳原子类型   碳谱按化学位移值一般可分为下列三个区，根据这三个区域可大致归属谱图中各谱线的碳原子类型。

（1）饱和碳原子区（$\delta < 100$）   饱和碳原子若不直接和杂原子（O、S、N、F 等）相连，其化学位移值一般小于55。

（2）不饱和碳原子区（$\delta\ 65 \sim 160$）   炔碳原子一般在 65～95 范围。烯碳原子和芳碳原子一般在 100～140 范围，当其直接与杂原子相连时，化学位移值一般会大于140。

（3）羰基区（$\delta\ 150 \sim 220$）   酸、酯等的羰基碳原子在 160～180 范围，酮和醛一般在 190 以上范围。

（三）碳原子级数的确定

偏共振去偶谱是早期用来测定碳上连氢数目的技术。根据各信号峰的多重性，推测

对应碳核上连接的质子数目，并可推测结构单元。但偏共振去偶谱中信号灵敏度低，且信号裂分间有可能重叠，故给信号的识别带来一定的困难，现已很少使用。

DEPT 谱是目前最理想的鉴别碳上连氢数目的常规技术。比较经济的办法是只测定 DEPT 90 谱和 DEPT 135 谱，并参照该化合物的宽带去偶谱进行分析，即可确定各谱线所属的碳原子级数及与碳相连的氢原子总数。若此数目小于分子式中的氢原子数，则表明化合物中含有活泼氢，其数目为二者之差。

（四）推测分子可能结构

根据上述步骤，可确定分子有无对称性、各谱线所属的碳原子的类型以及各谱线所属的碳原子的级数，由此可大致地推测出化合物的结构式。根据化学位移值经验计算公式验证确定可能性较大的结构式。查阅文献，与文献报道的波谱数据进行对比确定结构。对于结构复杂的化合物可通过二维核磁共振谱和一些其他去偶技术的综合解析来获得正确的结构。

三、核磁共振碳谱应用实例

例 5 - 6 某化合物的分子式为 $C_9H_{12}NOCl$，化学结构如下，该化合物的宽带去偶碳谱与 DEPT135 谱分别如图 5 - 10（a）和（b）所示，溶剂为氘代氯仿。请对宽带去偶谱中各谱线进行指认。

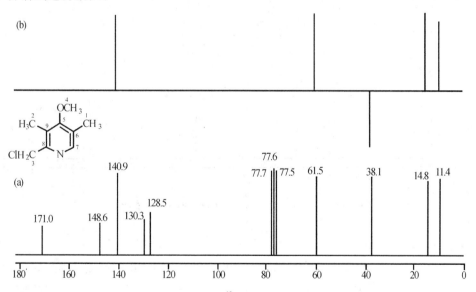

图 5 - 10 例 5 - 6 的 ^{13}C - NMR 及 DEPT135 谱

解析：

（1）鉴别谱图中的真实谱峰 该化合物的宽带去偶共有 12 条谱线，查表 5 - 2，知图谱中 δ 77.7、77.6、77.5 处的三重峰是氘代氯仿溶剂峰，余下 9 条谱线为样品信号峰。

（2）分子的对称性的分析 从化合物的结构式分析可知该化合物没有对称性，分子中共有 9 个碳原子，这与图谱中共有 9 条谱线相符。

（3）**碳原子的 δ 值的分区**　该化合物的不饱和碳区域有 5 条谱线，饱和区域有 4 条谱线。不饱和区中 171.0、148.6 和 140.9 处的谱线应是与杂原子相连的不饱和碳原子 $C-5$、$C-7$ 或 $C-8$，在饱和区中 61.5 和 38.1 处的谱线应是与杂原子相连的饱和碳原子 $C-4$ 或 $C-3$。

（4）**碳原子级数的确定**　DEPT 135 谱中共出 5 条谱线，其中 38.1 为负相峰，为 $ClCH_2-$ 基团中的碳原子 $C-3$；11.4、14.8、61.5 以及 140.9 为正相峰，应为 CH_3- 或 $=CH-$ 基团中的碳原子，其中 140.9 处的谱线为吡啶环上的 $=CH-$ 基团中的 $C-7$，11.4 和 14.8 处的谱线为两个 CH_3 的 $C-1$ 和 $C-2$，61.5 处的谱线为 CH_3O- 基团中的 $C-4$；其余 4 条谱线为季碳原子。

（5）**确定谱线归属结果**　综合上述分析可知 $C-3$、$C-4$ 和 $C-7$ 所对应的谱线分别为 38.0、61.6 和 140.7。另外，根据经验可认为在不饱和区中还有 2 条与杂原子相连谱线 171.0 和 148.6 分别对应 $C-5$ 和 $C-8$，这是因为一般来说，与 O 原子相连的碳原子比与 N 原子相连的碳原子在较低场。剩下的 129.5 和 130.3 处的谱线为 $C-6$ 或 $C-9$ 和 $C-9$ 或 $C-6$。而 11.4 和 14.8 处的 2 条谱线为 $C-1$ 或 $C-2$ 和 $C-2$ 或 $C-1$。这些谱线的进一步指认可从二维核磁共振谱中获得。

例 5 -7　试按给出的分子结构，判断图 5 -11 中各个 ^{13}C 信号的确切归属。

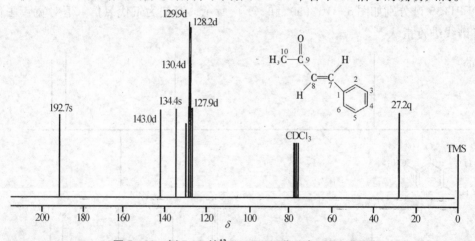

图 5 -11　例 5 -7 的 $^{13}C-NMR$ 谱（含 OFR 谱信息）

解析：

分子中有 10 个碳原子，但图谱中有 8 个信号，提示结构有一定的对称性。与其他信号相比，δ 128.2（d）和 129.9（d）两个信号强度显著突出，提示可能分别由两个化学环境相同的碳组成。对照所给出的结构，只可能为 $C-2,6$ 及（或）$C-3,5$。按"苯的取代基位移规律"计算（$—CH=CHCOCH_3$ 基可近似地当做 $—CH=CH_2$ 基计算）：

$$\delta_{C-2,6} =128.5 -1.8\,[Z_o\,(\ —CH=CH_2\,)] =126.7\ （实测值 128.2）$$

$$\delta_{C-3,5} =128.5 -1.8\,[Z_m\,(\ —CH=CH_2\,)] =126.7\ （实测值 129.9）$$

同法计算其余芳碳信号，分别为：

$$\delta_{C-1} =128.5 +7.6\,[Z_i\,(\ —CH=CH_2\,)] =136.1\ （实测值 134.4）$$

$\delta_{C-4} = 128.5 - 3.5\,[Z_p\,(—CH{=}CH_2)] = 125.0$（实测值 127.9）

剩余的 4 个信号中，δ 27.2（q）及 δ 192.7（s）很容易判断出分别归属为 C-10 及 C-9；而 δ 143.0（d）及 δ 130.4（d）应归属为反式双键上的两个烯碳，考虑 —COCH$_3$ 基的吸电子造成的 $\pi-\pi$ 共轭效应，δ 143.0（d）应归属为 C-7，δ 130.4（d）应归属为 C-8。这样，所有的信号都得到了合理的归属。

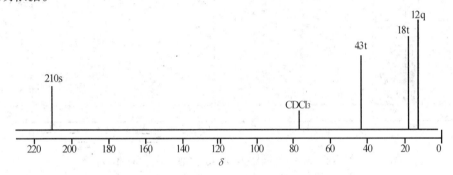

例 5-8 某化合物分子式为 $C_7H_{14}O$，$^{13}C-NMR$ 谱如图 5-12 所示，试确定其结构并说明依据。

图 5-12 例 5-8 的 $^{13}C-NMR$ 谱（含 OFR 谱信息）

解析：

该化合物的不饱和度 $\Omega = (7+1) - \dfrac{1}{2} \times 14 = 1$，可能含有 C=O、C=C 或环。

$^{13}C-NMR$ 谱中共出现 4 个峰，由化学位移及偏共振信息，将图谱数据整理推测如下：

峰号	δ	偏共振多重性	归属	结构碎片	不饱和度
a	12	q	CH$_3$	C—CH$_3$	0
b	18	t	CH$_2$	C—CH$_2$—C	0
c	43	t	CH$_2$	C—CH$_2$—CO	0
d	210	s	C	C=O	1

由分子式 $C_7H_{14}O$ 中扣除以上结构碎片总和（C_4H_7O），剩余 C_3H_7。因分子式中有 7 个 C 原子，而碳谱中只出现 4 个信号，表明分子结构中有对称性，C_3H_7 中 3 个碳原子信号可能分别与峰号 a、b、c 对应的碳原子信号重叠（磁等同核）。提示该化合物结构由以羰基为对称中心的 2 个 C_3H_7 基团组成。

综上所述，推测该化合物结构如下：

$$\mathrm{CH_3{-}CH_2{-}CH_2{-}\overset{\displaystyle O}{\overset{\|}{C}}{-}CH_2{-}CH_2{-}CH_3}$$

例5-9 从芸香科柠檬果皮中分离得到化合物 A，白色晶体（三氯甲烷-甲醇），mp. 207℃~209℃。ESI-MS 给出 m/z 179 [M-H]$^-$，203 [M+Na]$^+$。该化合物的 ^{1}H-NMR（CD$_3$OD，300MHz）、^{13}C-NMR（CD$_3$OD，75MHz）谱图如图 5-13 和图5-14 所示，试解析其结构。

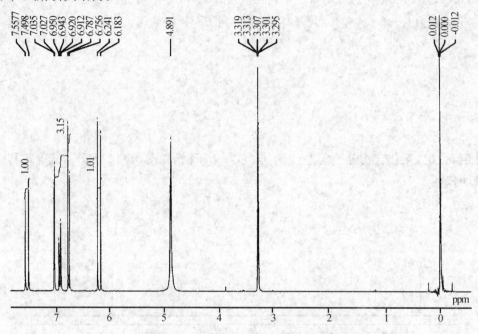

图 5-13　例 5-9 的 ^{1}H-NMR（CD$_3$OD，300MHz）

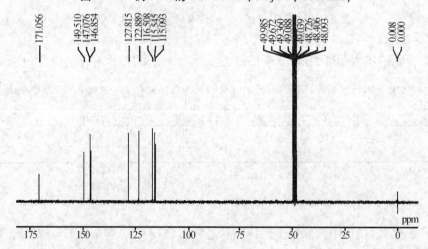

图 5-14　例 5-9 的 ^{13}C-NMR（CD$_3$OD，75MHz）

解析：

由 ESI-MS 给出 m/z 179[M-H]$^-$，203[M+Na]$^+$，推知该化合物的分子量为 180。

^{1}H-NMR 谱可观察到 3 个芳香质子信号，分别为 δ 6.77（1H，d，J=8.3Hz），6.94（1H，dd，J=8.3Hz，2.0Hz），7.03（1H，d，J=2.0Hz），由相关的偶合常数可

知该苯环为 1,2,4 - 三取代；δ 6.21（1H，d，$J = 15.9$Hz）和 δ 7.53（1H，d，$J = 15.9$Hz）为一对反式双键质子信号。

^{13}C - NMR 谱中给出 6 个芳香碳信号，分别为 δ 149.5、146.9、127.8、122.9、116.5、115.1，其中 δ 149.5、146.9 为芳环上邻二氧取代碳信号，在此结构中为邻二羟基取代；此外 δ 171.1 为 1 个羧基碳信号，由此推知羧基通过反式双键与苯环相连。

综合上述分析，可推出化合物 A 的结构如下：

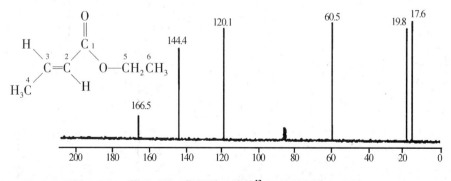

其核磁共振数据归属见表 5 - 10：

表 5 - 10　化合物 A 的核磁共振数据

位置	^{1}H - NMR（J，Hz）	^{13}C - NMR	位置	^{1}H - NMR（J，Hz）	^{13}C - NMR
1	–	127.8	6	6.94（1H，dd，$J = 8.3$Hz，2.0Hz）	122.9
2	7.03（1H，d，$J = 2.0$Hz）	115.5	7	7.53（1H，d，$J = 15.9$Hz）	147.1
3	–	149.5	8	6.21（1H，d，$J = 15.9$Hz）	115.1
4	–	146.9	9	–	171.1
5	6.77（1H，d，$J = 8.3$Hz）	116.5			

练习题

1. ^{13}C - NMR 谱比较 ^{1}H - NMR 谱有什么优点？

2. 试说明在相同的外磁场中为什么 ^{1}H 核和 ^{13}C 核共振频率不同？

3. 试说明 ^{13}C - NMR 中为什么溶剂 $CDCl_3$ 在 δ 77.23 附近出现三重峰？

4. 试说明 DEPT 实验中如何区别分子中的 CH_3、CH_2、CH 和季碳原子？

5. 巴豆酸乙酯的质子噪声去偶的 ^{13}C - NMR 谱如图 5 - 15 所示，请对各信号峰进行指认归属。

图 5 - 15　巴豆酸乙酯的 ^{13}C - NMR 谱

6. 图 5 - 16 为化合物 $C_{17}H_{17}O_6Cl$ 的碳谱，其中（a）图为宽带去偶谱、（b）~（d）图为 DEPT 谱，请问该化合物伯、仲、叔、季碳各有多少个？分别是哪些信号？

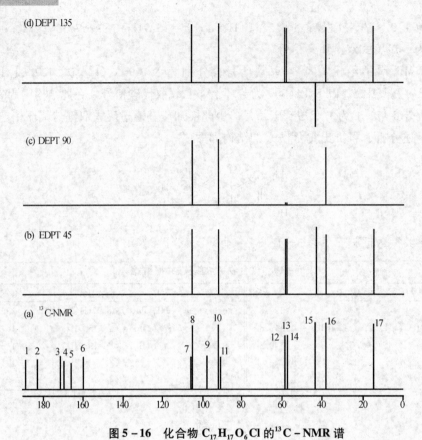

图 5 − 16 化合物 $C_{17}H_{17}O_6Cl$ 的 ^{13}C − NMR 谱

7. 化合物的结构式如下，试对图 5 −17 中所示结构上各个 ^{13}C 信号做出确切的归属。

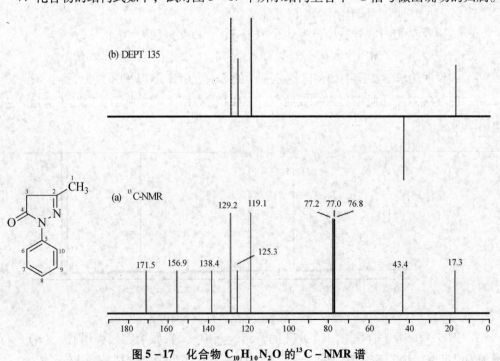

图 5 − 17 化合物 $C_{10}H_{10}N_2O$ 的 ^{13}C − NMR 谱

8. 某化合物的分子式为 C_6H_8O，其 $^{13}C-NMR$ 光谱（包含偏共振去偶裂分信息）如图 5−18 所示，试解析其结构。

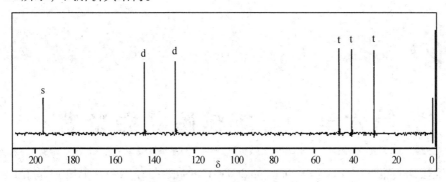

图 5−18　化合物 C_6H_8O 的 $^{13}C-NMR$ 谱

9. 某化合物的分子式为 C_8H_8O，其 $^{13}C-NMR$ 光谱（包含偏共振去偶裂分信息）如图 5−19 所示，试解析其结构。

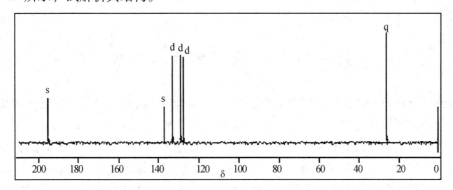

图 5−19　化合物 C_8H_8O 的 $^{13}C-NMR$ 谱

10. 某化合物的分子式为 $C_6H_{10}O$，其 $^{13}C-NMR$ 光谱（包含偏共振去偶裂分信息）如图 5−20 所示，试解析其结构。

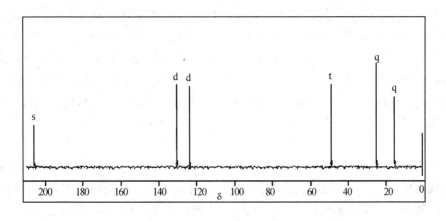

图 5−20　化合物 $C_6H_{10}O$ 的 $^{13}C-NMR$ 谱

第六章　二维核磁共振光谱

二维核磁共振光谱（two-dimensional NMR spectroscopy，2D-NMR）是 J. Jeener 于 1971 年首次提出的，4 年后 R. R. Ernst 等人完成首次 2D-NMR 实验并随后建立了 2D-NMR 理论。此后，经 R. R. Ernst 和 R. Freeman 等人努力，2D-NMR 实验方法得到了迅速发展，使之成为近代 NMR 中一种广泛应用的新方法，对有机化合物甚至生物大分子的结构确定发挥了重要作用。

第一节　二维核磁共振原理

自由感应衰减 FID 信号通过傅立叶（Fourier）变换，从时域谱转变为反应谱线强度与频率关系的频率域谱即得到仅有一个变量频率的一维谱。2D-NMR 谱则是一维 NMR 谱的自然拓展。二维谱是有两个时间变量、经两次傅立叶变换得到两个独立的频率变量的谱图。一般把第二个时间变量 t_2 表示采样时间，第一个时间变量 t_1 则是与 t_2 无关的独立变量。其谱峰分布在由两个频率轴组成的平面上。2D-NMR 谱可由三类不同的实验获得（如图 6-1 所示）：频率域二维实验，时域、频率域混合二维实验以及时间域二维实验。

二维时域的傅立叶变换 NMR 实验是最具应用价值的二维实验方法，通常所说的 2D-NMR 专指这类实验，其关键是如何获得两个彼此独立的时间变量，需要通过对实验过程进行"时间分割"来实现（图 6-2）。通常实验中的时间轴如下：预备期 t_d（preraration，在时间轴上通常是一个较长的时期，使实验前体系能回复到平衡状态）→演化期 t_1（evolution，在 t_1 开始时由一个或几个脉冲使体系激发，使之处于非平衡状态，演化期的 t_1 是变化的）→混合期 t_m（mixing，在这个时期建立信号检出的条件，混合期并不是必不可少的，也可能不存在）→检测期 t_2（detection，在检测期内以通常方式检测出 FID 信号）。

检测期完全对应于一维核磁共振的检测期，在对时间域 t_2 进行 Fourier 变换后得到 ω_2 频率域的频率谱。二维核磁共振的关键是引入了第二个时间变量演化期 t_1。当样品中核自旋被激发后，以确定频率进动，并且这种进动将延续相当一段时间。在这个意义上，可以把核自旋体系看成有记忆能力的体系，通过检测期间接探测演化期中核自旋的行为。即在演化期内用固定的时间增量 Δt_1 进行一系列实验，每一个 Δt 产生一个单独的

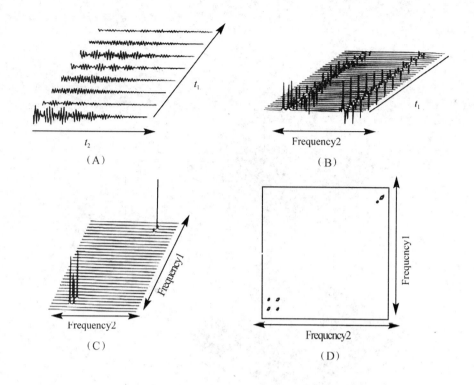

图 6 – 1   2D – NMR 谱的获得方式

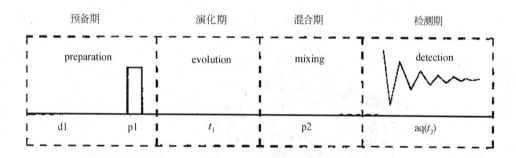

图 6 – 2   2D – NMR 的时间分割

FID，在检测期 t_2 被检测，得到 n_i 个 FID。这里每个 FID 所用的脉冲序列完全相同，只是演化期内的延迟时间逐渐增加。这样获得的信号是两个时间变量 t_1 和 t_2 的函数 S，对每个这样的 FID 作通常的 Fourier 变换可得到 n_i 个在频率域 ω_2 中的频率谱 $S(t_1，\omega_2)$，对于不同的 Δt_1 增量它们的频率谱的强度和相位不同，在 ω_2 域的每一个化学位移从 n_i 个不同的谱中得到 n_i 个不同的数据点，它们组成了一个在 t_1 方向的"准 FID"或干涉图。为了便于观察，将 ω_2 对 t_1 的数据矩阵旋转 90°，使 t 变为水平轴，三个不同频率 f_1、f_2 和 f_3 的这种干涉图，显示了 t_1 的波动。然后再对 t_1 作第二个 Fourier 变换，就得到了依赖于两个频率的二维谱 $S(\omega_1，\omega_2)$。2D – NMR 的信号变换过程如图 6 – 3 所示。

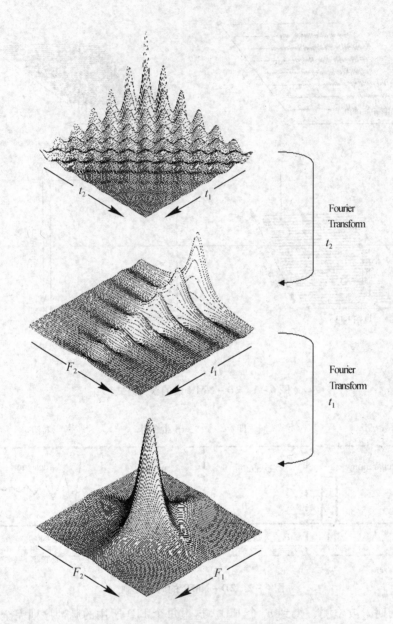

图 6 – 3   2D – NMR 的信号变换过程

以上过程以数学公式可表示为：

$$\int_{-\infty}^{\infty} dt_1 e^{-i\omega_1 t_1} \int_{-\infty}^{\infty} dt_2 e^{-i\omega_2 t_2} S\ (t_1,\ t_2)$$

$$= \int_{-\infty}^{\infty} dt_1 e^{-i\omega_1 t_1} S\ (t_1,\ \omega_2)$$

$$= S\ (\omega_1,\ \omega_2)$$

这里要求两个独立的变量都必须是频率，如果一个自变量是频率，另一个自变量是时间、浓度、温度、pH 等其他物理化学参数，就不属于二维核磁共振谱，只能是一维 NMR 谱的多线记录。

2D-NMR 谱是通过磁化矢量在检测期的行为间接探测演化期的核自旋行为，因其处理方法使其减少了信号间的重叠，又可表现出自旋核间的相互作用，从而提供比一维核磁共振更多的结构信息，在化合物结构的判断中往往能提供更多更有价值的信息。

第二节　二维核磁共振光谱的类型

一、二维核磁共振光谱的分类

2D-NMR 谱根据所使用的脉冲序列和结构信息不同大致可分为三类：

1. J 分辨谱（J resolved spectroscopy）　又可称之为 2D-J 分解谱或 δ-J 谱，一般不提供比一维谱更多的信息，只是将化学位移 δ 和自旋偶合常数 J 在两个频率轴上展开，使重叠在一起的一维谱的 δ 和 J 分解在平面上，便于解析。J 谱又可分为同核 J 谱和异核 J 谱。

2. 二维相关谱（2D correlation spectroscopy）　又称为 δ-δ 谱，表明共振信号的相关性，二维相关谱包括同核（H-H）和异核（H-C）化学位移相关谱，是二维核磁共振谱的核心。根据不同核的磁化之间转移的不同，二维相关谱又可划分为化学位移相关谱（chemical shift correlation spectroscopy）、化学交换谱（chemical exchange spectroscopy）和二维 NOE 谱（2D nuclear overhauser effects spectroscopy）。

3. 多量子谱（multiple quantum spectroscopy）　通常所测定的核磁共振谱线为单量子跃迁（$\Delta m = \pm 1$）。发生多量子跃迁（multiple quantum transfer，MQT）时 Δm 为大于 1 的整数。研究多量子跃迁可以帮助解决以下问题：

（1）多量子跃迁随着阶数的增加，跃迁数目迅速减少，应用高阶多量子谱使谱得到简化。

（2）利用多量子相关的特征，选择性地探测一定阶数的多量子信号，使不同自旋系统得以分开。

（3）多量子滤波可以简化为一维和二维谱，用脉冲序列可以检测出多量子跃迁，得到多量子跃迁的二维谱。

二、二维核磁共振光谱的表现形式

二维核磁共振的显示与记录方法一般有堆积图、等高线图和剖面图三种。

1. 堆积图（stacked trace plot）　堆积图由很多条"一维"谱线紧密排列构成，类似于倒转恢复法测得线簇。堆积图的优点是直观，有立体感；缺点是难定出吸收峰的频率，大峰后面可能隐藏较小的峰，而且作这样的图耗时较多。

2. 等高线图（contour plot）　等高线图类似于等高线地图。最中心的圆圈表示峰的位置，圆圈的数目表示峰的强度。最外圈表示信号的某一定强度的截面，其内第二、三、四圈分别表示强度依次增高的截面。这种图的优点是易于找出峰的频率，作图快；缺点是低强度的峰可能漏画，虽然等高线图存在一些缺点，但它较堆积图优点多，故广为采用，位移相关谱则全部采用等高线图。

3. 剖面图（profile plot）　2D－NMR 谱中有用的信息常常集中在几个剖面上，一般不需要记录全谱，只要分别记录几个重要的剖面，所要作的剖面图中绝大部分平行于一个频率轴，或与其成 45°角，按照一维的方式显示。

三、常用的二维核磁共振光谱

2D－NMR 谱在推断分子结构中起到了至关重要的作用，表 6－1 中列出了目前常用的二维 NMR 谱及其所能提供的信息，其中 δ 表示化学位移，J 表示偶合常数。

表 6－1　常用二维 NMR 谱

实验名称	F_1 参数	F_2 参数	相关途径	用途
$^1H-^1H$ COSY	δ_H，J_{H-H}	δ_H，J_{H-H}	J_{H-H}	确定 H－H 偶合关系，帮助 ^1H 谱归属
全相关谱 TOCSY	δ_H，J_{H-H}	δ_H，J_{H-H}	$^nJ_{H-H}$（$n \geq 2$）	自旋体系识别，主要用于具有糖、氨基酸残基的化合物和大分子化合物
INADEQUATE	$\delta_{C1} + \delta_{C2}$	δ_C	$^1J_{C-C}$	确定分子的 C－C 连接关系
HETCOR	δ_H（J_{H-H}）	δ_C	$^1J_{C-H}$	确定分子的 C－H 偶合关系
COLOC	δ_H	δ_C	$^nJ_{C-H}$（$n \geq 2$）	确定远程 C－H 偶合关系
HMQC	δ_C	δ_H，J_{H-H}	$^1J_{C-H}$	提供与 HETCOR 同样的信息，特别适用于低浓度样品
HMBC	δ_C	δ_H，J_{H-H}	$^nJ_{C-H}$（$n \geq 2$）	提供与 COLOC 相同的信息，特别适用于低浓度样品
NOESY	δ_H，J_{H-H}	δ_H，J_{H-H}	NOE	提供空间关系信息，确定分子的立体结构，或提供交换信息
ROESY	δ_H，J_{H-H}	δ_H，J_{H-H}		提供与 NOESY 同样的信息，用于无 NOE 的相对分子量在 800～2000 的中等分子
同核 J 谱	J_{H-H}	δ_H		测量 δ_H 和 J_{H-H}
异核 J 谱	J_{C-H}	δ_C		测量 J_{H-H} 及确定键连氢的个数

四、化学位移相关谱

二维化学位移相关谱（two－dimensional shift correlated spectroscopy，2D－COSY 或 COSY）是 2D－NMR 谱的核心，能表明共振信号的相关性，在有机化合物结构的确定中可提供丰富的信息，目前被广泛应用于各种化合物的结构判定工作中。二维相关谱包括同核（H－H）和异核（H－C）化学位移相关谱。

（一）同核化学位移相关谱

在二维核磁共振实验中，具有一定化学位移的同种类磁核中不同核之间的相互作用谱称为同核化学位移相关谱（correlated spectroscopy，COSY）。这种不同核之间的磁化是由 J 偶合作用传递的。

$^1H - ^1H$ 化学位移相关是指同一自旋偶合系统内氢之间的偶合相关，从一个确定的氢出发，通过偶合相关峰可对同一偶合系统内的所有峰进行归属，而 $^1H - ^1H$ COSY 谱是同核化学位移相关谱中使用最多的二维核磁共振谱，可以确定质子化学位移以及质子之间的偶合关系和连接顺序。$^1H - ^1H$ COSY 谱的 ω_2（F_2，水平轴）及 ω_1（F_1，垂直轴）方向的投影均为该化合物的氢谱，一般列于上方及右侧（左侧亦可）。$^1H - ^1H$ COSY 谱一般被画成正方形（若 F_1 与 F_2 刻度不等则为矩形），正方形中有一条对角线（一般为左下 - 右上），图中有两类峰：对角线上的峰称为对角线峰或自动相关峰，它们在 F_1 或 F_2 上的投影得到常规的偶合谱或去偶谱；对角线外的峰称为交叉峰或相关峰，每个交叉峰反映两个峰组间的偶合关系。在实际谱图的解析中，偶合关系的查找方法共有下列四种方式，如图 6 - 4 所示。

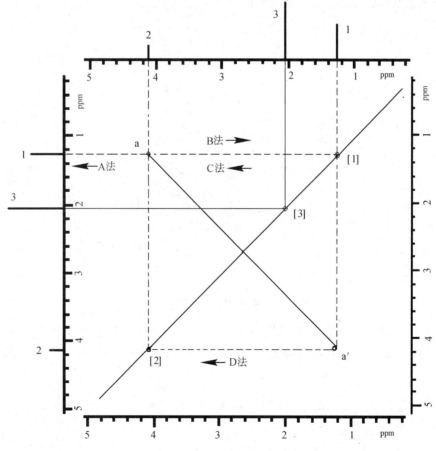

图 6 - 4 乙酸乙酯的 $^1H - ^1H$ COSY 谱（360 MHz，$CDCl_3$）

A 方式：从信号 2 向下引一垂直线和相关峰 a 相遇，再从 a 向左画一水平线和信号 1 相遇，则信号 1 和 2 之间存在偶合关系。

B 方式：先从信号 2 向下画一垂线和 a 相遇，再从 a 向右画一水平线至对角峰 [1]，再由 [1] 向上引一垂线至信号 1。

C 方式：按照与 B 方式相反的方向进行。

D 方式：从 COSY 谱的高磁场侧解析时，除 C 方式外，常采用 D 方式，即从 1 向下引一垂线，通过对角峰 [1] 至 a'，再从 a'向左画一水平线，即和 1 的偶合对象 2 的对角峰 [2] 相遇，从 [2] 向上画一垂线至信号 2 即成。

由此可见，通过 $^1H-^1H$ COSY 谱从任一交叉峰即可确定相应的两组峰的偶合关系而不必考虑氢谱中的裂分峰型。$^1H-^1H$ COSY 谱是二维谱中最容易测定的一种，样品如有几个毫克，则 3～4 小时就可得到一张很好的图谱，而且在原理上它还是所有二维谱的基础。$^1H-^1H$ COSY 谱一般反应的是 ^3J 偶合关系，有时也会出现反映远程偶合关系的相关峰，另一方面，当 ^3J 较小时（如二面角接近 90°时，使 ^3J 很小），也可能没有相应的交叉峰。通过该谱只用一张图谱就可以了解质子间偶合的全部情况，而且还可以知道 $J=1$ Hz 的远程偶合是否存在以及与其偶合的对方质子。

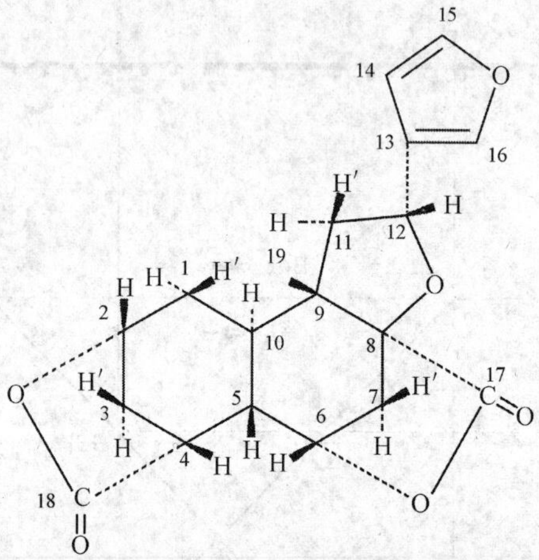

图 6-5　diosbulbin - B 的化学结构

图 6-5 是从菊科植物祁州漏芦 *Rhaponticum uniflorum*（L.）DC. 干燥根中提取获得的化合物 diosbulbin - B 的结构图，其氢谱、碳谱及 DEPT 谱见图 6-6、图 6-7、图 6-8。

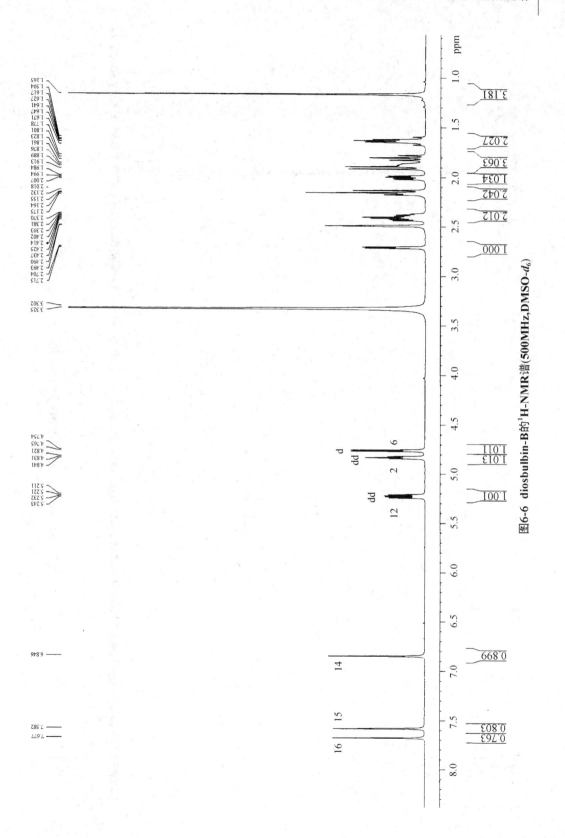

图6-6 diosbulbin-B的¹H-NMR谱(500MHz, DMSO-d_6)

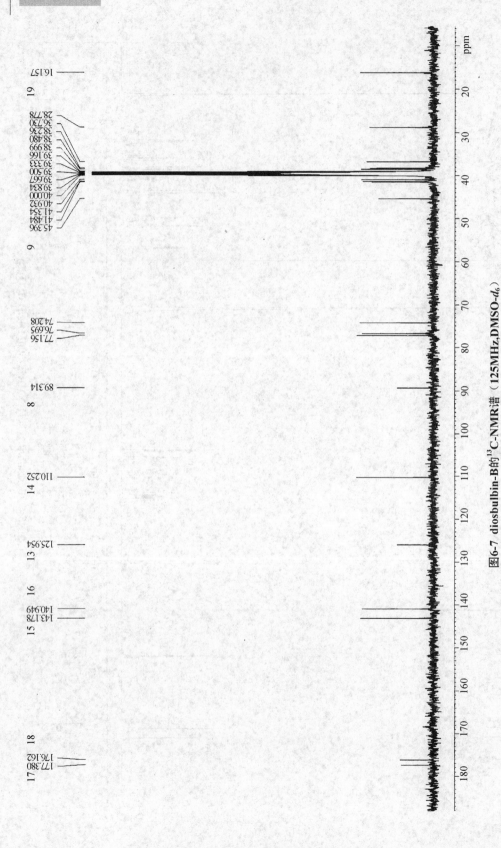

图6-7 diosbulbin-B的^{13}C-NMR谱（125MHz,DMSO-d_6）

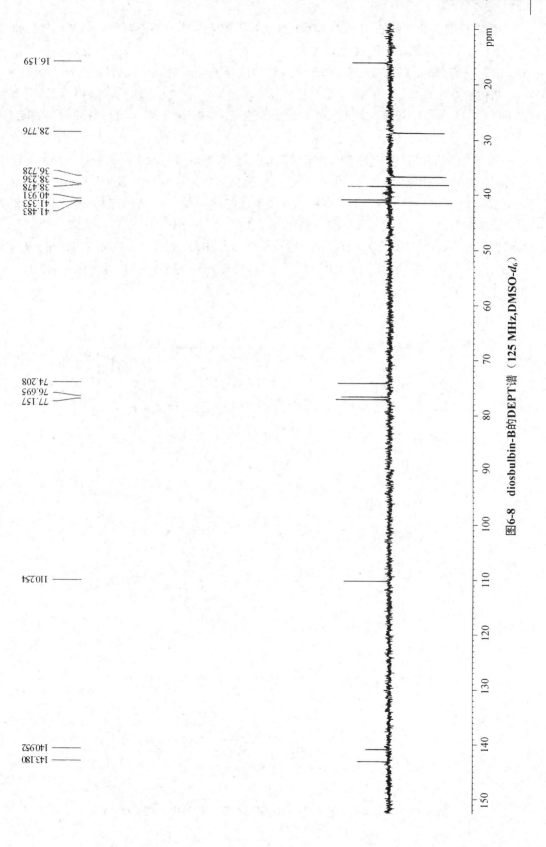

16.159

28.776

36.728
38.236
38.478
40.931
41.353
41.483

74.208
76.695
77.157

110.254

140.952
143.180

图6-8　diosbulbin-B的DEPT谱（125 MHz, DMSO-d_6）

图 6 -9 是该化合物的 ¹H -¹H COSY 谱，解析图谱时首先要把对角峰与其他峰区别开来，出现在对角线以外的峰是相关峰。因为处于低场的信号为呋喃环上双键质子信号，容易确定归属，故首先以 H -15 为例对其信号进行归属。先从信号 15 作垂线至 a 点，再由 a 点向右引一水平线与处于对角线上的 [14] 相交，随后从 [14] 继续向上作垂线可与信号 14 相遇，这样即可判断 a 为由信号 15 和 14 相互偶合形成的相关峰，烯氢质子信号 δ 7.58 （1H，d，J=1.8Hz，H -15） 与 6.85 （1H，d，J=1.8Hz，H -14） 相邻（结构片段 A）。关于信号 12 的归属可以首先从该位置引一条垂线，经点 b 至 c，再从 b、c 分别向左作各自水平线与垂直轴相交，与信号 H -11 及 H′ -11 相遇，则表示信号 12 与 H -11 及 H′ -11 存在偶合关系（结构片段 B）。在该结构中可以看到相对复杂的相关，如质子信号 δ 4.83 （1H，dd，J=5.0，5.0Hz，H -2） 与 1.90 （1H，d，J=12.0Hz，H′ -3）、2.39 （1H，dd，J=5.0，12.0Hz，H -3）、2.71 （1H，d，J=5.5Hz，H -4）、1.63 （1H，m，H′ -1）、1.87 （1H，m，H -1）、1.63 （1H，m，H -10） 相关等等。

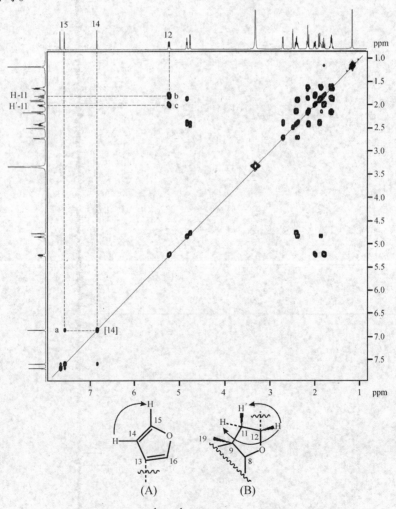

图 6 -9　diosbulbin -B 的 ¹H -¹H COSY 谱 （500MHz，DMSO -d_6）

（二）异核化学位移相关谱

异核化学位移相关谱是两种不同核的拉莫尔频率通过标量偶合建立起来的相关谱，通过该谱可以获得碳和氢之间相连的信息，在有机化合物结构的解析中可起到至关重要的作用。碳氢化学位移相关谱常用的有碳氢直接相关谱（HETCOR，即 $^{13}C - {}^1H$ COSY 谱）、远程碳氢相关谱（COLOC，即 long-range $^{13}C - {}^1H$ COSY 谱）及异核接力相干转移谱（$^{13}C - {}^1H$ RELAY 谱）。该实验的关键是选择一个适合的混合期，以使 ^{13}C 核和氢核的信息充分转移，即选择合适的 Δ_1 和 Δ_2。异核化学位移相关谱的基本脉冲序列如图 6-10 所示。

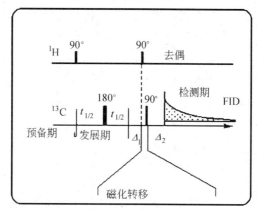

图 6-10　异核化学位移相关谱的基本脉冲

目前最常应用的为碳氢直接相关谱（$^{13}C - {}^1H$ COSY 谱），可以将分子中的一键偶合（$^1J_{C-H}$）的 H 和 C 信号相关联，为结构解析提供基础数据支持。异核位移相关谱对于鉴定化合物是十分重要的方法（特别是 ^{13}C、^1H 相关谱）。前面所介绍的二维谱内容均是对异核（非氢核）进行采样的，因为 ^{13}C 天然丰度和核灵敏度比 ^1H 低得多，谱图若想获得较好的信噪比 S/N 需要较多的样品，且累加时间较长。

在一维实验中，$S/N \propto N\gamma_{exe}\gamma_{det}^{3/2}B_0^{3/2}(NS)^{1/2}T_2/T$，其中 N 为在样品有效体积中的该磁性核的数目；γ_{exe} 为所激发的核的磁旋比；γ_{det} 为所检测的核的磁旋比；B_0 为磁感应强度；NS 为实验时累加次数；T_2 为横向弛豫时间；T 为温度。

由此可见，若把 ^1H、^{13}C 的位移相关谱由检测 ^{13}C 变为检测 ^1H，S/N（即灵敏度）将提高 8 倍，并且可以大大减少样品用量和累加时间。检测 ^1H 的异核相关谱实验统称为反向实验或反转实验。反向实验使用反向探头，与常规探头不同，^1H 的线圈在里面，^{13}C 的线圈在外面。由于 ^{13}C 的线圈在外面，所以用反向探头检测 ^{13}C 时，其灵敏度比常规探头低，测试时间要长几倍。但反向实验是由检测 ^1H 来做异核相关谱，所以这些谱的用样量、检测时间都大大减少了。

1. HETCOR 谱　HETCOR（heteronuclear chemical shift correlation）即 $^{13}C - {}^1H$ COSY 谱，在该谱图中 F_1 轴是 ^1H 化学位移，F_2 轴是 ^{13}C 的化学位移。F_1 方向的投影为氢谱，F_2 方向的投影为全去偶碳谱。在谱图中只出现每一个碳所直接键合的氢的交叉峰（相关峰），没有对角峰。图 6-11 为化合物 2-丁烯酸乙酯的 $^{13}C - {}^1H$ COSY 谱，从该谱图中可以比较方便的找出 A 与 B 两个氢信号各自相关的¹³C 核的化学位移。

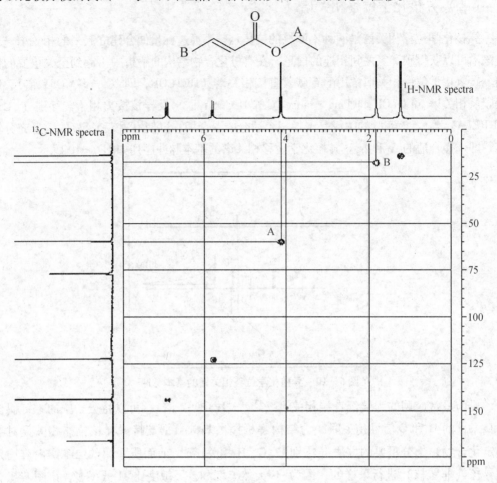

图 6 – 11　2 – 丁烯酸乙酯的¹³C – ¹H COSY 谱（CDCl₃）

¹³C – ¹H COSY 谱得到的是直接相连的碳与氢（$^{1}J_{C-H}$）的偶合关系。从一个已知的¹H 信号，按照相关关系可以找到与之相连的¹³C 信号，反之亦然。在 HETCOR 谱中，季碳没有相关峰信号。若同一个碳上有几个位移不同的氢，则在谱图中该碳的 δ_C 处（即 F_2 坐标上）与不同的 δ_H 处（即 F_1 坐标上）出现几个信号；若同一个碳上几个氢的位移值相等，则只出现一个信号。

2. HMQC 与 HSQC 谱　HMQC 是检测¹H 的异核多量子相干相关谱（¹H detected heteronuclear multiple –quantum coherence，简称 HMQC），HSQC 是检测¹H 的异核单量子相干相关谱（¹H detected heteronuclear single –quantum coherence，简称 HSQC）。两者图谱样式与解析方法均与¹H –¹H COSY 谱类似，不同的是 F_1 轴（垂直轴）是¹³C 化学位移，F_2 轴（水平轴）是¹H 的化学位移，直接相连的¹³C 与¹H 将在对应的¹³C 化学位移与¹H 化学位移的交点处给出相关信号，不能得到季碳的结构信息。解析方法与¹H –¹H COSY 谱完全相同，只要从¹H 或¹³C 的峰出发沿¹³C 或¹H 轴画平行线即可找出与之相连的¹³C 或¹H 峰。如图 6 –12 是 dios-bulbin –B 的 HMQC 谱，非常明显的是谱上没有对角峰和对称性，这对于两个不同的核来说

是合理的。从 F_1 轴（垂直轴）任一个碳为起点，画一条水平线，直到遇到相关信号为止，再通过该相关信号垂直画线与 F_2 轴（水平轴）相交，就可以知道哪一个质子与此碳直接相连。从氢质子出发也能得到相同的结果。以低场区三个烯氢质子信号为例，从 H –14 信号峰位引出一条垂直线与相关峰相遇，再在此相关峰的基础上画出一条水平线与 F_1 轴（垂直轴）上的 110.3 处的 ^{13}C 化学位移峰相遇，即表示 14 位上氢的化学位移值为 6.85 ［F_2 轴（水平轴）反映出］，碳的化学位移值为 110.3 ［F_1 轴（垂直轴）反映出］，按照同样的方法我们可以找出 H –15 信号 δ 7.58 （1H，d，J =1.8Hz）与 δ 143.2 处的碳信号相关；H –16 信号 δ 7.68 （1H，s）与 δ 140.9 处的碳信号相关。需要注意的是在该图中某些碳在 F_1 轴（垂直轴）上有信号而在 F_2 轴（水平轴）上没有与之相关联的峰，则表明该碳为不连接氢原子的季碳。

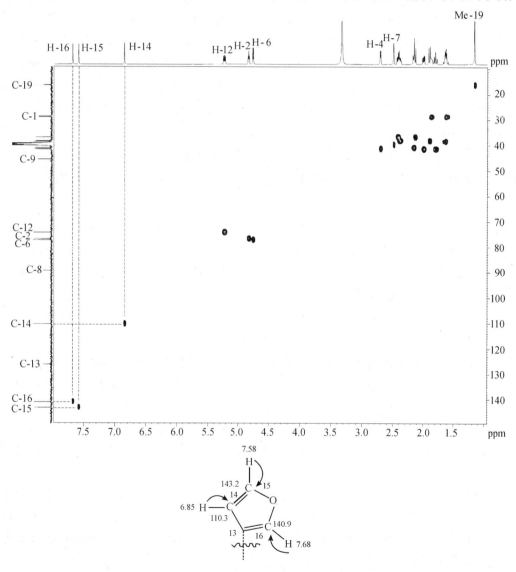

图 6 –12 diosbulbin –B 的 HMQC 谱（500MHz，DMSO –d_6）

在二维实验中，F_2维的分辨率比F_1维的分辨率好得多。HMQC的F_1维（δ_C）分辨率差是其较大的缺点。此外，在HMQC谱的F_1方向还会显示[1]H之间的偶合裂分，它进一步降低F_1维的分辨率，也使灵敏度下降。因此，目前·HSQC常被用来取代HMQC以克服以上缺点，它不会显示F_1方向[1]H-[1]H之间的偶合裂分，两者除在F_1维可能有微小的差别外，外观基本一致。且HSQC由于测试要求的样品量相应减少，特别适用于微量的天然产物成分的结构测定，是目前国内外获得碳氢直接连接信息最主要的手段。

3. HMBC谱   HMBC是检测[1]H的异核多键相关谱（[1]H detected heteronuclear multiple-bond coherence，简称HMBC），它把H核和远程偶合的C核关联起来，作用类似于COLOC谱（heteronuclear shift correlation spectroscopy via long-range coupling，即长程偶合异核位移相关谱，可反映跨越两三个化学键甚至是杂原子的^{13}C与[1]H核之间的偶合关系），不同的是F_1轴（垂直轴）是^{13}C化学位移，F_2轴（水平轴）是[1]H的化学位移，灵敏度也比一般的COLOC谱高得多，长程偶合信息也较COLOC谱多。该谱能突出表现相隔2个键（$^2J_{C-H}$）和相隔3个键（$^3J_{C-H}$）的碳氢之间的偶合。解析方法与HMQC谱完全相同，只要从[1]H或^{13}C的峰出发沿^{13}C或[1]H轴画平行线即可找出与之相连的^{13}C或[1]H峰。但由于目前技术原因有时不能完全去掉直接相连的碳氢之间的偶合（$^1J_{C-H}$），解析时需要注意，在解析的过程中对照其HSQC（或HMQC）谱或其他信息辨别出$^2J_{C-H}$和$^3J_{C-H}$偶合出现的相关峰。

如图6-13所示，按照如[1]H-^{1}H COSY谱和HMQC谱相同的解析方式，在diosbulbin-B的结构中从H-16信号$\delta 7.68$（1H，s）位置引出一条垂直线与相关峰相遇，再以相关峰为基础横向引出若干水平线，可见图中一共有三个相关点，在F_1轴（垂直轴）上对应的^{13}C的信号峰依次为C-14、C-13和C-15，表示该氢与这些对应的碳存在偶合关系。按照相同的方法亦可以推断出H-14与C-13、C-15和C-16存在偶合关系；H-12与C-8、C-13、C-14及C-16存在偶合关系；Me-19与C-8、C-9、C-10及C-11存在偶合关系。根据这些相关情况并结合TOCSY谱给出的信息（见图6-18）可以推断出图中的a～d的片段结构。对于全谱中看不清晰的情况，可以选择性的对其中的某些部位进行放大使其易于辨认。图中可见H-14与Me-19在向信号点引垂线的过程中存在以垂线为对称分布的两个点，从该点向左引平行线可见为自身峰信号，表明该对称形状的分布信号为自峰相关引起的，在解谱的过程中需要注意并加以区分。

由于在HMBC谱中很容易从已知的角甲基氢出发，根据出现的远程相关峰确定一系列的分子骨架片段，并最终连接成整个分子结构，故HMBC谱特别适用于结构中存在较多角甲基的化合物（如三萜和甾体）的结构研究。同时，HMBC谱可以容易的确定取代基的连接位置。不论是通过碳直接相连接的取代基，还是通过氧、氮、硫等原子连接的取代基（如酯基、烷氧基等）均可以通过碳氢远程偶合关系确定其位置。

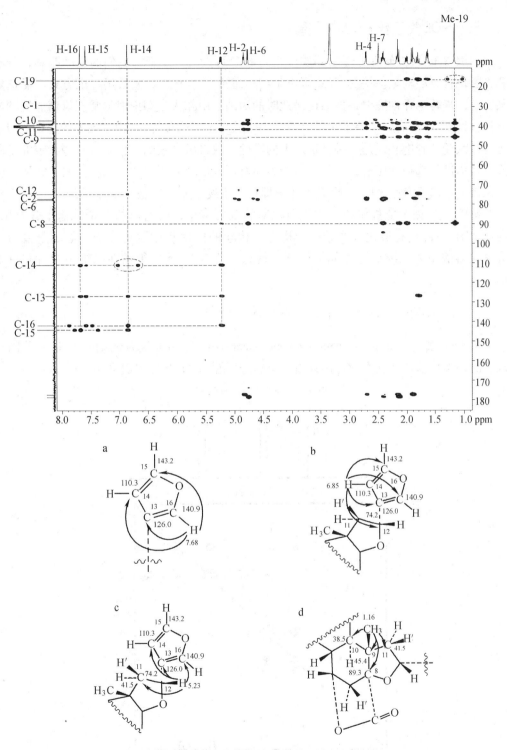

图 6 – 13 **diosbulbin – B 的 HMBC 谱（500MHz，DMSO – d_6）**

五、NOE 类二维核磁共振谱

利用 NOE 可以研究分子内部质子之间的空间关系，如确定它们的空间距离，分析和判断化合物的构象。检测 NOE 可以采用一维或二维方式。如采用一维方式，需选定某峰组，进行选择性照射，然后记录此时的谱图，由扣去未照射时的常规氢谱而得到的差谱，得到 NOE 信息（差谱中某些谱峰的区域呈正峰或负峰）。由于预先的选择性照射已使该跃迁达到饱和，是一种稳定态下的实验，故灵敏度较高。但要对某些特定的基团或谱峰均进行选择性照射，不仅费时费力还有可能出现遗漏，故以二维谱的方式用一张二维谱表示出所有基团间的 NOE 作用，即使灵敏度稍差，也是比较有价值的。

NOE 效应因为能提供有关质子间距离的重要信息，故对解析分子结构十分有用。由于 NOE 对确定有机化合物结构、构型和构象的作用及对生物分子（如确定蛋白质分子在溶液中的二级结构）能提供重要信息，故 NOE 类二维谱在二维谱中占有重要地位。

（一）NOESY 谱

NOESY 谱（nuclear overhauser enhancement and exchange spectroscopy）是一种同核相关的二维技术，其基本脉冲序列由三个非选择性的 90°脉冲组成（图 6 - 14）：

$$90°\rightarrow t_1\rightarrow 90°\rightarrow \tau_m\rightarrow 90°\rightarrow t_2$$

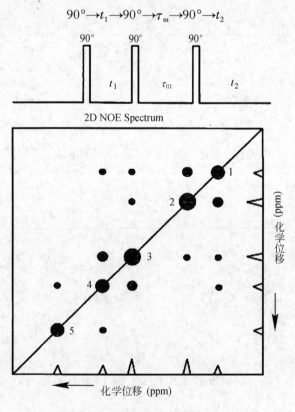

图 6 - 14 NOESY 谱的基本脉冲序列

由该脉冲序列（或其改进形式）可以得到 NOESY 谱，也可以得到反应化学交换的二维化学变换谱（2D chemical exchange spectra）或反映有机化合物构象相互转变的二维谱。NOESY 的基本序列在 COSY 序列的基础上，加一个固定延迟和第三脉冲，以检测 NOE 和化学交换的信息。混合时间 τ_m 是 NOESY 实验的关键参数，τ_m 的选择对检测化学交换或 NOESY 效果有很大影响。选择合适的 τ_m，可在最后一个脉冲，产生最大的交换，或建立最大的 NOE。在测定 NOESY 谱时，应当注意适当设定混合时间以尽量增大 NOE 效应。另外，由于弛豫时间的关系，脉冲间隔的等待时间也必需设定得大一些。故与 $^1H-^1H$ COSY 谱相比，测定起来比较困难。可是因为对复杂分子的结构解析来说，NOE 的观察是必不可少的，故 NOESY 谱在二维谱中是继 $^1H-^1H$ COSY 谱之后广泛应用的一种技术。与其他二维谱相同，在测定 NOESY 谱时，如果试样浓度较低，则有可能出现实际上不应该出现的吸收峰。

NOESY 谱是为了在二维谱上观察 NOE 效应而开发出来的一种新技术，表示的是质子的 NOE 关系，F_1、F_2 两个轴均为质子的化学位移。其图谱与 $^1H-^1H$ COSY 谱类似，差别是交叉峰不是表示偶合关系而是 NOE 关系。对角线上的点在两轴上的投影均为一维谱，非对角线上的点（相关峰）如能与对角线上的点构成四边形，则对角线上的两点所代表的质子间有 NOE 作用。NOESY 的谱图特征类似于 COSY 谱，一维谱中出现 NOE 的两个核在二维谱显示交叉峰。NOESY 谱的最大作用是在一张谱图中同时给出了所有质子间的 NOE 信息，可以在一张谱图上描绘出分子之间的空间关系。

NOESY 谱的解析方式同 HMBC 谱基本一致，在 diosbulbin-B 的 NOESY 谱（图 6-15）中，从 H-12 信号 $\delta 5.23$（1H，dd，$J=5.0$，10.5Hz）处引垂线与 H-16 信号 $\delta 7.68$（1H，s）、H'-11 信号 $\delta 2.00$（1H，dd，$J=5.0$，11.5Hz）、Me-19 信号 $\delta 1.16$（3H，s）、H-14 信号 $\delta 6.85$（1H，d，$J=1.8$Hz）相遇，表示 H-12 信号与这些峰信号存在 NOE 相关，即 C-12 上的质子与这些质子在空间上相互接近并存在着 NOE 效应，为 β 构型，呋喃环为 α 构型可获得图中的片段结构（图 6-15）。按照同样的方法从 H-14 处引垂线可与 H-11、H-12 及 H-15 信号相遇；从 Me-19 信号处引垂线可与 H'-1、H'-11、H-5 及 H-12 信号相遇，表明 H-14 与 H-11、H-12 及 H-15 存在空间上的 NOE 效应；Me-19 与 H'-1、H'-11、H-5 及 H-12 存在空间上的 NOE 效应，甲基为 β 构型。图中需要注意的是 H-12 信号以水平线为轴对称分布的自相关峰，同时在 H-14 处亦可给出十字状峰信号，这也是自相关峰的一种表现形式，解析的过程中需要注意。

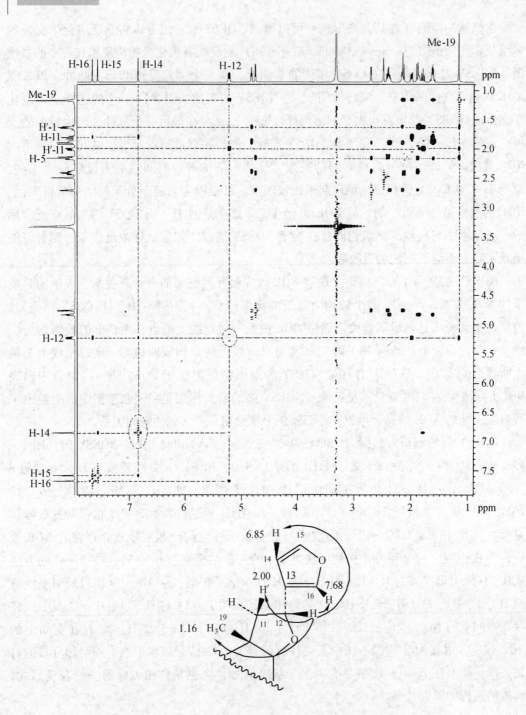

图 6 – 15　diosbulbin – B 的 NOESY 谱（500MHz，DMSO – d_6）

（二）ROESY 谱

ROESY 谱是旋转坐标系中的 NOESY（rotating frame overhauser effect spectroscopy，

简称 ROESY），其基本脉冲序列如图 6-16 所示。ROESY 谱的解析方法与 NOESY 谱一致。

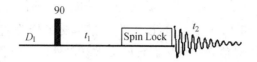

图 6-16 ROESY 谱的基本脉冲序列

NOESY 谱是确定化合物立体结构时普遍应用的一种二维技术，对于小分子的研究特别有用。但随着研究的化合物分子更大、更复杂，有时 NOE 的增益强度为零，从 NOESY 谱上得不到相关的信息。而 ROESY 对于相对分子质量在 800～2000 的复杂生物有机化合物，往往能得到较多的 NOE 相关信号，是一种解决中等大小化合物立体结构的理想技术。尤其在复杂天然糖苷类化合物的结构测定中广泛应用于提供空间结构和立体化学信息。

ROESY 与 NOESY 的差别在于：在 ROESY 中不会出现相关峰强度为零的情况，在靠近极端条件（$\omega\tau_e\to 0$ 或 $\omega\tau_e\to\infty$）时，NOESY 交叉峰的强度大些。

（三）HOESY 谱

HOESY 谱（heteronuclear NOE spectroscopy，简称 HOESY）是异核间的 NOE 谱的缩写，通过它能找出空间位置相近的两个种类不同的核，如去偶核为 ^1H、观察核为 ^{13}C 的情况。要得到有效的信息，其必要条件是这两个核的空间距离很近，使得去偶核 ^1H 对观察核 ^{13}C 的偶极弛豫作出贡献。HOESY 的谱图与 HETCOR 相似，差别在于后者的交叉峰反映的是 C 与 H 之间的键连偶合关系，而 HOESY 的交叉峰是反映 ^{13}C 和 ^1H 之间的 NOE 关系，即它们的空间的距离是相近的。

六、全相关谱

如果在脉冲序列中增加接力的级数，偶合相关的传递将逐渐增加。从理论上讲，如果级数增加到足够多，将显示自旋体系内全部相关峰，但随着接力级数的增加，灵敏度下降很快，因而必须采用新的途径。

显而易见，从某一个氢核的谱峰出发，能找到与它处于同一偶合体系的所有氢核谱峰的相关峰（尽管所讨论的氢核和若干氢核之间的偶合常数可能为零），这样的二维谱是很有用的。Braunschweiler 和 Ernst 就其脉冲序列的功能，将所得的二维谱命名为总相关谱（total correlation spectroscopy，TOCSY）。其后 Bax 和 Davis 又实现了同核的 Hartmann-Hahn 的交叉极化，得到同核 Hartmann-Hahn 谱（homonuclear Hartmann-Hahn spectroscopy），简称 HOHAHA。HOHAHA 紧密相关于 TOCSY，因此在一般的综述文献中，常称为 TOCSY 或 HOHAHA。TOCSY 和 HOHAHA 的脉冲序列只在混合期有所不同，图谱在外观上是一样的。

（一）TOCSY 谱

TOCSY 类似于 COSY 谱，可提供自旋体系中偶合关联的信息，F_1 和 F_2 都是质子化学位移，对角峰在 F_1 和 F_2 坐标上的投影为氢谱，交叉峰为直接偶合的相关峰。与 COSY 谱不同的是，除了对角峰和直接偶合的交叉峰以外，还能得到磁化矢量多次接力所致的交叉峰。TOCSY 谱的基本脉冲序列如图 6 −17 所示。

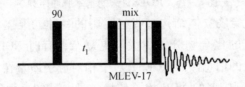

图 6 −17　TOCSY 谱的基本脉冲序列

TOCSY 谱在实验的混合期内，磁化矢量可以通过同核标量偶合，从一个质子接力传递到这个偶合体系的每一个质子上。如 HC——CH—CH—CH 这样的偶合传递，即同一个质子自旋偶合系统，这个系统的质子不被季碳或杂原子分隔开来的结构片段。在这个片断中，相邻氢质子间都具有偶合关系，可以设计一种脉冲序列技术把相邻氢的偶合关系（通过偶合常数）关联起来，使同一个自旋系统的质子间都出现相关峰，从而可以明确区别该自旋系统的质子与分子中其他自旋系统的质子信号，并确切归属该自旋系统内的各个质子信号。TOCSY 谱对判断自旋体系是很有用的。

TOCSY 灵敏度高，可以给出多级接力谱的信息，得到二、三、四、五键的相关点。从任一谱峰出发，可以找到好几个相关峰，它们与该氢核处于同一自旋体系，如 H_1/H_2，H_1/H_3，H_1/H_4 等，因而能克服一些 COSY 谱中由于谱峰重叠造成的困难。TOCSY 可以作为 $^1H-^1H$ COSY 谱的补充和验证。TOCSY 谱对于解析具有多个偶合键、氢信号重叠严重的复杂分子非常有用。特别是对于由许多亚结构单元组成的天然化合物如寡糖、糖苷类、肽类和大环内酯类等，为残基内或环内信号的归属提供了有力的工具。

在 diosbulbin −B 的结构中，HMQC 谱显示信号 δ 1.16（3H，s，CH$_3$）为 δ 16.2（C −19）碳上的质子信号，HMBC 谱显示其与信号 δ 38.5（C −10）、41.5（C −11）、45.4（C −9）、89.3（C −8）相关。TOCSY 谱（图 6 −18）显示其与信号 δ 2.00（1H，dd，J =5.0，11.5Hz，H′−11）、5.23（1H，dd，J =5.0，10.5Hz，H −12）相关，提示 CH$_3$ 与季碳原子 δ 45.4（C −9）相连。按照与 NOESY 相同的方法，找出 H −14 信号与 H −15 及 H −16 相关，结合 $^1H-^1H$ COSY 及 HMBC 谱即可进一步证明 14、15、16 均为属于呋喃环这一自旋体系内的氢；H −12 与 11 位上的两个氢 δ 1.80（1H，dd，J =10.5，11.5Hz，H −11）及 δ 2.00（1H，dd，J =5.0，11.5Hz，H′−11）相关，同样结合前述的图谱证明 12 位与 11 位为相邻的属于同一个自旋体系内的氢。

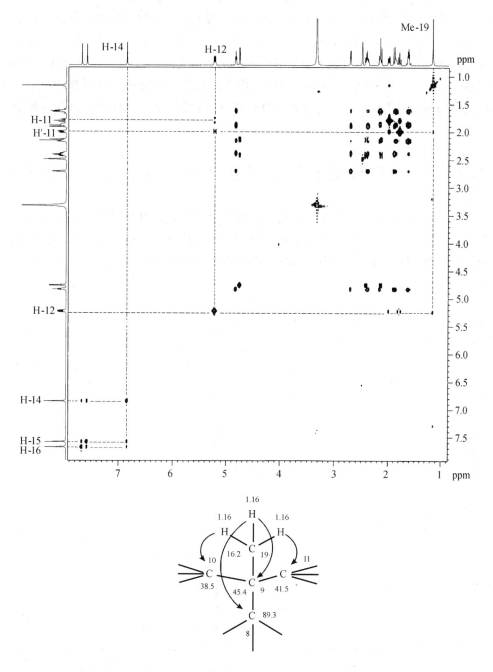

图 6 – 18　diosbulbin – B 的 TOCSY 谱（500MHz，DMSO – d_6）

（二）HOHAHA 谱

HOHAHA 是通过交叉极化产生 Hartmann – Hahn 能量转移，从而观察较低旋磁比核一种方法。它是通过增加混合时间，使一个质子的磁化矢量将重新分布到同一偶合网络的所有质子，得到多次的接力信息。由于增加混合时间，灵敏度降低，为了解决这一问题，采用高分辨相敏方法，交叉峰和对角峰都是吸收型，特别适用于具有独立自旋体系的大分子，可进一步判断证实 COSY 中因信号严重重叠而造成的不确定结果。选择适当的参数可通过一次实验得到独立自旋体系所有质子相关信息。2D - HOHAHA 的特点是，通过改变 t_1 测定，将同核 Hartmann - Hahn 跃迁信号沿化学位移二维展开，并用一个脉冲序列测得多重接力 COSY。在复杂偶合体系[1]H 信号归属于解析中，而且在肽类，核苷，蛋白质等发挥巨大的作用。

第三节 二维核磁共振光谱在化合物结构鉴定中的应用

例 6 - 1 从某蕨类植物中分离得到一白色针状结晶，HR - EI - MS m/z 502.1854 [M]$^+$（图 16 - 19）；该化合物酸水解后经 TLC 和 GC 分析，检出 D - 葡萄糖。该化合物的[1]H - NMR（400MHz，氘代丙酮）、^{13}C - NMR（100MHz，氘代丙酮）及 2D - NMR 见图 6 - 20 至图 6 - 25。

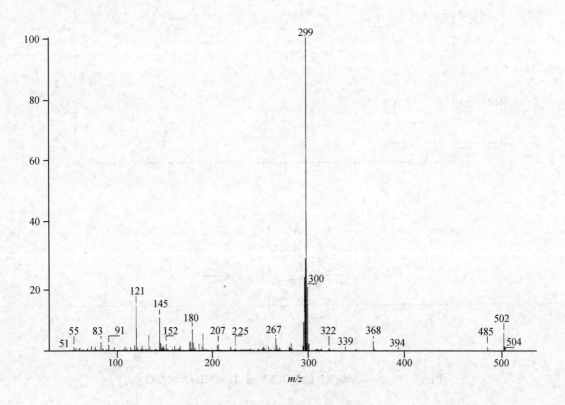

图 6 - 19 未知化合物的质谱图

（注：图中离子的 m/z 只显示了整数，其中 m/z502 离子的精确质量数为 502.1854）

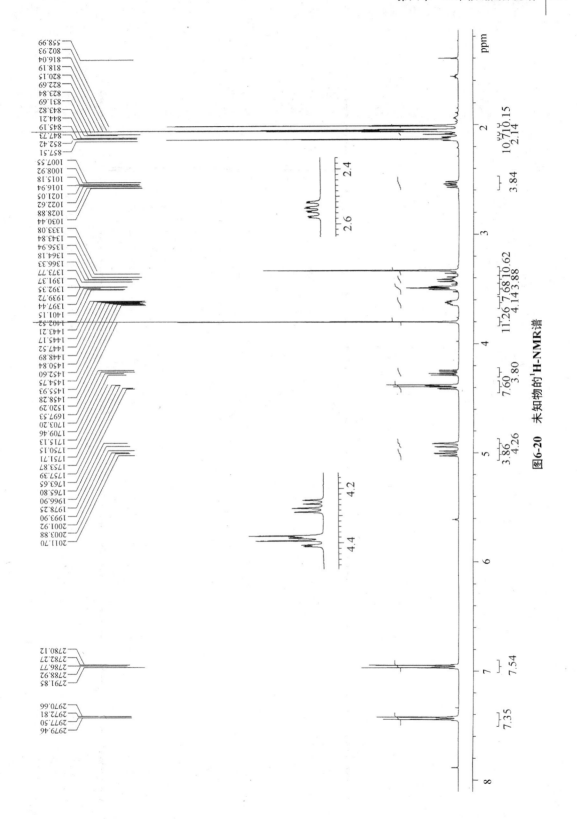

图6-20　未知物的^{1}H-NMR谱

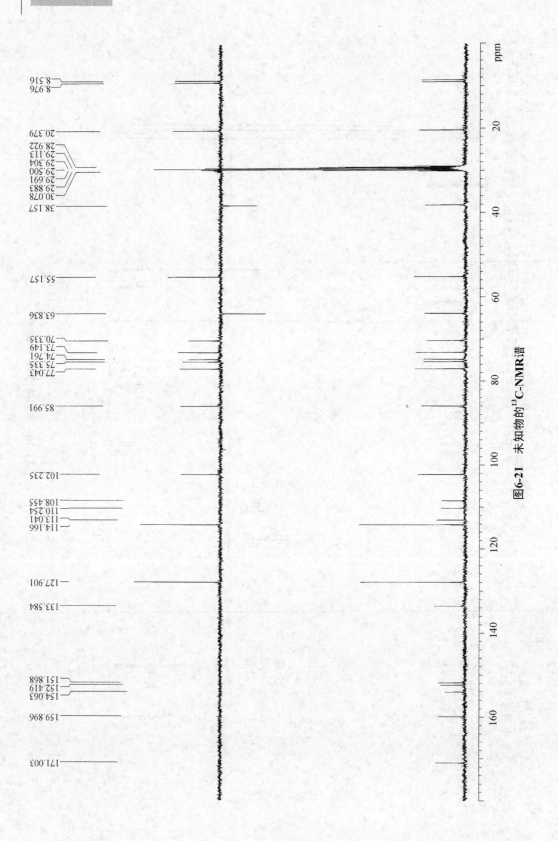

图6-21 未知物的^{13}C-NMR谱

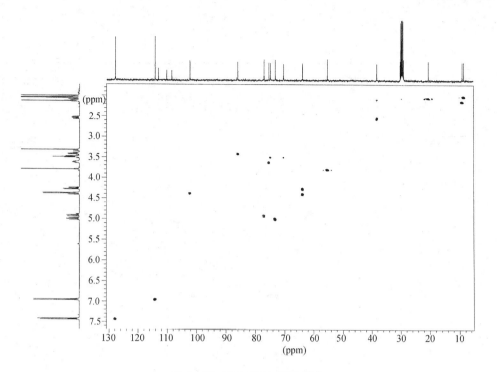

图 6 – 22　未知物的 HSQC 谱

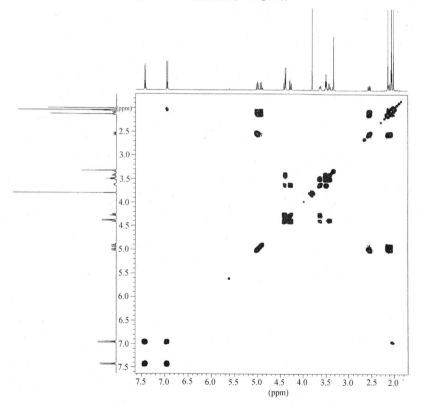

图 6 – 23　未知物的 ^1H – ^1H COSY 谱

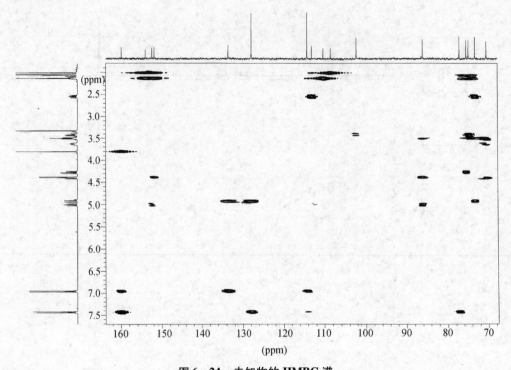

图 6-24   未知物的 HMBC 谱

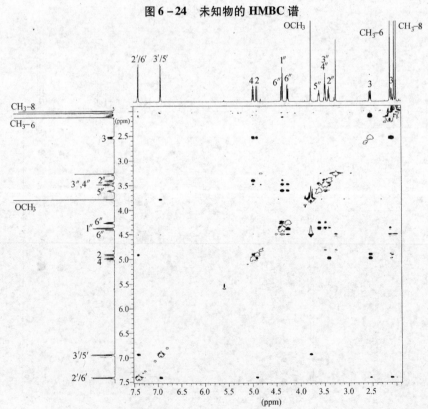

图 6-25   未知物的 ROESY 谱

　　该未知物的氢谱（图6−20）中δ2.05处的信号为溶剂氘代丙酮的信号，在低场区显示有一组 A_2X_2 偶合的芳环质子δ7.44（2H，d，$J=8.8$Hz），6.96（2H，d，$J=8.8$Hz），表明结构中可能有一个对位取代的苯环，在高场区主要显示一个端基质子δ4.38（1H，d，$J=7.2$Hz），一个甲氧基δ3.80（3H，s）和两个甲基信号δ2.14（3H，s），2.01（3H，s）。

　　该未知物的碳谱（图6−21）中δ29.6处为溶剂氘代丙酮信号。碳谱结合 DEPT 谱和 HSQC 谱显示有24个碳信号，包括1个羰基季碳、8个 sp^2 季碳、7个 sp^3 次甲基、2个 sp^2 次甲基、2个 sp^3 亚甲基和4个甲基，其中δ127.9和114.2的两个 sp^2 次甲基信号强度明显加倍，结合氢谱分析应该是对位取代的苯环上一组对称碳原子信号。据此，推测该化合物结构中有26个碳原子，这和高分辨质谱数据获取的分子式相吻合。在一维核磁 ^{1}H 和 ^{13}C−NMR 谱的帮助下，可以获取上述结构信息，然而这还不足以推断出该化合物的具体结构，因此有必要借助 2D−NMR 对化合物的结构进行深入解析。

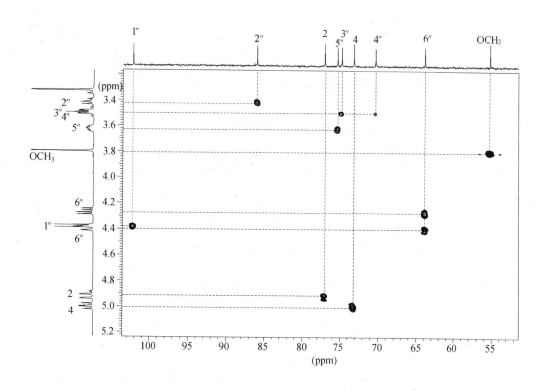

图6−26　未知物的 HSQC 谱局部放大图一

　　HSQC 图谱把一个化合物的氢谱的峰组和碳谱的谱线关联起来，运用图6−26、图6−27中虚线所示的方法可对该化合物中所有与碳原子直接相连的质子信号进行归属，并参考其他谱图得到表6−2，这样就确立了该化合物结构中所有碳原子和氢原子之间的连接关系。

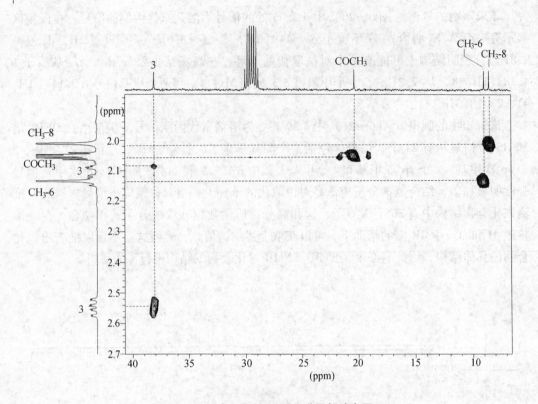

图 6 – 27　未知物的 HSQC 谱局部放大图二

表 6 – 2　未知物的氢谱、DEPT 谱和 HSQC 谱数据

δ_C	碳原子数	碳原子类型	相连的氢原子 δ_H （mult, J in Hz）
77.0	1	CH	4.93 （brd, J=11.0Hz）
38.2	1	CH$_2$	2.55 （ddd, J=13.7, 7.8, 1.6Hz）
			2.11 （m）
73.1	1	CH	5.00 （t, J=7.8Hz）
9.0	1	CH$_3$	2.14 （s）
8.5	1	CH$_3$	2.01 （s）
133.6			
127.9	2	CH	7.44 （d, J=8.8Hz）
114.2	2	CH	6.96 （d, J=8.8Hz）
55.2	1		3.80 （s）
102.2	1	CH	4.38 （d, J=7.2Hz）
86.0	1	CH	3.43 （m）
74.8	1	CH	3.49 （m）
70.3	1	CH	3.49 （m）
75.3	1	CH	3.63 （m）
63.8	1	CH$_2$	4.27 （dd, J=11.9, 5.7Hz）
			4.40 （dd, J=11.9, 2.2Hz）
20.4	1	CH$_3$	2.05 （s）

在结构解析时，HSQC 谱的应用有助于识别[1]H – NMR 谱中的一些重叠质子信号。如在该化合物[1]H – NMR 谱中，$\delta\,4.38\sim4.41$ 处为两个质子的重叠信号，从 HSQC 谱（图 6 –26）中可以清晰地看出该信号为糖上端基质子信号和一个亚甲基（$\delta\,63.8$）质子的部分重叠信号。又如图 6 –21 显示该化合物结构中有一个甲氧基和三个甲基碳信号（$\delta\,55.2$、20.4、9.0、8.5），但是在[1]H – NMR 谱中只显示明显的一个甲氧基和两个甲基信号（$\delta\,3.80$、2.14、2.01）。在 HSQC 谱的帮助下，可以很容易发现另一个甲基信号（$\delta\,2.05$）的存在。在 HSQC 图 6 –27 中可以观察到 $\delta\,20.4$ 的甲基碳信号与 $\delta\,2.05$ 处的质子信号有明显的相关，由于[1]H – NMR 是在氘代丙酮中测定的，该甲基的质子信号正好与溶剂氘代丙酮的溶剂残留信号（$\delta\,2.05$）重叠，致使该甲基信号很容易被误判为溶剂信号。此外，HSQC 谱的解析还有助于识别[1]H – NMR 谱中杂质信号。如[1]H – NMR 谱中 $\delta\,3.33$ 处的单峰信号，经 HSQC 谱分析发现它与所有的碳信号都没有相关，且从峰形和积分面积可排除它是活泼氢的可能，因此判断该信号为杂质信号(残留甲醇的信号)。

^{1}H –^{1}H COSY 谱主要显示[3]J 偶合（邻碳氢的偶合）信息，通过 COSY 相关信号可以直接确定具有邻碳偶合关系的质子峰组。在该化合物的[1]H –^{1}H COSY 谱图 6 –28 中，II –2（$\delta\,4.93$）与 CH$_2$ –3（$\delta\,2.55$，2.11），CH$_2$ –3 与 H –4（$\delta\,5.00$）分别相关，因此推断化合物中含有一个 CH—CH$_2$—CH 结构片段，根据该片段中两个次甲基碳原子的化学位移可知它们均为连氧次甲基。此外还可观察到，芳环质子 $\delta\,7.44$ 与 $\delta\,6.96$ 有相关（图 6 –23），表明它们的邻碳偶合关系，进一步证实对位取代苯环的存在。

该化合物的酸水解反应和一维核磁数据显示其中含有一个 D –葡萄糖。从糖的端基质子（$\delta\,4.38$）的偶合常数（J =7.2Hz）可知化合物中连接的糖是 β – D –glucose。在 HSQC 谱的帮助下，运用 COSY 谱对糖中的碳原子和质子信号进行了完全归属。由于葡萄糖端基质子信号特征明显，容易识别，因此可以采用图 6 –28 所示的方法，从糖的端基质子出发寻找糖上位于同一偶合系统中的质子信号，从而对糖上 1″ –6″位的质子信号依次进行指认。由于该化合物中 D –葡萄糖的 3″、4″位质子信号完全重叠，5″位质子信号的归属难以通过它与 4″质子的相关来确定，但可以通过它与特征明显的 6″位质子的相关进行指认。从 HSQC 谱（图 6 –26）中可知 3″、4″位质子相关的碳信号为 $\delta\,74.8$ 或 70.3，在 HMBC 谱（图 6 –29）中观察到 H –6″（$\delta\,4.40$）与 $\delta\,70.3$ 处碳信号有远程相关，据此确定 $\delta\,70.3$ 为 C –4″碳信号，从而 $\delta\,74.8$ 归属为 C –3″碳信号。通过上述 CO-SY 谱的分析，可知该化合物结构中含有下述结构片段。

由于用 COSY 相关不能跨越杂原子或季碳原子，在该未知物中含有多个季碳和氧原子，因此 COSY 谱提供的结构片段有限。在确定结构单元的连接关系时，HMBC 谱是一种很重要的手段，谱中的相关峰比较常见的是跨越 2~3 个化学键的氢、碳原子的相关，

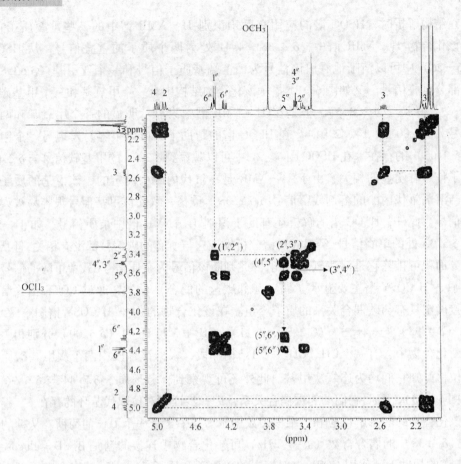

图 6-28   未知物的 $^1H-^1H$ COSY 谱局部放大图

但是也有可能是跨越 4 个化学键的氢、碳原子的相关，因此在 HMBC 解析要考虑多种可能性。在 HMBC 谱的帮助下可以将上述分析获取的结构片段进行延伸，从而获取化合物更完整的结构信息。因此对该化合物 HMBC 谱进行分析，观察到的氢、碳远程偶合相关信号总结于表 6-3 中。

HMBC 谱（图 6-29）中可以观察到 H-4（δ 5.00）与 C-5（δ 151.9）和 C-10（δ 113.0）相关，CH_3-6（δ 2.14）与 C-5（δ 151.9），C-6（δ 110.3）和 C-7（δ 154.1）相关，CH_3-8（δ 2.01）与 C-7（δ 154.1），C-8（δ 108.5）和 C-9（δ 152.4）相关，据此推测 CH—CH_2—CH 结构片段可能与一个全取代的苯环相连，从碳原子的化学位移值可知该苯环上有三个含氧取代芳香碳原子（δ 151.9，154.1，152.4）。结合类似结构化合物的核磁数据，可推知上述结构单元形成了 4,5,7-三取代的 6,8-二甲基色烷环结构。在 HMBC 谱（图 6-24 和 6-29）中 H-2（δ 4.93）与 C-1′/2′（δ 127.9）相关，H-2′/6′（δ 7.44）与 C-2（δ 77.0）相关，表明对位取代的苯环是连接在色烷环的 2 位。甲氧基（δ 3.80）与 C-4′（δ 159.9）间的 HMBC 相关表明甲氧基连接在苷元的 C-4′ 位上。对表 6-3 中 HMBC 数据的细致分析可以进一步确定苷元

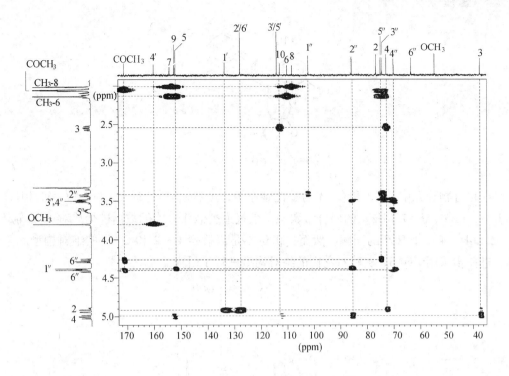

图 6 − 29 未知物的 HMBC 谱局部放大图

部分的结构如下所示：

HMBC 谱（图 6 − 29）中观察到端基质子 H − 1″（δ 4.38）与 C − 5（δ 151.9）相关，可以推知糖是连接在苷元的 5 位上；H − 6″（δ 4.27，4.40）与羰基碳（δ 171.0）相关，确定乙酰基位于葡萄糖的 C − 6″上。对糖基部分的核磁数据进行仔细分析后发现，葡萄糖 C − 2″的化学位移值向低场位移了 δ 12 左右，达到了 δ 86.0，而通常情况下葡萄糖 2 位碳原子的化学位移在 δ 74 左右，而波谱数据显示化合物中又只连有一个葡萄糖，因此推测葡萄糖除了端基质子以外，它的 2 位碳原子 C − 2″还可能与苷元成键相连。对 HMBC 谱仔细分析后发现 H − 4（δ 5.00）与 C − 2″（δ 86.0）有远程偶合（图 6 − 29），因此在苷元的 C − 4 和葡萄糖的 C − 2″之间有一个醚键存在，这样在苷元与葡萄糖之间就形成了一个由 C − 5，C − 10，C − 4，C − 1″，C − 2″和两个氧原子组成的七元环。通过上述波谱数据的分析确定了该化合物的平面结构，如下所示：

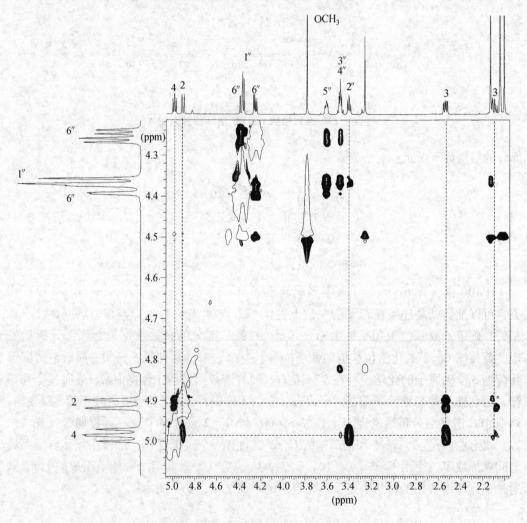

在化合物苷元中 C -2 和 C -4 为手性碳原子，虽然通过将 H -2 （brd, J =11.0Hz）和 H -4 （brd, J =7.8Hz）的偶合常数与文献报道类似化合物的数据进行比对可以确定 H -2 和 H -4 位于 C 环的同侧，然而这仍然不足以确定 C -2 和 C -4 的绝对构型。于是，进一步采用 ROESY 实验对它们的绝对构型进行了研究。

图 6 -30　化合物的 ROESY 谱局部放大图

　　ROESY 谱和 COSY 谱外观相同，有很多相似之处，由于具有 ^3J 偶合的两个氢原子空间距离也较近，因此在 ROESY 谱中也会出现相关峰，因此在 ROESY 谱解析时要注意甄别 ^3J 偶合相关峰。该未知物 ROESY 谱中（图 6 - 30）可以明显的观察到 H - 4 与 H - 2″，H - 4 与 H - 2 分别有 NOE 相关，表明 H - 2″，H - 4 和 H - 2 位于同侧。由于苷元与葡萄糖之间七元环的存在，因为已经确认了苷元 C - 5 位连的糖是 β - D - glucose，因此 H - 2″ 是朝向面外的，也就是处于 β 位，据此推测 H - 4 与 H - 2 均朝向面外，从而最终确定 C - 2 和 C - 4 的绝对构型为 2S，4S。这样，该化合物的结构最终确定为如下所示：

◂┈┈┈┈┈▸　ROESY

表 6 - 3　未知物的 NMR 数据归属

编号	δ_C		δ_H (mult, J in Hz)	HMBC
2	77.0	d	4.93（brd，J=11.0 Hz）	C -1′，C -2′/6′，C -4
3	38.2	t	2.55（ddd，J=13.7，7.8，1.6Hz）	C -4，C -10
			2.11（m）	
4	73.1	d	5.00（t，J=7.8Hz）	C -5，C -10，C -2″，C -3
5	151.9	s		
6	110.3	s		
7	154.1	s		
8	108.5	s		
9	152.4	s		
10	113.0	s		
CH₃ -6	9.0	q	2.14（s）	C -5，C -7，C -6
CH₃ -8	8.5	q	2.01（s）	C -7，C -8，C -9
1′	133.6	s		
2′，6′	127.9	d	7.44（d，J=8.8Hz）	C -2，C -4′，C -2′/6′，C -3′/5′
3′，5′	114.2	d	6.96（d，J=8.8Hz）	C -1′，C -4′，C -3′/5′
4′	159.9	s		
OCH₃ -4′	55.2	q	3.80（s）	C -4′
O - glc -5				
1″	102.2	d	4.38（d，J=7.2Hz）	C -5，C -2″
2″	86.0	d	3.43（m）	C -3″，C -1″
3″	74.8	d	3.49（m）	C -2″，C -4″
4″	70.3	d	3.49（m）	C -3″，C -5″
5″	75.3	d	3.63（m）	C -4″
6″	63.8	t	4.27（dd，J=11.9，5.7Hz）	C＝O，C -5″
			4.40（dd，J=11.9，2.2Hz）	C＝O，C -4″
COCH₃	171.0	s		
COCH₃	20.4	q	2.05（s）	C＝O

练习题

从某植物中分离得到一天然产物，分子式为 $C_{28}H_{26}O_{13}$，其水解产物中含有 D – 葡萄糖（S_1）、没食子酸（S_2）和一个查耳酮类化合物（S_3）。请根据图 6 –31A 至图 6 – 31K 所示的 ^1H – NMR（400MHz，acetone – d_6）、^{13}C – NMR（100MHz，acetone – d_6）和各种 2D – NMR 数据确定 S_1、S_2、S_3 三个结构片段的连接方式以及苷键的构型。

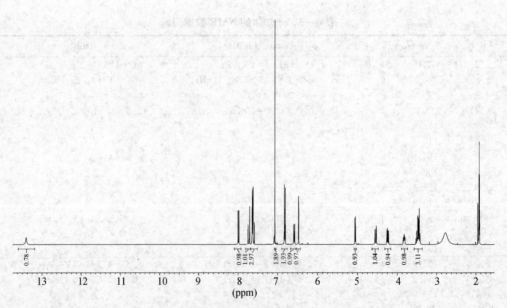

图 6 – 31A   化合物的 ^1H – NMR 谱（400MHz）

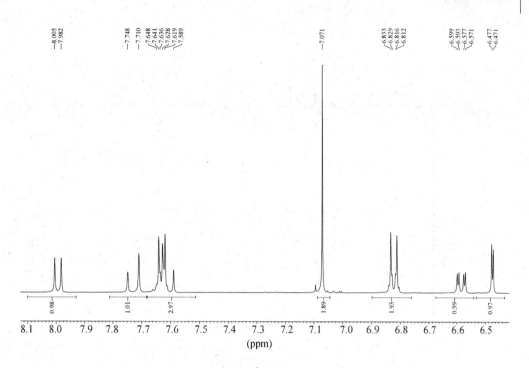

图 6-31B 化合物的 ^{1}H-NMR 谱局部放大图

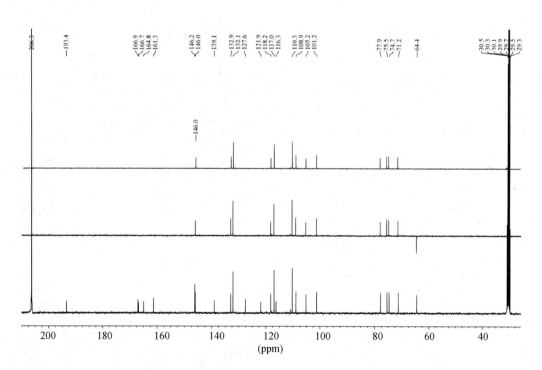

图 6-31C 化合物的 ^{13}C-NMR（100MHz）谱

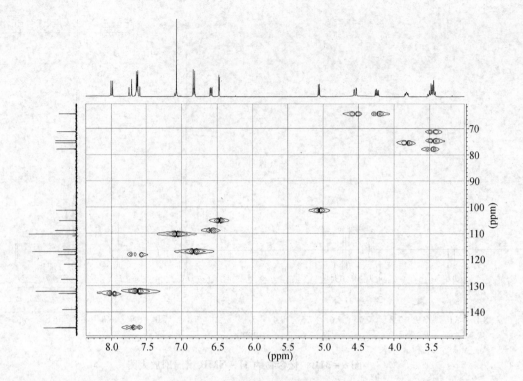

图 6 – 31D　化合物的 HSQC 谱

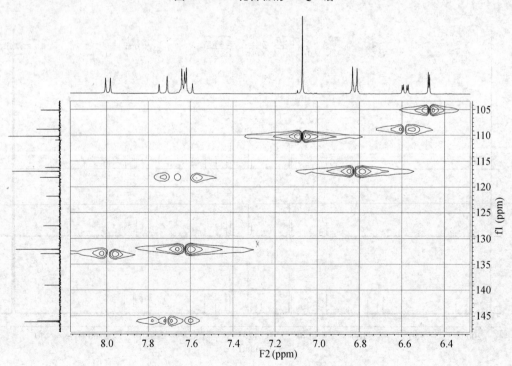

图 6 – 31E　化合物的 HSQC 谱局部放大图

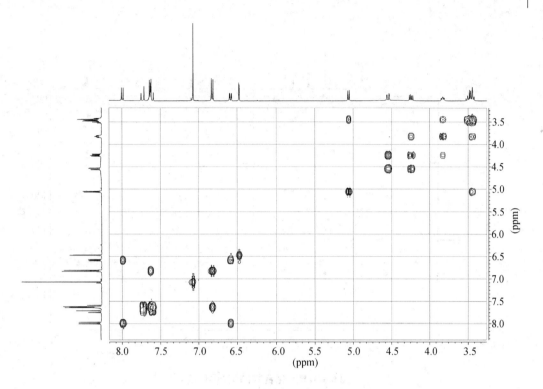

图 6 – 31F　化合物的^{1}H – ^{1}H COSY 谱

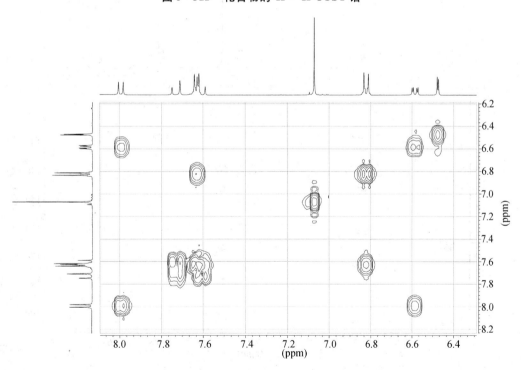

图 6 – 31G　化合物的^{1}H – ^{1}H COSY 谱局部放大图

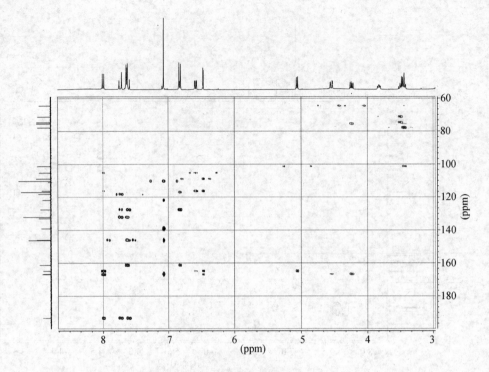

图 6－31H　化合物的 HMBC 谱

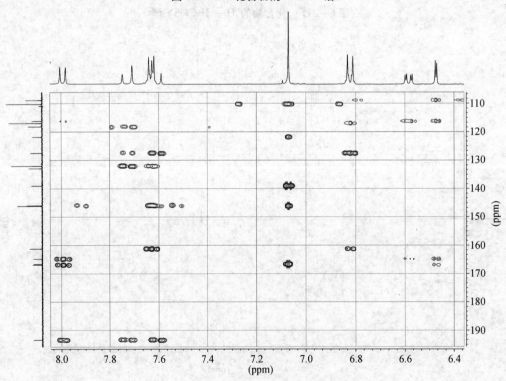

图 6－31I　化合物的 HMBC 谱局部放大图一

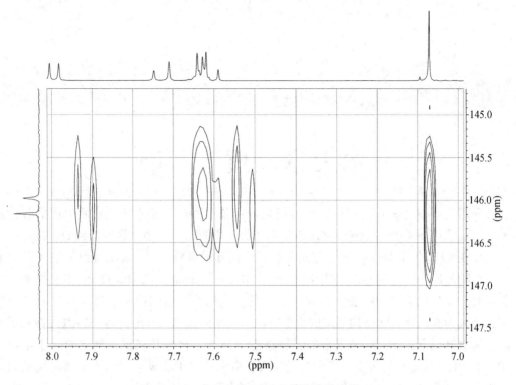

图 6 – 31J 化合物的 HMBC 谱局部放大图二

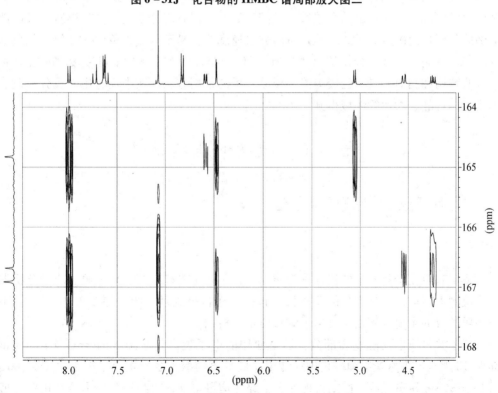

图 6 – 31K 化合物的 HMBC 谱局部放大图三

第七章　质　　谱

质谱（mass spectrum　MS）就是把化合物分子通过一定方式裂解后生成的各种离子，按其质量 m 和所带电荷 z 之比值 m/z（简称质荷比）大小排列而得到的图谱。

早在 1911 年 J. Thompson 就记录了第一张低分子量质谱图，此后陆续发表了各类有机化合物的质谱，特别是在 20 世纪 50 年代 Beyon、Bienann 和 McLafferty 相继提出"官能团对分子中化学键的断裂有引导作用"的理论以来，质谱得到了迅速发展和广泛应用，已成为有机化合物结构鉴定的重要方法。与紫外光谱、红外光谱、核磁共振光谱相比，质谱有以下特点：一是质谱的灵敏度远远高于其他三种光谱，测定的最小量可达 10^{-10} g，因此样品用量极少，通常只需要几个微克，对于从天然产物中分离得到的微量物质来说，质谱是极为有效的鉴定方法。二是质谱是唯一可以确定分子式的方法，低分辨质谱可以确定分子量，结合碳谱、氢谱等波谱数据确定分子式；高分辨质谱可以测定准确的分子量而确定分子式。三是质谱分析速度快，易于与气相色谱、高效液相色谱等方法实现联用，实现混合物的分离分析，GC-MS、HPLC-MS 都可直接分析混合物各组分的结构和相对含量，已成为混合样品分析的常用方法，在中草药化学成分检测、化学化工、食品、农业等领域得到广泛的应用。

第一节　质谱的基本原理

一、质谱仪与质谱的基本原理

（一）质谱仪

测定有机化合物质谱的仪器称为质谱仪，主要由进样系统、离子源、质量分析器和离子检测器组成，此外现代的质谱仪还包括一个数据处理系统，如图 7-1 所示。不同类型质谱仪的主要区别在于其离子源和质量分析器。

离子源是质谱仪的重要部分，最早使用的电子轰击离子源（electron impact ionization，EI）至今仍然是结构分析中最常用、最重要的离子源，主要是因为电子轰击质谱（EI-MS）最易实现，且谱图重现性好，碎片信息丰富，对结构分析十分有用。一般的质谱图谱集、数据表以及将要讨论的各种分子的断裂规律指的都是电子轰击质谱。

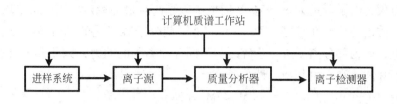

图 7 − 1　质谱仪系统示意图

（二）质谱的基本原理

以电子轰击质谱为例，质谱的基本原理是：样品分子在 10^{-5}Pa 左右，由进样系统导入离子源的离子化室进行气化，分子被 $50\sim100$ev（常用 70 ev）能量的电子流轰击发生电离和裂解，生成各种 m/z（质荷比）不同的正离子，这些正离子被逐级加速电压加速，在磁场中运动方向发生偏转，不同 m/z 的离子依次通过收集狭缝到达收集器，经放大记录得到质谱图，这样测得的质谱称为电子轰击质谱。

下面结合质谱仪的结构，进一步阐明电子轰击质谱产生的具体过程。

1. 进样　样品经过进样系统进入质谱仪，分为加热进样和非加热直接进样。加热进样系统主要用于气体和低沸点液体样品，样品经加热气化后通过可控狭缝进入电离室；而对一些热不稳定或难以气化的样品可用非加热进样法将样品直接送入电离室。

2. 电离　样品的电离和裂解主要是在离子源中进行的，图 7 −2 是 EI 离子源的结构图。

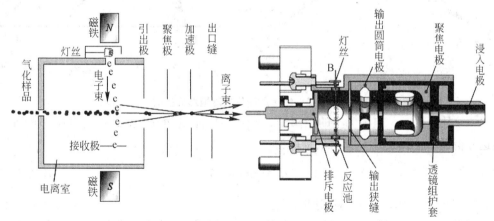

图 7 − 2　EI 离子源的结构图

阴极灯丝（钨或铼丝）温度达 2000℃ 左右，产生电子。在阴极（灯丝）与阳极（接收极）之间加上 70V 电压，热阴极发射出能量为 70eV 的电子束，气态样品分子进入电离室后，受到电子束轰击，分子受激失去电离电位较低的一个价电子形成分子离子（M^{+}）。

$$M + e^{-} \rightarrow M^{+} + 2e^{-}$$

（其中 M^{+} 为分子离子，这里"＋"代表一价正电荷，"·"代表成单电子）。

大多数有机分子的电离电位为 $7\sim15$eV，只要轰击电子束的能量大于此值便可使分子电离。但轰击电子能量为 50~70eV 时电离效率高且最为稳定，因而常采取 70eV 进行轰击，此时质谱的重现性较好。而 70eV 的电子使分子离子化的同时留给分子离子一定的热力学能，成为部分离子进一步碎裂为不同碎片离子的动力，因此分子离子会继续裂解出各种碎片离子和自由基或中性分子：

$$M^{\overset{\cdot}{+}} \rightarrow M_1^+ + N \rightarrow \cdots$$

$$M^{\overset{\cdot}{+}} \rightarrow M_2^+ + N \cdot \rightarrow \cdots$$

也可能产生负离子，但负离子被吸收到排斥电极中被中和，随真空系统抽出。正离子则被推斥电极推出电离室，并被逐级加速电压加速，经离子聚焦电极，将离子聚焦为散角较小的离子束，飞出离子源，经出口狭缝进入分析器。

3. 质量分析 质量分析器是质谱仪的核心部分，其作用是将离子源中产生的离子进行分离和聚焦，使之按质荷比 m/z 的大小顺序分开，然后经检测记录成质谱。用于有机质谱仪的质量分析器有单聚焦分析器、双聚焦分析器、四极杆分析器、离子阱分析器、回旋共振分析器和飞行时间分析器等。

单聚焦质谱使用磁扇形分析器，双聚焦质谱使用扇形静电场分析器和扇形磁场分析器。这样的质量分析器曾经是质谱仪的主体，至今仍然发挥着重要作用。图 7-3 为常用的尼尔（Nier）质谱仪的磁扇形分析器。

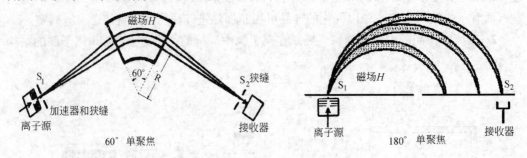

图 7-3 Nier 质谱仪的磁扇形分析器

一个质量为 m，电荷为 z 的正离子，若其初始能量为 0，受到加速电压 V 的加速，到达分析器的进口狭缝 S_1 具有的动能为：

$$E = \frac{1}{2}mv^2 = zV \qquad （式 7-1）$$

式 7-1 中 v 为离子的运动速度。

离子进入磁分析器后，受到磁场洛伦兹力的作用而作曲率半径为 R 的圆周运动，圆周运动的离心力要与洛伦兹力平衡，即：

$$\frac{mv^2}{R} = HzV \qquad （式 7-2）$$

式 7-2 中 H 为磁分析器的磁场强度。

由以上两式可推导出：

$$\frac{m}{z} = \frac{H^2R^2}{2V} \qquad （式 7-3）$$

对于一定的质谱仪器来说，离子源的出口狭缝 S_1 及分析器出口狭缝 S_2 的位置是固定的，检测器（如电子倍增器）的位置是固定的，即 R 是一定的。根据式 7-3 可在 V 不变的情况下，逐渐加大磁场强度 H，进入狭缝被接收正离子的 m/z 值也将逐渐增大，这是磁场扫描；或者 H 不变，逐渐加大电场电压 V，则进入狭缝被接收离子的 m/z 值将逐渐减少，这是电场扫描。飞行离子通过磁场之后，使 m/z 不同的离子得到分离，称为质量色散；同时还可以把 m/z 相同、以不同方向进入扇形磁分析器的离子重新聚集在接收器狭缝处，称为方向（角度）聚焦。然后射出磁场，经狭缝 S_2 进入检测器。

在单聚焦质量分析器中，把离子的初始动能假设为零，离子进入分析器的动能只取决于加速电压，但事实上，离子被加速电场加速之前其初始动能并不为零，而且能量各不相同，即使是相同 m/z 的离子，初始能量也略有不同，表明离子源中的离子有一定的能量分散，经加速后离子的速度也略有差别，因此经过磁场偏转后其曲率半径也不完全一样，不能准确会聚在一起，因此单聚焦质谱仪的分辨率较低，一般在 1 万以内，为低分辨质谱仪，测得离子的质量只精确到整数单位。

为了提高质谱仪的分辨率，需采用双聚焦质量分析器。图 7-4 为双聚焦质量分析器示意图。

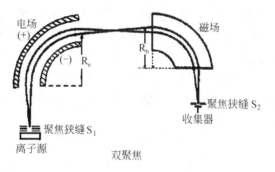

图 7-4 双聚焦质量分析器示意图

双聚焦质量分析器是将一个扇形静电场分析器置于离子源和扇形磁场分析器之间。被加速的离子在进入磁分析器之前先通过静电场分析器，受电场力的作用作圆周运动，向心力等于电场作用力，即：

$$\frac{mv^2}{R_e} = zE \qquad (式7-4)$$

式 7-4 中 R_e 为离子在电场分析器作圆周运动的曲率半径，E 为静电分析器两极的电位差。所以：

$$R_e = \frac{mv^2}{zE} \qquad (式7-5)$$

由式 7-5 可知在一定的 E 下，R_e 取决于离子的动能，动能大的离子 R_e 大，动能小的离子 R_e 小。即有一定能量分布的离子束，经过静电场偏转后，离子会按其能量的大小得到分离，这就是静电场分析器的能量色散作用，离子经方向聚焦进入磁场，在磁场分析器作动量分离，而将速度相等而 m/z 不同的离子分开，实现了能量和方向的双聚焦，达到高分辨率。

双聚焦质谱仪的分辨率可达 1 万至十几万，称为高分辨质谱，可给出离子质量单位至少四位小数的精确度，用于测定离子的元素组成。但是双聚焦质谱仪装置复杂，需要处理的数据庞大，所以通常结构鉴定多用低分辨质谱测定，仅在有必要时再补充高分辨质谱数据。

4. 离子检测　各种离子经过分析器聚集后，通过检测器进行检测，在质谱仪中常用电子倍增器接收检测，它的测定速度快，灵敏度高。

5. 数据记录和处理　用计算机系统对质谱仪进行控制，并进行数据采集、处理、图谱打印。通常还配备包括大量化合物的标准质谱图的数据库，分析时计算机可根据图谱进行检索和比对，给出可能性较大的化合物，高分辨质谱还可给出分子离子及部分碎片离子的元素组成。

二、质谱图

由质谱仪记录下来的是各种正离子的质荷比和峰的强度。除正离子外，在电离室中也会产生的负离子和中性分子，由于负离子被推斥电极所吸收中和，随真空系统抽出，中性分子不被电场加速，也不产生磁场偏转，因此在质谱中均无信号。

质谱的横坐标为质荷比 m/z，从左到右为质荷比增大的方向，多电荷离子十分罕见，质谱图出现的一般都是单电荷离子，因此多数情况下质谱的横坐标即为离子的质量。

质谱的纵坐标为各离子峰的强度，最常见的标示方法为相对丰度，以图谱中最强的峰为基峰，把基峰的强度定为 100%，其他离子的峰强度以其百分数来表示。这样表示的质谱图又称为棒图。

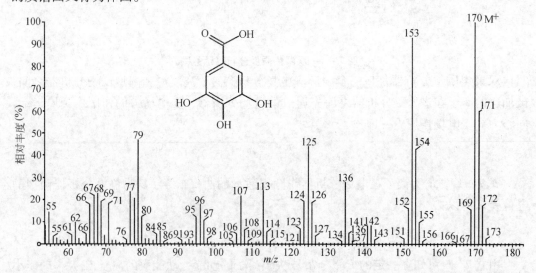

图 7-5　没食子酸的电子轰击质谱

图 7-5 为没食子酸的质谱图。其中 m/z 为 170 的分子离子峰强度最大，是基峰，丰度较大的碎片离子 153、125 相对丰度分别为 92% 和 45%。

三、质谱在有机化合物结构鉴定中的作用

质谱最重要的作用是测定化合物的分子量，确定分子式，而这对化合物的结构鉴定是极其重要的。

除^{12}C外有机化合物中各种元素的所有天然同位素的质量都不是整数（见表7-1），因此由相同数目的质子、中子和电子组成的不同分子具有不同的精确分子质量。例如$C_{11}H_{20}O_2$、$C_{11}H_{24}N_2$的整数分子质量都是184，但其精确分子质量却不相同：$C_{11}H_{20}O_2$为184.1463，$C_{11}H_{24}N_2$为184.1939。高分辨质谱测得化合物精密分子量，误差在百万分之十以内，可以测定离子的元素组成，因此，用高分辨质谱即可区别这两种分子。可见通过高分辨质谱给出的精确分子质量，可直接计算该化合物的分子式，为化合物结构的推断提供重要依据。

低分辨质谱可以测定分子和碎片离子的整数质量，同时显示出相应同位素离子的相对丰度，根据同位素峰的相对丰度能够估计可能的分子式，也可以结合碳谱和氢谱等光谱数据或元素分析数据推导化合物的分子式。

还可以根据各类化合物的裂解规律分析其中各种离子的数据，从而得到有机化合物的片断结构和官能团存在的相关信息，结合其他光谱和理化数据确定化合物的结构。

第二节　质谱的类型

质谱的类型，比较典型的分类方法是按离子源类型和质量分析器类型进行分类。由于离子源的不同，而导致化合物碎片裂解情况具有明显差异，直接影响到质谱的解析和应用范围，因而按离子源进行分类，最为人们所熟知。

一、按离子源分类

离子源的功能是将进样系统引入的样品分子转化成离子。可以将离子源看作是比较高级的反应器，其中样品发生一系列的特征电离、降解反应，其作用在很短时间（约$1\mu s$）内发生，所以可以快速获得质谱。离子源是质谱仪的心脏，选择适当的离子源是样品分析成败的关键。

由于离子化所需要的能量随分子不同差异很大，因此，对于不同的分子应选择不同的电离方法。通常能给样品较大能量的电离方法称为硬电离方法，而给样品较小能量的电离方法称为软电离方法，后一种方法适用于易分解或易电离的样品。

质谱的离子源类型包括电子轰击型（EI）、化学电离型（CI）、场致电离型（FI）、场解吸型（FD）和快原子轰击型（FAB）以及近期发展的大气压电离型（APCI）等。

（一）电子轰击源

电子轰击质谱（EI-MS）的工作原理第一节已详细论述，其优点在于：①结构简单，操作方便，灵敏度和分辨率都较高；②电离轰击能量较大（70eV），电离效率高，

应用广泛；③可给出化合物的指纹信息，电离方法成熟，文献中已积累了大量化合物的电子轰击质谱数据，可以依据质谱碎片峰特征在数据库中进行检索比对，通过匹配度（相似度）方式初步获得化合物的结构信息。

缺点在于：①样品必须气化，不能测定难于气化的样品；②分子离子容易被进一步断裂成碎片离子，有时分子离子峰很弱甚至不出现，不利于分子量的测定。

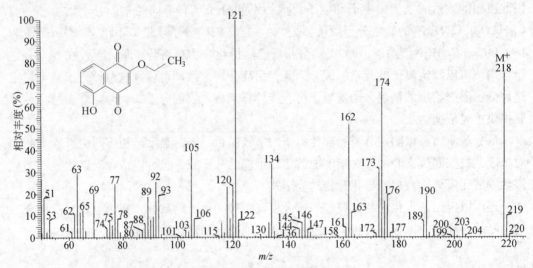

图 7-6 枫杨萘醌 EI-MS

（二）化学电离源

化学电离源（chemical ionization，CI）不是靠高能电子直接轰击样品分子碰撞产生正离子，而是通过反应气体的离子与样品分子碰撞，发生离子-分子碰撞反应来实现对样品分子的电离。样品在被电子轰击之前，样品分子被约 10^4 倍的反应气体（甲烷、丙烷、氨、异丁烷等）所稀释，样品分子直接受到高能电子轰击的几率极小。由于反应气体浓度远远大于样品分子浓度，故首先生成的是反应气体正离子，反应气体正离子再与样品分子发生离子-分子碰撞反应而产生样品分子正离子。电离过程如图 7-7 所示。

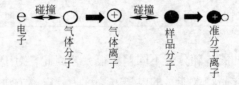

图 7-7 化学电离源示意图

以甲烷反应气体为例，发生的反应可表示如下：

$$CH_4 + e \rightarrow CH_4^{+} + 2e$$

$$CH_4^{+} \rightarrow CH_3^{+} + H\cdot$$

生成的 CH_4^{+} 和 CH_3^{+} 与体系中大量存在的甲烷气体发生二级离子反应：

$$CH_4^{+} + CH_4 \rightarrow CH_5^{+} + CH_3^{+}$$

$$CH_3^{+} + CH_4 \rightarrow C_2H_5^{+} + H_2$$

当样品进入离子源时，样品分子（M）便与二级气体离子 CH_5^+、$C_2H_5^+$ 发生反应：

$$CH_5^+ + M \rightarrow [M+H]^+ + CH_4$$

$$CH_5^+ + M \rightarrow [M-H]^+ + CH_4 + H_2$$

$$C_2H_5^+ + M \rightarrow [M-H]^+ + C_2H_6$$

$$C_2H_5^+ + M \rightarrow [M+H]^+ + C_2H_4$$

其中 $[M+H]^+$、$[M-H]^+$ 称为准分子离子（QM^+）。

化学电离质谱（CI-MS）特点：①通过离子-分子碰撞反应获得的 QM^+ 是二次离子，剩余内能较低，不容易继续裂解，一般 QM^+ 丰度大，有利于获得样品相对分子质量的信息；②CI-MS 究竟形成何种 QM^+，取决于样品和反应气体的性质，若样品的质子亲和力大于反应气体的质子亲和力则易产生 $[M+H]^+$ 离子，反之则形成 $[M-H]^+$ 离子；③样品仍需气化，对热不稳定性和不易挥发的物质不适用；④与 EI-MS 相比，碎片离子少，失去了许多有用的指纹信息。现在的仪器一般都带有 EI/CI 组合源，可以根据需要快速切换。图 7-8 为（S）-吡咯烷-2-羧酸的 CI-MS。

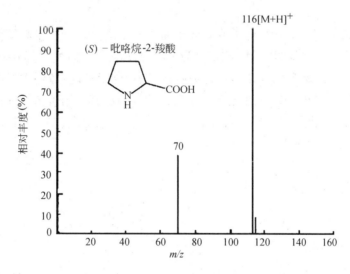

图 7-8 （S）-吡咯烷-2-羧酸的 CI-MS

（三）快原子轰击电离源

惰性气体（氙气或氩气）原子在电离室依靠放电被电离，离子通过电场加速并与热的气体原子碰撞，在原子枪内进行电荷交换，发生电荷和能量转移，得到高能原子束（或离子束），该高能粒子轰击涂在金属极上的靶物（样品分子和基质分子的混合物），使样品分子电离，生成二次离子。产生的样品离子在电场作用下进入质量分析器。如图 7-9 所示。

FAB-MS 有正离子模式和负离子模式。在正离子模式时，准分子离子可能为：基质分子酸性强于样品分子，出现 $[M+H]^+$；加入钠盐钾盐，出现 $[M+Na]^+$、$[M+K]^+$；样品分子中含有碱性基团，出现 $[M-H+2Na]^+$、$[M-H+2K]^+$；另外还有

$[2M+H]^+$、$[3M+H]^+$。在负离子模式时，常见的准分子离子为 $[M-H]^-$。

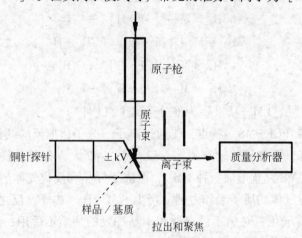

图 7-9 快原子轰击电离源示意图

FAB-MS 的特点：①分子离子或准分子离子峰丰度大，分子量易于测定；但碎片离子峰比 EI-MS 少。②FAB-MS 测定时为了获得较高的灵敏度，样品必须溶于低挥发性的基质（如甘油、聚乙二醇等）中，基质本身的电离裂解会产生干扰峰，在低质量端尤其严重，所以 FAB-MS 对测定分子量较大的样品更有实用价值。③由于电离过程中不必加热气化，因此特别适合于热不稳定、极性大、难挥发、分子量较大的化合物。图 7-10 是黄酮二糖苷的 FAB-MS。

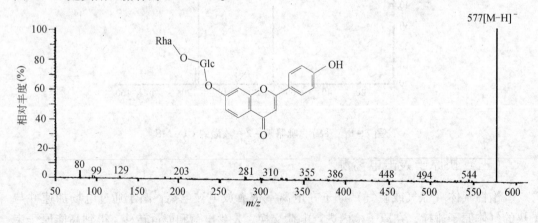

图 7-10 黄酮二糖苷的 FAB-MS

（四）场致和场解吸电离源

1. 场致电离源（field ionization，FI） FI 是利用强电场诱发样品分子的电离。结构如图 7-11 所示。其中最重要的部件是电极，为了达到两电极间极大的电压梯度，阳极需要很尖锐，在其尖端表面做成许多微探针（多尖阵列电极）。在细金属丝或金属针的场发射（正极）与狭缝（负极）间施加高达 7~10kV 的电压差，形成强电场，两极

的电压梯度可达 $10^7 \sim 10^8 V/cm$。

具有较大偶极矩或高极化率的气态样品分子通过两极间时（经过气化从进样管路进入离子源中），受到极大的电压梯度的作用，强电场使价电子以一定的几率穿越位垒而逸出，样品分子电离为正离子。这种电离过程称为场电离或场致电离，适用于气态或可以气化的液态和固态有机化合物样品电离。

由于 FI 的能量约为 $12 \sim 13 eV$，此能量不足以使分子进一步开裂为碎片离子，因此分子离子峰（或准分子离子峰）强度较大，而碎片离子峰很少，图谱较简单。FI－MS 优点是增强分子离子峰的丰度，也可获得 M＋1 和 M－1 的准分子离子，减少了复杂的碎片离子。缺点是灵敏度和分辨率差。

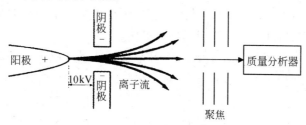

图 7－11　场致电离源示意图

2. 场解吸电离源（field desorption，FD）　场解吸电离源（FD）的原理与场致电离源（FI）相同，差别在于进样方式不同。用 FD 源时样品不需要气化，类似于直接进样，把样品溶液置于阳极发射器的表面，并将溶剂蒸发除去，在强电场中，样品离子直接从固体表面解吸并奔向阴极。

场解吸电离源是一种软电离技术，一般只产生分子离子峰和准分子离子峰，碎片离子峰极少，图谱简单，特别适用于极性大、难气化、对热不稳定的化合物分析。

而 FI－MS 或 FD－MS 分子离子峰或准分子离子峰丰度大，但碎片信息少，如图7－12所示。而有些化合物 EI－MS 难于得到分子离子峰，因此可采用二者相互结合的方法，以达到互补效果，现已有 EI/FI/FD 组合源，在进行复杂未知物的结构分析时，将 EI－MS、FI－MS 或 FD－MS 加以比较，有助于未知物的鉴定。

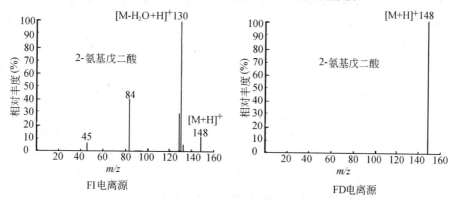

图 7－12　2－氨基戊二酸的 FI－MS 和 FD－MS

（五）大气压电离技术

大气压电离技术（atmospheric pressure ionization mass spectrometry API-MS）包括大气压化学电离、电喷雾、气动辅助电喷雾等。API-MS 的出现极大地推动了有机质谱的发展，可检测相对分子质量 $10 \sim 100000$ 的化合物，质量精度高达 0.02%；对大多数化合物的检测灵敏度高，并可适用于多种接口联机技术。

1. 大气压化学电离（atmospheric pressure chemical ionization，APCI） APCI 是在大气压状态下进行的化学电离，其结构如图 7-13 所示。在气体辅助下，溶剂和样品流过进样毛细管，在毛细管内样品和溶剂被加热气化，在毛细管出口通过喷雾形成样品气溶胶，在毛细管的下游有一个放电针，利用电晕放电使气体和溶剂电离，生成反应离子，反应离子再与样品进行反应实现样品离子化。

具体而言，ACPI 喷嘴的下游放置一个针电极，通过放电电极的高压放电，使空气中某中性分子和溶剂分子电离，产生 H_3O^+、N_2^+、O_2^+ 和 O^+ 等离子，这些离子与样品分子发生离子-分子反应，使样品分子离子化，离子化效率较高。这些反应过程包括质子转移和电荷交换产生正离子；质子脱离和电子捕获产生负离子等。APCI 电离源主要用来分析中等极性的化合物。APCI 主要产生准分子离子，很少得到碎片离子。

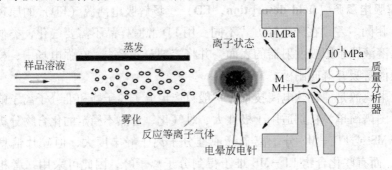

图 7-13　大气压化学电离源示意图

2. 电喷雾（electrospray ionization，ESI）电离源 如图 7-14 所示，ESI 由一个多层套杆组成的电喷雾喷针，溶剂带着离子型或极性试样分子（液相色谱流出物）流过最内层毛细管，外层是喷射气，喷射气采用大流量的氮气，其作用是使喷出的液体容易分散成微小液滴。另外在喷嘴的斜前方还有一个辅助气喷口，在加热辅助气的作用下，喷射出的带电液滴随溶剂的蒸发而逐渐缩小，液滴表面相斥的静电荷密度不断增大，当液滴蒸发到某一程度，达到瑞利极限，即电荷间的库仑排斥力大于液滴的表面张力时，液滴表面的库仑斥力使液滴爆炸，形成更小的带电雾滴。此过程不断重复直至液滴变得足够小、表面电荷形成的电场足够强，最终使样品离子解吸出来。离子产生后，在毛细管的出口处加一高压电场，借助于喷嘴与锥孔之间的电压，在库仑力的作用下，穿过取样孔进入质量分析器。加到喷嘴上的电压可以是正或负。通过调节极性，ESI 可以得到正离子或负离子的质谱。

ESI 是一种新的大气压电离方式，常作为四极杆、飞行时间或傅立叶变换离子回旋

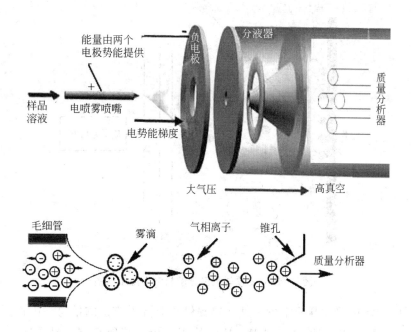

图 7 - 14 电喷雾电离源示意图

质量分析器的离子源，现在已成功地用于液相色谱 - 质谱联用仪（LC - MS）以及毛细管电泳质谱联用仪（CE - MS）的接口和离子化装置。能产生多电荷离子，提供 M$^+$ 的信息，用于生物大分子的分子量测定。图 7 - 15 是苯丙素苷的 ESI - MS。

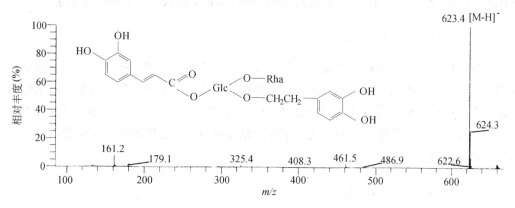

图 7 - 15 苯丙素苷的 ESI - MS

（六）基质辅助激光解析电离源

基质辅助激光解析（matrix assisted laser desorptian ionization，MALDI）电离源如图 7 - 16所示，将被分析的样品置于涂有基质的样品靶上，用一定波长的脉冲式激光照射样品靶，基质分子能够有效地吸收激光能量，使基质分子和样品分子投射到气相并得到电离。激光解吸电离源需要有合适的基质才能获得较好的离子化效率，常用的基质有2,5 - 二羟基苯甲酸、芥子酸、烟酸、α - 氰基 - 4 - 羟基肉桂酸等。

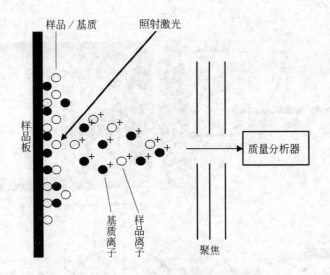

图 7 – 16　基质辅助激光解析电离源示意图

MALDI – MS 中碎片峰非常少，其主要提供相对分子质量的信息，因而适用于混合物的分析。在 MALDI – MS 中，$[M+H]^+$ 峰很突出，其他峰有 $[M+2H]^{2+}$、$[M+3H]^{3+}$、$[2M+H]^+$ 等，也可能出现 $[M+Met]^+$（Met 表示金属原子）。

MALDI – MS 主要用于分析生物大分子及高聚物，得到的多是分子离子、准分子离子，碎片离子和多电荷离子较少。MALDI 电离方法和飞行时间质谱（TOF）联用组成 MALDI – TOF，适合于具有高相对分子质量的化合物如生物大分子的分子量测定。

二、按质量分析器分类

质量分析器的作用是将离子源中产生的离子按质荷比 m/z 的大小顺序分开，然后经检测记录成质谱。质谱仪按质量分析器类型进行分类，包括单聚焦分析器型、双聚焦分析器型、四极杆分析器型、离子阱分析器型、回旋共振分析器型和飞行时间分析器型等。前二者已在上一节进行详细论述，下面简单介绍四极杆分析器和离子阱分析器，其他分析器请参考相关书籍。

（一）四极杆质量分析器

四极杆质量分析器（quadrupole mass fliter，QMF）是由四根互相平行的电极杆以及分别施加于 X、Y 方向的两组高压高频射频组成的电场分析器，如图 7 – 17 所示。四根电极可以是双曲面也可以是圆柱型的电极。其中一对电极加上直流电压 V_{dc}，另一对电极加上射频电压 $V_0\cos\omega t$，即加在两对极杆之间的总电压为（$V_{dc}+V_0\cos\omega t$）。由于射频电压大于直流电压，所以在四极之间的空间处于射频调制的直流电压的两种力作用下的射频场中，离子进入此射频场时，高压高频信号提供了离子在分析器中运动的辅助能量，这一能量是选择性的，只有符合一定数学条件、合适 m/z 的离子才能够稳定的振荡（不被无限制的加速），从而安全的通过四极杆分析器电极间隙而进入检测器，而其他

m/z 的离子则与极杆相撞而被滤去，如图 7 -18 所示。只要保持 $\dfrac{V_{dc}}{V_0}$ 值及射频频率不变，改变 V_{dc} 和 V_0 就可以实现对 m/z 的扫描。

四极杆质量分析器是一种无磁分析器，体积小，重量轻，操作方便，扫描速度快，分辨率较高，适用于色谱 - 质谱联用仪器。

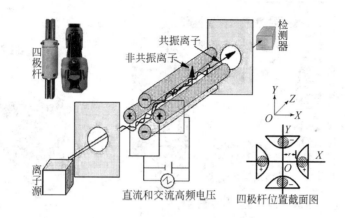

图 7 -17　四极杆质量分析器示意图

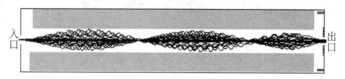

合适质荷比的离子顺利通过四极杆质量分析器

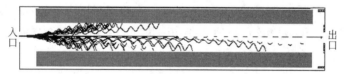

不合适质荷比的离子没有通过四极杆质量分析器

图 7 -18　离子在双曲面四极杆中的飞行轨示意图

（二）离子阱质量分析器

如图 7 -19 所示，离子阱由一对环形电极和两个呈双曲面形的端盖电极组成，环形电极和上下两端盖电极都是绕 Z 轴旋转的双曲面，并满足 $r_0^2 = 2Z_0^2$（r_0 为环形电极的最小半径，Z_0 为两个端盖电极之间的最短距离）。在环形电极上加射频电压 V_{RF} 或再加直流电压，上下两个端盖电极接地。与四极杆分析器类似，离子在阱内的运动遵守所谓马修微分方程，也有类似四极杆分析器的稳定图。在稳定区内的离轨道振幅保持一定大小，可以长时间留在阱内，不稳定区的离子振幅很快增长，撞击到电极而消失。离子阱只有射频电压 V_{RF} 操作，因此离子阱的操作只对应于稳定图上的 X 轴。对于一定质量的离子，在一定的加射频电压 V_{RF} 下，不同质量数的离子按照 m/z 由小到大在稳定图的 X 轴上自右向左排列。当射频电压从小到大扫描时，排在稳定图上的离子由左向右移动，振幅逐渐增大，依次到达稳定图的右边界，离子按质荷比从小到大的顺序逐次从离子阱中引出，进入检测器，记录而获得质谱图。

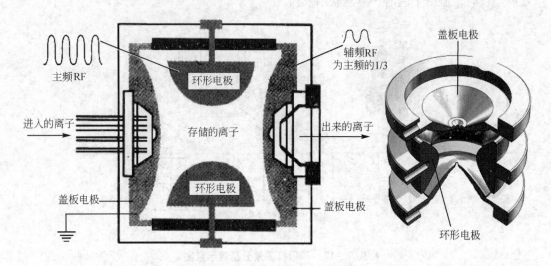

图 7 – 19　离子阱质量分析器示意图

第三节　离子类型

有机质谱中常见的离子主要有：分子离子、同位素离子、碎片离子、亚稳离子等几种类型。因为亚稳离子的测定需要特定的条件，在普通质谱中一般不出现，在此不予讨论。不同类型离子的形成以及它们的位置和强度，与有机化合物分子的结构密切相关。因此，识别这些离子和熟悉其形成规律对质谱的解析十分重要。

一、分子离子

有机化合物分子被高能电子束轰击后，失去一个外层价电子而形成的带正电荷的离子称为分子离子（molecular ion，M^{+}）。

$$M +e \longrightarrow M^{+} +2e$$

有机化合物分子中，电子都是成对的，故分子失去一个电子形成的分子离子，必然是含有奇数个电子的离子。与分子相比，分子离子仅少一个电子，而电子的质量相对于整个分子而言可忽略不计，故分子离子的质荷比 m/z 即为相对分子质量。分子离子在质谱图上对应的峰称为分子离子峰，确定了化合物的分子离子峰，即可确定其相对分子质量，并可由此推断化合物的分子式。

分子离子峰的相对强度与有机化合物的分子结构密切相关，主要取决于分子离子的稳定性。根据分子离子峰的相对强度，可初步推断化合物的类型。芳香族化合物和共轭链烯的分子离子很稳定，在质谱图上分子离子峰很强，大部分都是基峰。脂环类化合物分子离子稳定性次之，质谱图上出现中等强度的分子离子峰。含有羟基或多分支的脂肪族化合物，分子离子稳定性很差，在质谱图上分子离子峰很弱，甚至不出现。一般分子碳链越长，分子离子稳定性越差，分子离子峰越弱。常见化合物分子离子的稳定性大致有如下规律：

芳香族化合物 > 共轭链烯 > 脂环化合物 > 烯烃 > 直链烷烃 > 酰胺 > 酮 > 醛 > 胺 > 脂 > 醚 > 羧酸 > 支链烷烃 > 醇。

因为 n 电子的能量高于 π 电子，π 电子的能量高于 σ 电子，分子受到电子束轰击变成分子离子时，最容易失去的是 n 电子，其次是 π 电子和 σ 电子。表示分子离子时，要尽可能标明正电荷的位置，以便于判断裂解过程中键的断裂部位。如果正电荷的位置不明确，可以用符 ⌐⁺ 在分子式右上角标明。例如：

①分子中含有杂原子，如 O、S、N 等，杂原子上的 n 电子容易失去，正电荷一般在杂原子上：$R_1 \overset{+\cdot}{—O—} R_2$　$R—HC \overset{+\cdot}{=O}$。

②分子中没有杂原子但含有双键，π 键上的 π 电子容易被轰击失去，正电荷一般在双键的某一个 C 原子上：

$$
\begin{array}{ccc}
R_1 & & R_3 \\
\diagdown & & \diagup \\
& C \overset{+\cdot}{} C & \\
\diagup & & \diagdown \\
R_2 & & R_4
\end{array}
$$

③分子中杂原子和双键都没有，正电荷一般在季碳原子上：

$$
\begin{array}{c}
CH_3 \\
| \\
H_3C—\overset{+\cdot}{C}—C_2H_5 \\
| \\
CH_3
\end{array}
$$

④正电荷的位置不明确：

二、同位素离子

自然界中，大多数元素都存在同位素，这些元素的轻、重同位素以恒定的比例稳定地存在于自然界与有机化合物中。常见元素稳定同位素的精密质量与天然丰度见表 7 - 1。

一般将含有同位素的离子称为同位素离子（isotopic ion）。由于含有同位素，在质谱图上会出现比主峰大一到几个质量单位的小峰，这些由于同位素存在而产生的不同质量的离子峰群，称为同位素峰簇（isotopic clusfer）。重同位素峰与丰度最大的轻同位素峰的峰强比符合天然丰度之比。常见元素稳定同位素的天然丰度之比见表 7 - 2。

表 7 - 1   常见元素稳定同位素的精密质量与天然丰度表

元素	同位素	精密质量	天然丰度%	元素	同位素	精密质量	天然丰度%
H	^{1}H	1.007825	99.985	P	^{31}P	30.973763	100.0
	^{2}H	2.014102	0.015	S	^{32}S	31.972072	95.00
C	^{12}C	12.000000	98.931		^{33}S	32.971459	0.76
	^{13}C	13.003355	1.069		^{34}S	33.967868	4.22
N	^{14}N	14.003074	99.63		^{35}S	35.967079	0.02
	^{15}N	15.000109	0.37	Cl	^{35}Cl	34.968853	75.53
O	^{16}O	15.994915	99.76		^{37}Cl	36.999988	24.47
	^{17}O	16.999131	0.04	Br	^{79}Br	78.918336	50.54
	^{18}O	17.999159	0.20		^{81}Br	80.916290	49.46
F	^{19}F	18.998403	100.0	I	^{127}I	126.904477	100

表 7 - 2   常见元素稳定同位素的天然丰度比表

同位素	$\frac{^{13}C}{^{12}C}$	$\frac{^2H}{^1H}$	$\frac{^{17}O}{^{16}O}$	$\frac{^{18}O}{^{16}O}$	$\frac{^{33}S}{^{32}S}$	$\frac{^{34}S}{^{32}S}$	$\frac{^{15}N}{^{14}N}$	$\frac{^{37}Cl}{^{35}Cl}$	$\frac{^{81}Br}{^{79}Br}$
丰度比（%）	1.08	0.015	0.040	0.20	0.80	4.44	0.37	32.39	97.86

在质谱中，分子离子的质量是所有元素的轻同位素质量之和。由于质谱测得的是物理相对分子质量，并非我们平时常使用的化学相对分子质量，所以，当分子离子中出现一个或几个某元素的重同位素时，其与分子离子的质量差就能被分辨开，在质谱中可以看到比分子离子大一到几个质量单位的峰——分子离子的同位素峰。根据分子离子的质荷比及其同位素峰的丰度，可以确定化合物的分子式。分子离子的同位素峰与分子离子峰的相对丰度之比，如 $\frac{M+1}{M}\%$、$\frac{M+2}{M}\%$、…，符合天然丰度之比。

同位素峰的丰度可以通过概率计算求得。假设一个分子中含有 3 个 C，^{12}C 的丰度为 a，^{13}C 的丰度为 b，则 3 个 C 全部是 ^{12}C 的概率应为 a^3，这就是 M 峰的相对丰度。其中一个 C 为 ^{13}C，剩余两个 C 为 ^{12}C 的概率应为 $C_3^1 a^2 b$，这就是 ^{13}C 对 M +1 峰强度的贡献。同理，出现 2 个 ^{13}C，剩余一个 C 为 ^{12}C 的概率应为 $C_3^2 a b^2$，这就是 ^{13}C 对 M +2 峰强度的贡献。3 个 C 全部是 ^{13}C 的概率应为 b^3，这就是 M +3 峰的丰度。由此可见，此规律符合二项式定理。假设一个分子中含有 n 个某元素，a 为轻同位素的丰度，b 为重同位素的丰度，那么峰 M、M +1、M +2、M +3、…的丰度可以按以下二项式的展开式计算求得：

$$(a+b)^n = C_n^0 a^n + C_n^1 a^{n-1} b + C_n^2 a^{n-2} b^2 + \cdots + C_n^{n-1} ab^{n-1} + C_n^n b^n$$

$$= a^n + \frac{n!}{1!\,(n-1)!} a^{n-1} b^1 + \frac{n!}{2!\,(n-2)!} a^{n-2} b^2 + \cdots + \frac{n!}{(n-1)!\,1!} ab^{n-1} + b^n$$

当有机分子中含有 n 个某元素，在同一分子中只出现一个重同位素时，对 M +1 峰强度的贡献，用二项式展开后的第二项进行计算；当有机分子中含有 n 个某元素，在同一分子中同时出现二个相同的重同位素时，对 M +2 峰强度的贡献，用二项式展开后的第三项进行计算；依此类推。注意：一般以丰度最大的轻同位素为 100% 计算，即 $a = 100\%$，如对于 C，^{12}C 为 100%，则 ^{13}C 为 1.08%，即 $a = 100\%$，$b = 1.08\%$。

当有机分子中含有 n 个 C、H、O、N、S，在同一分子中分别只出现一个比轻同位素大一个质量单位的重同位素（^{13}C、^{2}H、^{17}O、^{15}N、^{33}S）时，他们对 M +1 峰强度的贡献，可用二项式展开后的第二项分别进行计算，然后再求和。由于 ^{2}H、^{17}O 的天然丰度太小，可忽略不计。故有：

$$\frac{[M+1]}{[M]} \times 100\% = 1.08 n_C + 0.37 n_N + 0.80 n_S \qquad (式7-6)$$

当有机分子中含有 n 个 C、H、O、N、S，在同一分子中分别同时出现二个比轻同位素大一个质量单位相同的重同位素（^{13}C$_2$、^{2}H$_2$、^{17}O$_2$、^{15}N$_2$、^{33}S$_2$）时，他们对 M +2 峰强度的贡献，可用二项式展开后的第三项分别进行计算，然后再求和。因为 ^{2}H$_2$ 天然丰度太小，O、N、S 原子数量少，所以 ^{2}H$_2$、^{17}O$_2$、^{15}N$_2$、^{33}S$_2$ 对 M +2 峰强度的贡献小，可忽略不计。在同一分子中分别只出现一个比轻同位素大二个质量单位的重同位素（^{18}O、^{34}S）时，其对 M +2 峰强度的贡献，可用二项式展开后的第二项分别进行计算，然后再求和。故有：

$$\frac{[M+2]}{[M]} \times 100\% = 0.006 n_C^2 + 0.20 n_O + 4.40 n_S \qquad (式7-7)$$

例如，某化合物分子式为 $C_8H_{10}OS$，则：$\frac{[M+1]}{[M]}\% = 1.08 \times 8 + 0.37 \times 0 + 0.80 \times 1 = 9.44$，$\frac{M+2}{M}\% = 0.006 \times 8^2 + 0.20 \times 1 + 4.40 \times 1 \approx 4.98$。

Beynon 在 1963 年应用上述公式，计算了分子量在 250 以内的碳、氢、氧、氮的各种可能组合式的同位素丰度比，并编制成一个表，称为 Beynon 表，表中列出各种组合式的 $\frac{M+1}{M}\%$ 和 $\frac{M+2}{M}\%$ 的数值。利用 Beynon 表和所测到的同位素峰丰度比可以确定化合物的分子式。

自然界中，^{37}Cl 和 ^{81}Br 丰度很大，^{35}Cl 与 ^{37}Cl 的丰度比约为 3:1，^{79}Br 与 ^{81}Br 的丰度比约为 1:1。因此，当化合物分子中含有 Cl、Br 时，M +2 峰相对强度相当大，可以利用同位素峰的丰度比推断分子中是否含有 Cl、Br 原子以及含有的数目。

当分子中含有 1 个氯原子时，M:[M+2] = 100:32.39 ≈ 3:1

当分子中含有 1 个溴原子时，M:[M+2] = 100:97.86 ≈ 1:1

当分子中含有 2 个氯原子时,M:〔M +2〕:〔M +4〕=9:6:1。

当分子中含有 3 个氯原子时,M:〔M +2〕:〔M +4〕:〔M +6〕=27:27:9:1,如 $CHCl_3$:

$$H-\overset{\overset{Cl^{35}}{|}}{\underset{\underset{Cl^{35}}{|}}{C}}-Cl^{35} \qquad H-\overset{\overset{Cl^{35}}{|}}{\underset{\underset{Cl^{37}}{|}}{C}}-Cl^{35} \qquad H-\overset{\overset{Cl^{37}}{|}}{\underset{\underset{Cl^{37}}{|}}{C}}-Cl^{35} \qquad H-\overset{\overset{Cl^{37}}{|}}{\underset{\underset{Cl^{37}}{|}}{C}}-Cl^{37}$$

m/z	118	120	122	124
丰度比(%)	27	27	9	1

三、碎片离子

在电子轰击离子源中,由于电子撞击的能量很大,促使分子离子中的某些不稳定化学键发生断裂,形成丰富的碎片离子(fragment ion)。

除了分子离子不稳定断裂形成碎片离子外,有些不稳定的碎片离子还可继续断裂,形成质荷比 m/z 更小的碎片离子。值得注意的是,某些质荷比 m/z 较小的碎片离子,可以由不同的裂解途径得到。

同一分子离子由于键断裂的位置不同,可产生不同质荷比 m/z 的碎片离子,在质谱图上产生对应的峰称为碎片离子峰。碎片离子峰的相对丰度与化学键断裂的难易和裂解反应产生的产物稳定性密切相关,一般生成稳定的碎片离子或中性分子,相应碎片离子峰的相对丰度越大。对碎片离子峰的 m/z 及其相对丰度进行分析,可推断化合物的分子结构。例如图 7 -20 为正己烷的质谱及其中各种碎片的裂解过程。

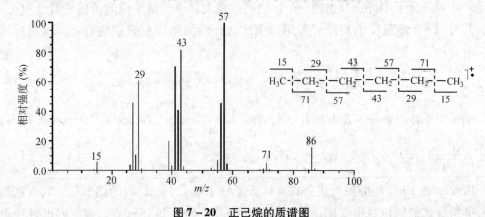

图 7 –20 正己烷的质谱图

第四节 有机分子的裂解

质谱中各种离子的形成,与化合物的结构密切相关,有机分子的裂解存在一定的规律性。因此,研究有机分子的裂解规律对质谱的解析具有十分重要的作用。

一、裂解的表示方法

1. 正电荷表示方法 正电荷一般用“ +”或“ +·”表示,“ +”表明离子中含有偶数个电子，"＋·"表明离子中含有奇数个电子。书写时，应尽可能标明正电荷的位置，以便于说明裂解过程。正电荷一般都在杂原子上或不饱和化合物的 π 键系统上。如果正电荷的位置不清楚，可以用符号⌐⁺或⌐⁺在右上角标明。

2. 电子转移表示方法　电子转移有两种方式：用鱼钩形符号〜表示一个电子的转移，用弯箭头符号〜表示一对电子的同向转移。

二、化学键的断裂方式

常见的化学键断裂方式有三种：均裂、异裂、半异裂。

1. 均裂　成键的一对电子向断裂的双方各转移一个，每个碎片上各保留一个电子。

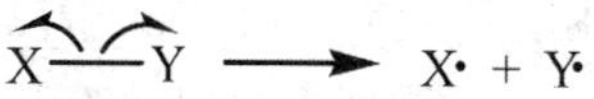

$$X\!-\!Y \longrightarrow X\cdot + Y\cdot$$

2. 异裂　成键的一对电子向断裂的一方转移，两个电子都保留在其中一个碎片上。

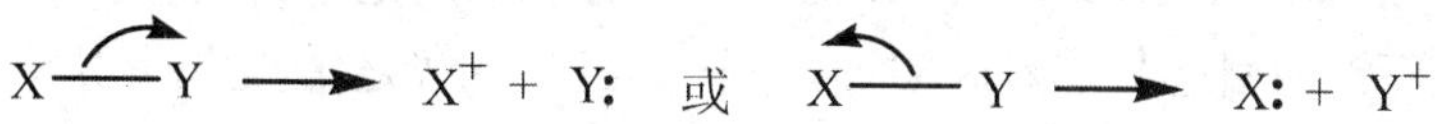

$$X\!-\!Y \longrightarrow X^+ + Y\!: \quad 或 \quad X\!-\!Y \longrightarrow X\!: + Y^+$$

3. 半异裂　已离子化的 σ 键发生断裂，仅存的一个成键电子转移到一个碎片上。

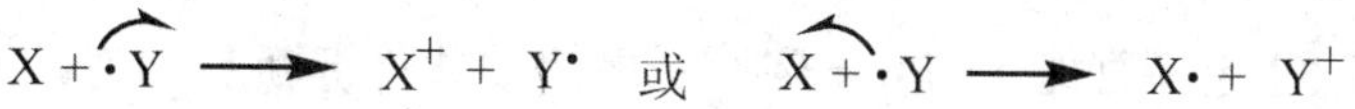

$$X + \cdot Y \longrightarrow X^+ + Y\cdot \quad 或 \quad X + \cdot Y \longrightarrow X\cdot + Y^+$$

三、离子中的质量数和电子数之间的关系

有机化合物分子都具有偶数个电子，当电离失去一个电子时，分子离子的质量数与电子数的关系，取决于有机化合物元素的组成。

1. 由 C、H 或 C、H、O 并含有偶数个 N 原子或不含 N 原子组成的离子，如果质量数为偶数，则必然是含有奇数个电子的离子（用符号"OE$^+$"表示）。如果质量数为奇数，则必然是含有偶数个电子的离子（用符号"EE$^+$"表示）。例如：

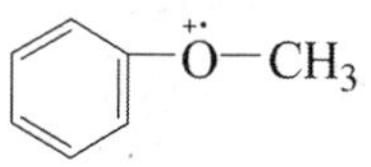

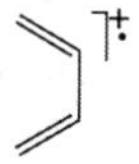

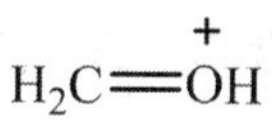

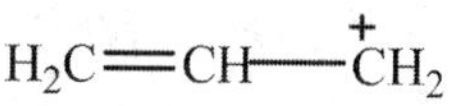

2. 由 C、H 或 C、H、O 并含有奇数个 N 原子组成的离子，如果质量数为偶数，则必然是含有偶数个电子的离子（EE$^+$离子）。如果质量数为奇数，则必然是含有奇数个电子的离子（OE$^+$离子）。例如：

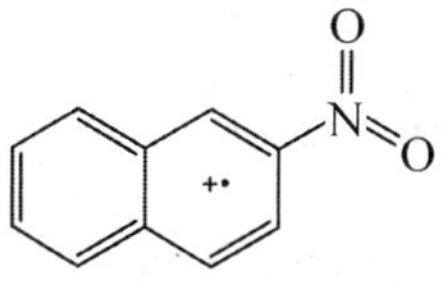

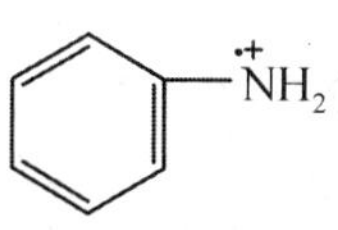

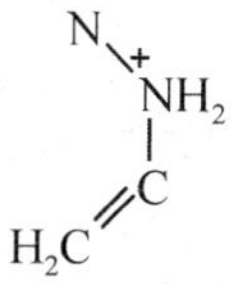

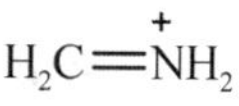

四、裂解类型

正离子的裂解一般分为两大类：简单裂解和重排裂解。简单裂解系指分子离子本身在电子撞击下某一化学键发生断裂，并脱去一个游离基。重排裂解系指在裂解的同时，发生分子内原子或基团的重排，得到的碎片离子是原来分子中并不存在的结构单元。

（一）简单裂解

简单裂解仅一个键发生断裂，并脱去一个游离基。带奇数个电子的离子（$OE^{+\cdot}$ 离子）容易发生简单裂解，裂解后形成的子离子就应为 EE^+ 离子。

$$OE^{+\cdot}_{母} \xrightarrow{\text{简单裂解}} EE^+_{子} + \text{游离基}$$

简单裂解可分为 α-裂解、β-裂解、γ-裂解、i-裂解、σ-断裂。一般认为：α-裂解和 β-裂解是由自由基引发，自由基具有强烈的电子配对倾向，从而发生由游离基重新组成新键而引起相邻键断裂的过程；而 i-裂解是由正电荷引发，正电荷具有吸引或极化相邻成键电子的能力，吸引一对成键电子而引起相邻键断裂，同时发生正电荷位置的迁移。

1. α-裂解　正电荷官能团与 α-碳原子之间的共价键断裂称为 α-裂解。这类裂解主要发生在含有 C—X 或 C=X（X 为杂原子）基团的化合物。例如：

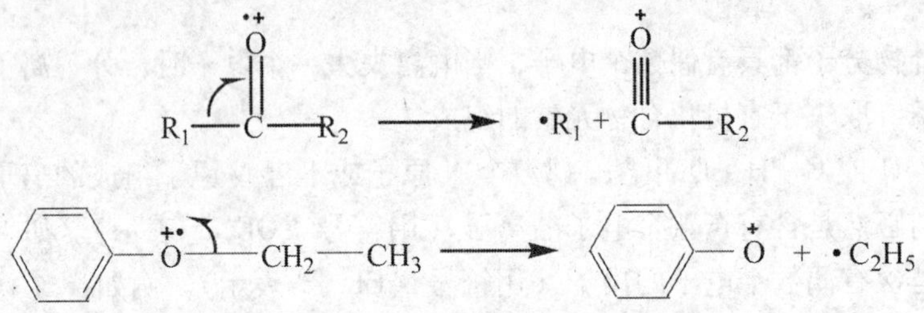

2. β-裂解　正电荷官能团的 C_α—C_β 键的断裂称为 β-裂解。这类裂解主要发生在醇、醚、胺、烯、芳烷等类型化合物。发生断裂的难易顺序：$N > S$，O，$\pi > Cl$，$Br > H$。例如：

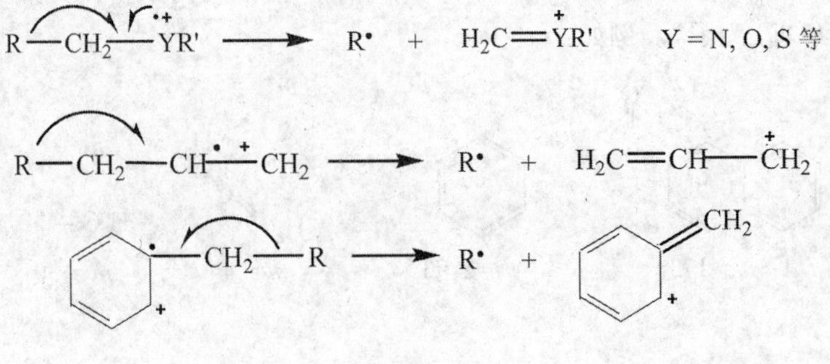

3. γ-裂解　对于酮及其衍生物，以及含 N 杂环的烷基取代物，如果烷基处于连接氧或氮原子的空间位置上，则容易发生 γ 键的断裂生成稳定的四元环。例如：

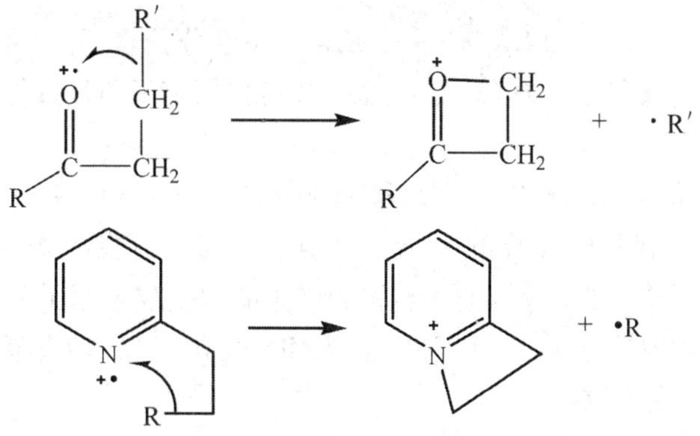

4. i-裂解　发生诱导裂解的原因是由于与正电荷中心相连的键的一对电子全被正电荷中心吸引，在电子撞击下造成该单键断裂和电荷的转移。诱导裂解主要发生在含有 R—X（杂原子）的键上，与电负性有关。诱导裂解难易顺序：Cl，Br > O，S > > N，C。例如：

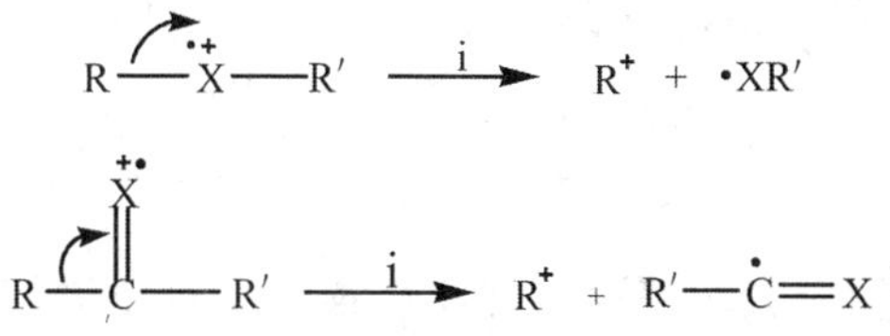

5. σ-断裂　分子中 σ 键在电子轰击下失去一个电子，随后裂解生成碎片离子和游离基，这种裂解方式称为 σ-断裂。σ-断裂多发生在烷烃。对于饱和烃，取代基越多的碳，其 σ 键越容易断裂，形成的正碳离子愈稳定。例如 3-甲基庚烷的质谱裂解：

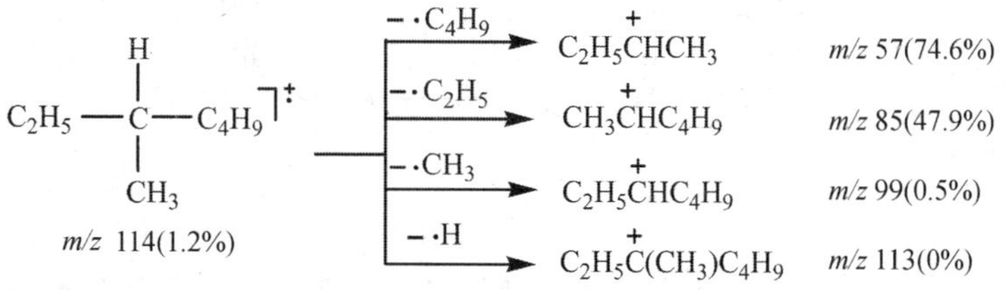

（二）重排裂解

重排裂解需要断裂两个或两个以上的键，分子内原子或基团重新组合，并脱去一个中性分子，产生的离子称为重排离子。含奇数个电子的离子重排裂解后，产生含有奇数个电子的碎片离子；含偶数个电子的离子重排裂解后，一定产生含有偶数个电子的碎片离子。

$$OE_{母}^{+\cdot} \xrightarrow{\text{重排裂解}} OE_{子}^{+\cdot} + 中性分子$$

$$EE_{母}^{+} \xrightarrow{\text{重排裂解}} EE_{子}^{+} + 中性分子$$

由于离子中质量数和电子数有一定关系，故可根据离子质量数推测该离子是否由重排产生。

1. McLafferty 重排　许多含有不饱和中心（如C＝O，C＝N，C＝S及C＝C）的有机化合物，在与不饱和基团相连的 γ 碳上有氢原子时，可发生 McLafferty 重排。重排时，通过六元环中间体过渡，γ 氢原子转移到电离的双键或杂原子上，同时 β 键发生断裂，脱去一个不饱和中性分子。该断裂过程是 McLafferty 在 1956 年首先发现的，因此称为 McLafferty 重排（麦氏重排）。

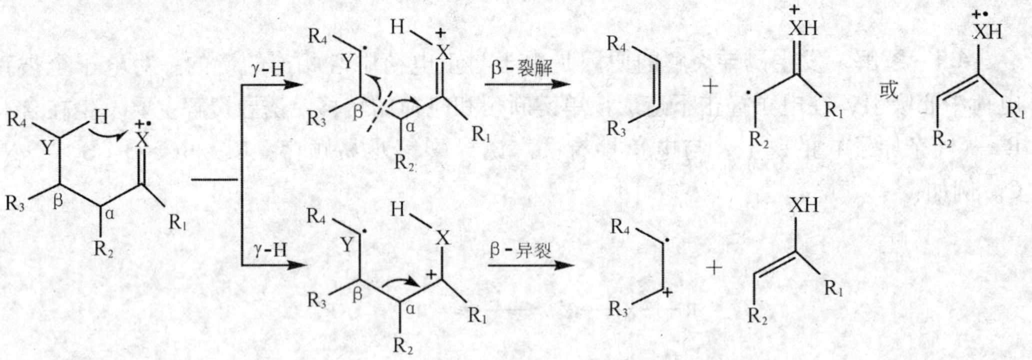

McLafferty 重排在质谱中较为普遍，规律性很强，对质谱解析很有帮助。这种重排有生成两种离子的可能性，但含 π 键的一侧带正电荷的可能性要大些。要注意受取代基的电效应和空间效应的影响 McLafferty 重排有时不能发生。

如果在不饱和中心 α 位上有支链时，一般较大的支链优先通过六元环中间体过渡，发生重排。

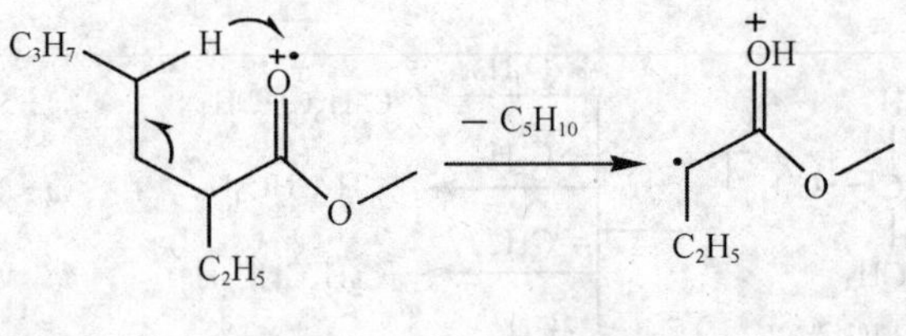

当分子中同时含有二个 γ-H 时，往往是活泼性较高的 γ-H 优先重排，γ-H 的活泼性顺序为：

当不饱和中心与具有两个含三个碳原子以上的链相连并都有 γ－H 时，往往发生二次 McLafferty 重排，且第二次重排更易进行。

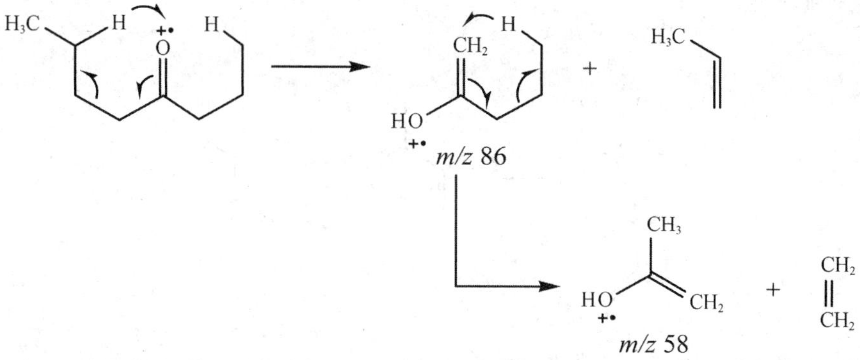

m/z 86

m/z 58

对于酯类化合物，当醇基部分含有二个 γ－H 时，两个氢原子相继转移到正电荷部位，同时发生几个键断裂，结果含有奇数个电子的离子变成含有偶数个电子的离子。这一裂解方式是麦氏重排的特定形式，称为双氢重排（double hydrogen －rearrangement）或 McLafferty ＋1 重排。如：

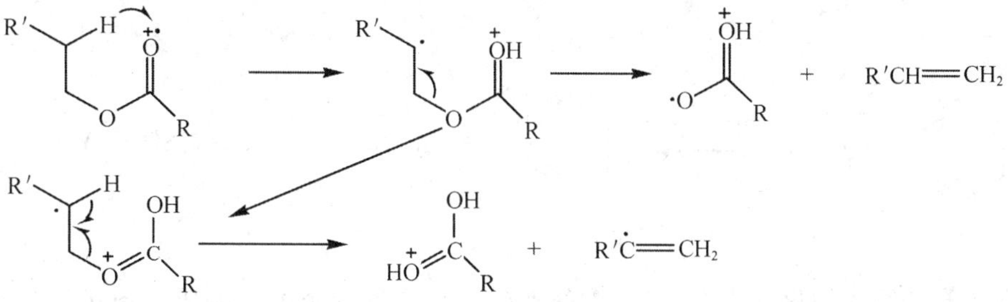

2. RDA 重排　具有环己烯结构类型的化合物可以逆 Diels－Alder 反应进行重排裂解，生成一个共轭二烯正离子及一个烯烃中性分子碎片，这一重排裂解称为 RDA 重排。

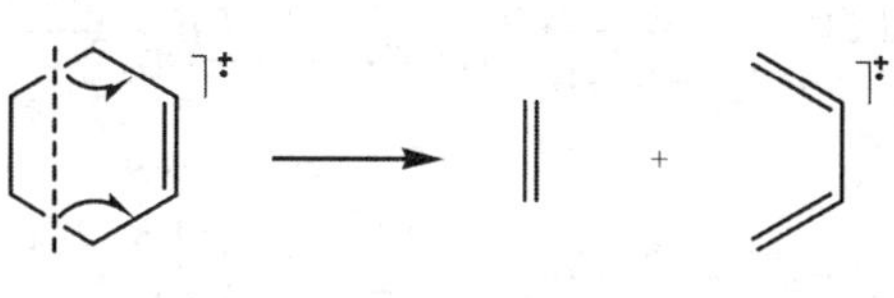

RDA 重排裂解通常得到一个共轭二烯正离子及一个烯烃中性分子，但有时也会产生烯烃正离子和共轭二烯烃中性分子，这取决于两种进程裂解所形成的正离子的稳定性强弱。例如：

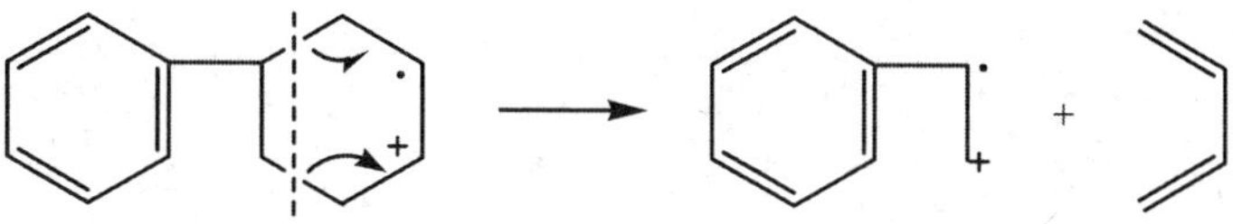

在生物碱、萜类、甾体、黄酮以及脂环类等化合物的质谱图上，经常可以发现 RDA 重排裂解产生的碎片离子峰，对于中草药化学成分的质谱分析很重要。例如萜类的 RDA 重排裂解：

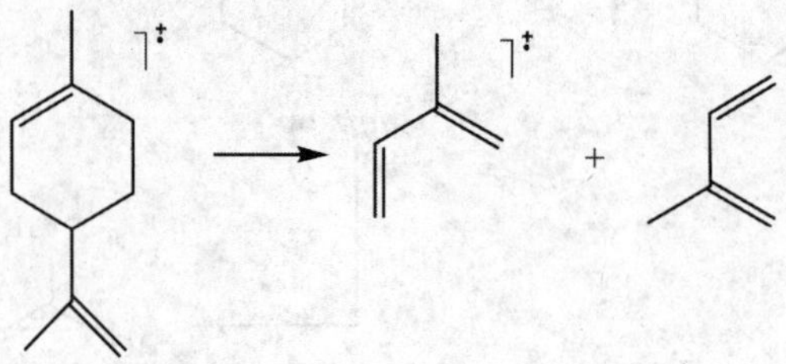

3. 四元环过渡重排　这种重排氢原子通过四元环过渡一般重排到饱和杂原子上。醚、脂、胺及酰胺等类型化合物分子离子常发生四元环过渡重排。

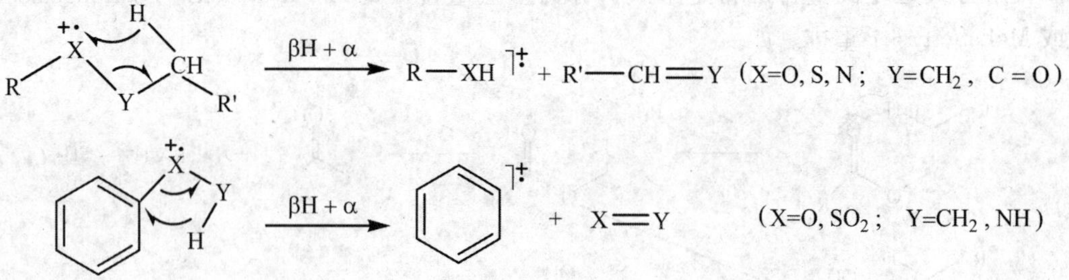

在含有杂原子的化合物中，β-裂解产生的含有偶数个电子的碎片离子极易发生四元环过渡重排，脱去一个中性分子，得到含有偶数个电子的离子。例如：

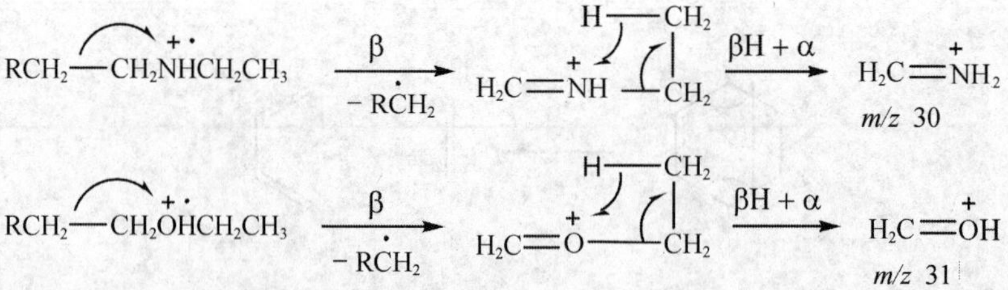

值得注意的是：一些含有杂原子取代基的邻二取代苯常发生六元环过渡重排，脱去一个中性分子碎片。这一过程类似于 RDA 重排，但不是 RDA 重排，我们通常称之为芳环的邻位效应。例如：

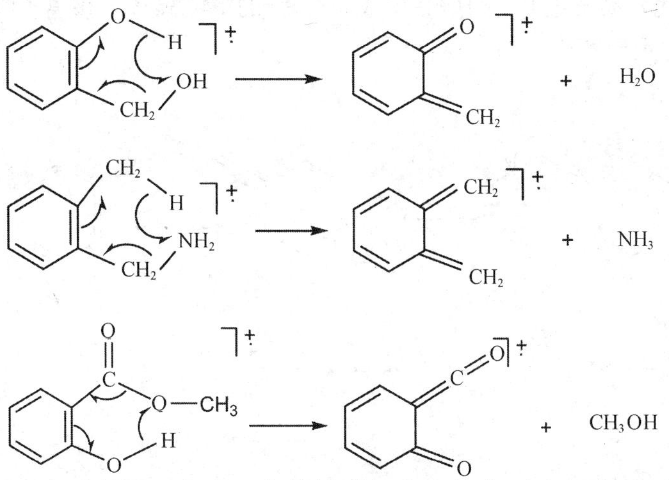

4. 双重重排 当质谱图上出现比由简单裂解产生的离子多两个质量单位的离子峰，同时从相对强度可以看出它不是重同位素引起的，这就是双重重排的结果。这种双重重排常见于乙酯以上的酯类化合物和碳酸酯化合物。

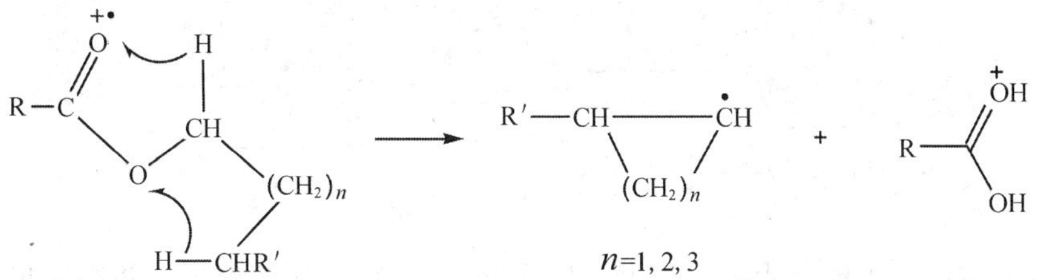

在相邻的两个碳原子上，如有适当的取代基，有时也能发生双重重排。例如乙二醇：

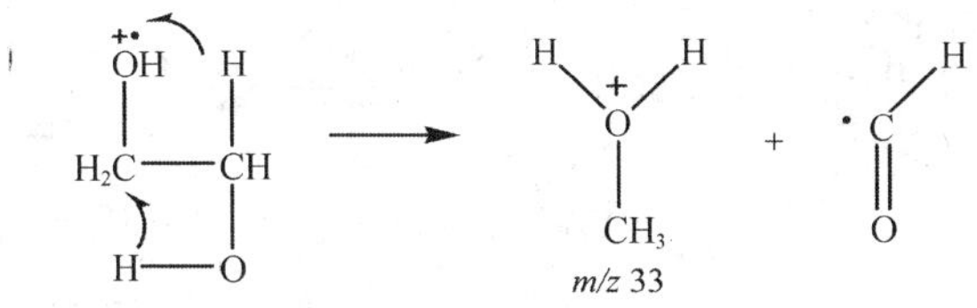

第五节 各类有机化合物的质谱

各类有机化合物由于结构上的差异，在质谱中显示出特有的裂解方式和裂解规律。因此，了解各类化合物的质谱裂解特征，对未知化合物的结构解析十分有帮助。下面对芳烃类、醇与酚类、醛酮类、羧酸及酯类、胺与酰胺类、杂环类化合物的裂解规律和质谱特征进行论述，因篇幅所限，其他类型化合物在此不再论述，请参考相关书籍。

一、芳烃类化合物

1. 分子离子稳定，分子离子峰强。

2. 烷基取代苯易发生 β－裂解，生成 m/z 91 的䓬鎓离子。该离子峰强，多为基峰，是烷基取代苯的重要特征。

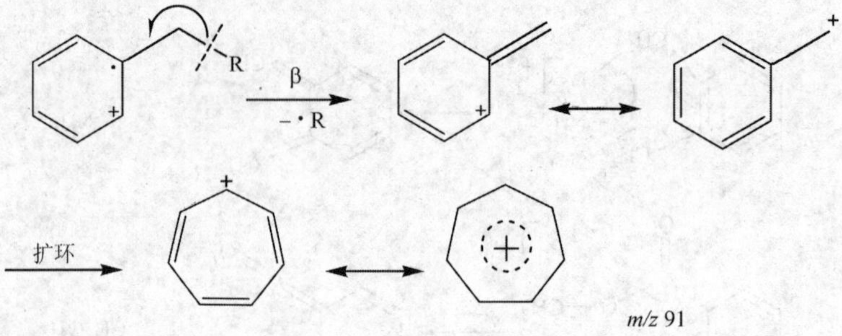

m/z 91

3. 䓬鎓离子可进一步裂解，生成 m/z 65 环戊二烯及 m/z 39 环丙烯正离子。

$C_7H_7^+\ m/z$ 91　　　　$C_5H_5^+\ m/z$ 65　　　　$C_3H_3^+\ m/z$ 39

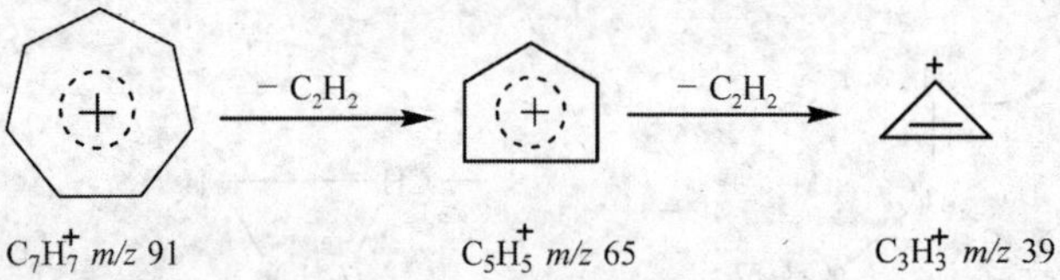

4. 烷基取代苯也能发生 α－裂解，生成 m/z 77 的苯基正离子，并进一步裂解生成 m/z 51 环丁二烯及 m/z 39 环丙烯正离子。

$C_6H_5^+\ m/z$ 77　　　　$C_3H_3^+\ m/z$ 39

$C_4H_3^+\ m/z$ 51

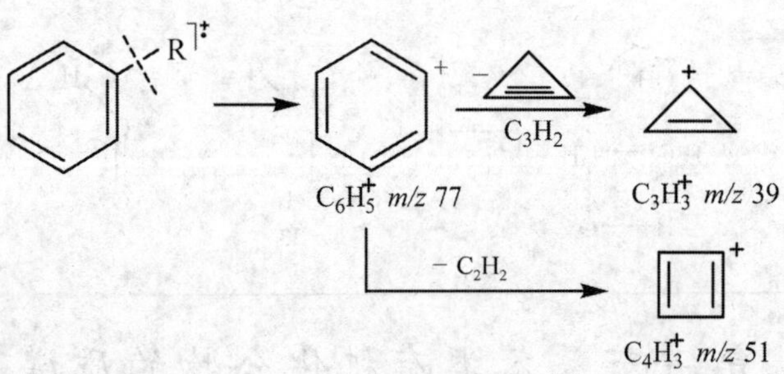

5. 烷基取代苯存在 γ－H，发生麦氏重排，产生 m/z 92 的离子。

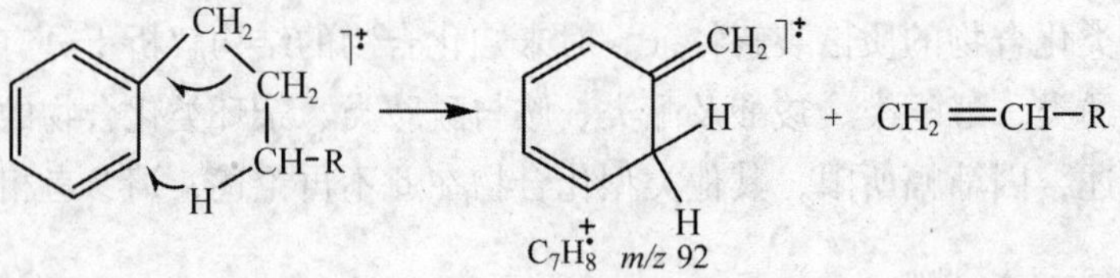

$C_7H_8^+\ m/z$ 92

综合上述，m/z 39、51、65、77、91、92 等离子是芳烃类化合物的特征离子。

例如：正戊基苯的质谱图见图 7－21。

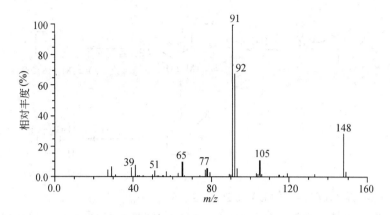

图 7 – 21 正戊基苯的质谱图

二、醇和酚类化合物

1. 醇类化合物

（1）分子离子峰很弱，且随碳链的增长而减弱。

（2）易发生 β – 裂解，生成 m/z（31 + 14n）含氧碎片离子峰。伯醇：m/z（31 + 14n）；仲醇：m/z（45 + 14n）；叔醇：m/z（59 + 14n）。

$$R—CH—\overset{\cdot\cdot}{OH} \xrightarrow{\;\beta\;} CH=\overset{+}{OH} + \cdot R$$
$$\qquad\;\;|\qquad\qquad\qquad\qquad|$$
$$\qquad\;\;R'\qquad\qquad\qquad\quad R'$$

（3）加热脱水：样品进入离子化室，在电子轰击离子化作用之前由于受热发生脱水作用。如：

$$CH_3CH_2CH_2CH_2CH—CH_2 \xrightarrow{-H_2O} CH_3CH_2CH_2CH_2CH=CH_2$$

$$\downarrow -e$$

$$CH_3CH_2CH_2CH_2CH\overset{\cdot\;+}{=}CH_2$$
$$M–18$$

这种脱水是羟基和相邻碳原子上氢脱水，称之为 1,2 – 热脱水，生成相应的烯烃，故加热脱水后的质谱就是相应烯烃的质谱。

（4）当主碳链 $n \geqslant 4$ 时，易发生 1,4 –（主要）或 1,3 – 脱水重排，同时伴随脱乙烯产生〔M –（18 + 28）〕离子峰，β – 碳上有甲基取代则脱丙烯产生〔M –（18 + 42）〕离子峰；或脱烷基产生〔M –（18 + R）〕离子峰；仲醇、叔醇无此裂解。

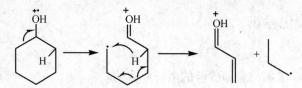

（5）伴随有烷基碎片离子峰 *m/z* 29、43、57、…。

（6）环醇发生复杂裂解（注：环卤、环烃胺及环酮都能发生这种复杂裂解）。

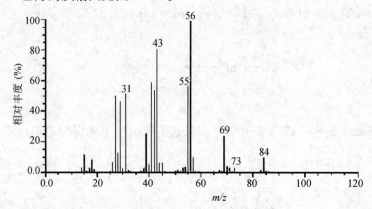

例如：1－己醇的质谱图见图 7－22。

图 7－22　1－己醇的质谱图

2. 酚类化合物

（1）分子离子峰很强，常为基峰。

（2）苯酚的 M－1 峰不强，甲苯酚和苄醇的 M－1 峰很强，因为生成较稳定的䓬鎓离子。

m/z 107（M－1）

（3）酚类和苄醇类最特征的峰是失去 CO 和 CHO 所形成的 M -28 和 M -29 峰。

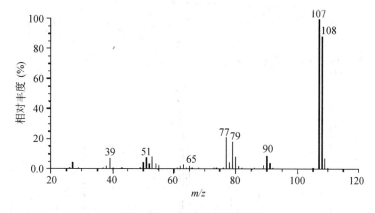

例如：对甲苯酚的质谱图见图 7 -23。

图 7 -23　对甲苯酚的质谱图

三、醛与酮类化合物

1. 醛

（1）有较明显的分子离子峰，芳醛分子离子峰强度比脂肪醛大。

（2）易发生 α -裂解，产生 M -1、M -29、m/z 29 的醛类化合物特征碎片离子峰。

（3）具有 γ-H 的醛，能发生麦氏重排，产生 m/z（44+14n）的碎片离子峰。

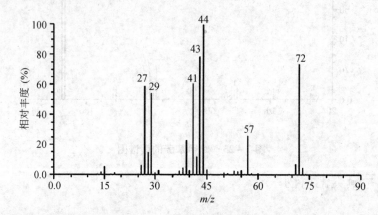

m/z 44

（4）醛还能发生 β 键异裂，产生 m/z（M-43）的碎片离子峰。

$$R-CH_2-CH \xrightarrow[\text{异裂}]{\beta} R^+ + H_2C\!=\!CH-\dot{O}$$
m/z(M-43)

（5）如果最初形成分子离子是从 π 键上丢失一个电子而不是丢失 n 电子，则产生另一种麦氏重排，形成 m/z（M-44）的碎片离子峰。

$$\xrightarrow{\gamma H + \beta 异裂} \quad + \quad$$
m/z（M-44）

例如：正丁醛的质谱图见图 7-24。

图 7-24　正丁醛的质谱图

2. 酮

（1）酮类的分子离子峰很强。

（2）α-裂解，产生含氧碎片离子峰 M-R 或 M-R′。

$$\begin{array}{c} R \\ \diagdown \\ \diagup \\ R \\ (Ar) \end{array} C\!=\!\overset{\bullet\bullet}{O} \quad \begin{array}{c} \xrightarrow{\alpha} R-C\!\equiv\!\overset{+}{O} + \cdot R' \quad (R'>R) \\ \\ \xrightarrow{i} R-C\!\equiv\!\overset{\bullet}{O} + R^+ \end{array}$$

（3）i-裂解生成 m/z（29+14n）烷基碎片离子。

（4）含有 γ-H 可发生麦氏重排，产生 m/z（58+14n）碎片离子峰，是酮的特征峰。如果羰基两边都含有 γ-H，则可发生二次麦氏重排。

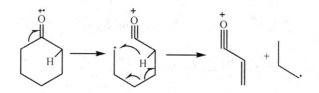

（5）环酮发生复杂裂解。

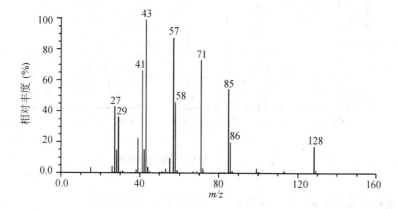

例如：4-辛酮的质谱图见图 7-25。

图 7-25 4-辛酮的质谱图

四、羧酸与酯类化合物

1. 羧酸

（1）分子离子峰一般都较弱，芳酸分子离子峰则较强。

（2）易发生 α-裂解，产生 m/z（M-17）、m/z 45 的碎片离子峰。

（3）i-裂解，产生 m/z（M-45）的碎片离子峰。

（4）含有 $\gamma - H$ 可发生麦氏重排，产生 m/z（$60 + 14n$）碎片离子峰。

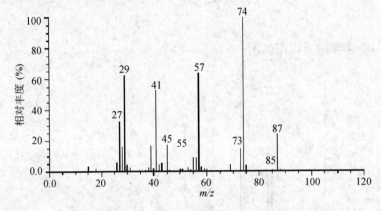

例如：2 - 甲基丁酸的质谱图见图 7 - 26。

图 7 - 26　2 - 甲基丁酸的质谱图

2. 酯

（1）饱和酸酯分子离子峰一般较弱，芳酸酯分子离子峰则较强。

（2）易发生 α - 裂解，产生 M — OR、M — R 的碎片离子峰。

（3）i - 裂解，产生烷基或烷氧基的碎片离子峰。

（4）含有 γ-H 可发生麦氏重排，产生 m/z（74+14n）的碎片离子峰。如果醇基部分含有二个 γ-H，则可发生双氢重排。

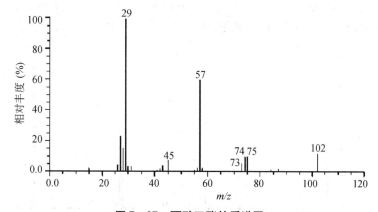

（5）乙酯以上的酯类化合物可发生双重重排，生成 m/z（61+14n）的碎片离子峰。

（6）四元环过渡重排。

例如：丙酸乙酯的质谱图见图 7-27。

图 7-27 丙酸乙酯的质谱图

五、胺与酰胺类化合物

1. 胺

（1）脂肪胺分子离子峰很弱甚至不出现，芳胺分子离子峰则较强。

（2）β-裂解是其最重要的裂解方式，产生 m/z（$30+14n$）的含 N 碎片离子峰。伯胺：m/z 30；仲胺：m/z（$44+14n$）；叔胺：m/z（$58+14n$）。

$$R \longrightarrow CH_2 \longrightarrow \overset{\cdot\cdot}{NH_2} \xrightarrow{\beta} \cdot R + H_2C \overset{+}{=} NH_2$$
$$m/z\ 30$$

（3）四元环过渡重排：仲胺和叔胺 β-裂解产生的碎片离子易发生四元环过渡重排，出现 m/z 30 的离子峰。

$$RH_2C \longrightarrow CH_2 \longrightarrow \overset{\cdot\cdot}{NHR'} \xrightarrow[-\cdot CH_2]{\beta} H_2C \overset{+}{=} NHR' \xrightarrow[R' \geqslant 2C]{\beta H + \alpha} H_2C \overset{+}{=} NH_2$$
$$m/z(44+14n) \qquad m/z\ 30$$

$$\Big\uparrow \begin{array}{c}\beta H+\alpha \\ R'' \geqslant 2C\end{array}$$

$$RH_2C \longrightarrow CH_2 \longrightarrow \overset{\cdot\cdot}{N}\!\!\begin{array}{c}R' \\ R''\end{array} \xrightarrow[-\cdot CH_2]{\beta} H_2C \overset{+}{=} N\!\!\begin{array}{c}R' \\ R''\end{array} \xrightarrow[R' \geqslant 2C]{\beta H+\alpha} H_2C \overset{+}{=} NHR''$$
$$m/z(58+14n) \qquad m/z(44+14n)$$

（4）芳胺有 M-1 中等强度的峰；特征裂解是丢失 HCN。

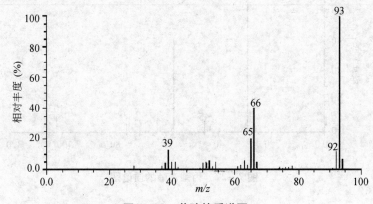

例如：苯胺和二乙胺的质谱分别见图 7-28、图 7-29。

图 7-28　苯胺的质谱图

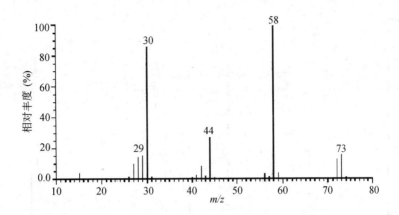

图 7 - 29 二乙胺的质谱图

2. 酰胺

（1）分子离子峰较强。

（2）α-裂解：

$$R—CH_2—C(=O)—NR'R'' \xrightarrow{\alpha} R''R'N—C\overset{+}{\equiv}O \quad m/z(44+14n)$$

$$\xrightarrow{\alpha} RCH_2—C\overset{+}{\equiv}O \quad 或 \quad \overset{+}{N}R'R'' \quad m/z(43+14n) \quad m/z(16+14n)$$

（3）β-裂解与四元环过渡重排：

$$R—CH_2—C(=O)—NR'R'' \xrightarrow{\beta} RCH_2CO\overset{+}{N}R'=CH_2 \xrightarrow[-RCHCO]{\beta H+\alpha} \overset{+}{N}HR'—CH_2 \quad m/z(30+14n)$$

$$\xrightarrow[R'\geqslant 2C]{\beta H+\alpha} H_2\overset{+}{N}=CH_2 \quad m/z\ 30$$

（4）麦氏重排：

$$R—CH_2—C(=O)—NR'R'' \xrightarrow{\gamma H+\beta} CH_2=C(OH)—NR'R'' \quad m/z(59+14n)$$

例如：N,N-二乙基丙酰胺的质谱图见图 7-30。

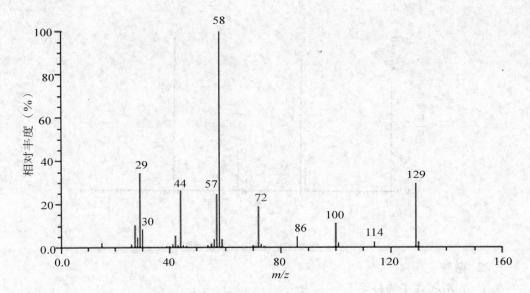

图 7-30 N,N-二乙基丙酰胺的质谱图

六、芳杂环类化合物

芳杂环类化合物分子离子峰一般都较强，随取代基不同，裂解方式不同。

1. 吡啶 可以脱去碎片 HCN，产生 M-27 的碎片离子峰。烷基取代吡啶容易发生 β-裂解，生成 m/z 92 的稳定离子，发生类似烷基取代苯的裂解；如果存在 γ-H 容易发生麦氏重排；如果烷基处于连接 N 原子的位置上，容易发生 γ-裂解。

例如：3-丁基吡啶的质谱图见图 7-31。

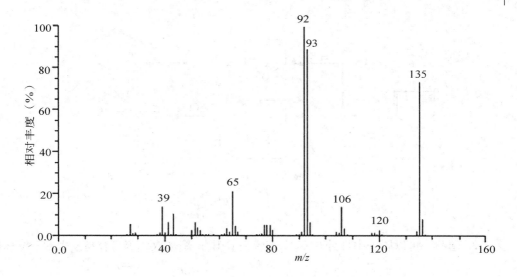

图 7 – 31 3 – 丁基吡啶的质谱图

2. 呋喃 可以脱去中性碎片 CO 或脱去 CHO；烷基取代呋喃容易发生 β – 裂解。

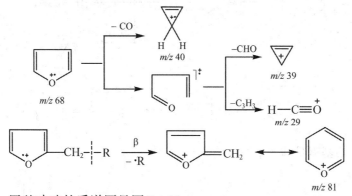

例如：2 – 甲基呋喃的质谱图见图 7 –32。

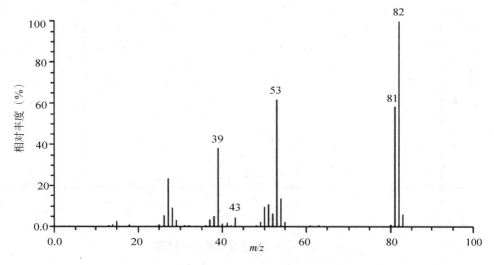

图 7 –32 2 – 甲基呋喃的质谱图

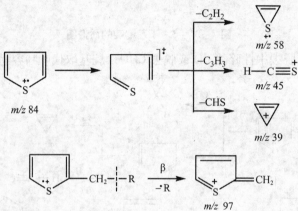

3. 噻吩 可以脱去中性碎片 C_2H_2 或脱去 C_3H_3；烷基取代噻吩容易发生 β-裂解。

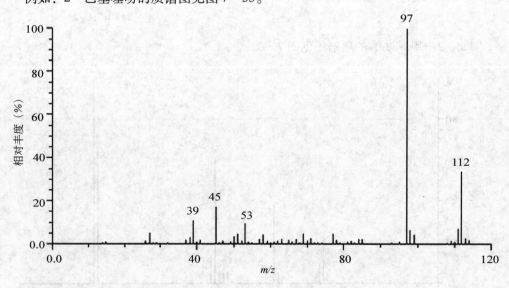

例如：2-乙基噻吩的质谱图见图 7-33。

图 7-33　2-乙基噻吩的质谱图

4. 吡咯 可脱去中性碎片 HCN、C_2H_2 或 CH_2N；烷基取代吡咯容易发生 β-裂解。

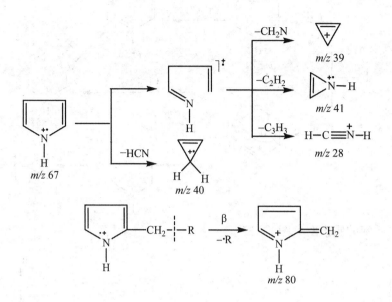

例如：2-乙基-1-H 吡咯的质谱图见图 7-34。

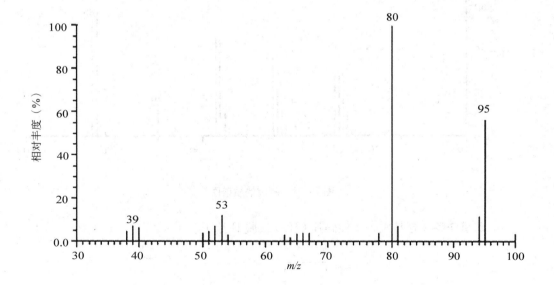

图 7-34 2-乙基-1-H 吡咯的质谱图

5. 哌啶 容易脱去一个 H 原子，形成较强的 M-1 峰；能发生 N 原子双侧 β-裂解。

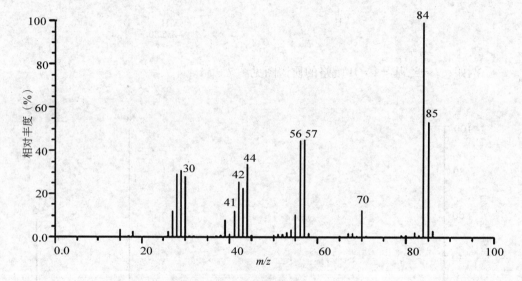

例如：哌啶的质谱图见图 7 –35。

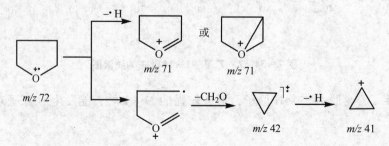

图 7 –35　哌啶的质谱图

6. 四氢呋喃　容易脱去中性碎片 CH_2O 或脱 H 原子。

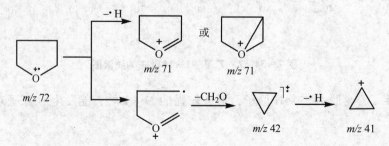

例如：四氢呋喃的质谱图见图 7 –36。

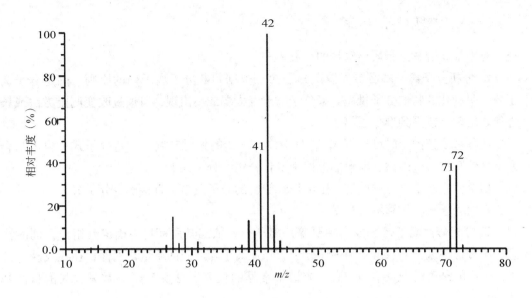

图 7 – 36 四氢呋喃的质谱图

第六节 质谱在有机化合物结构鉴定中的应用

一、质谱解析的程序

(一) 测定的注意事项

质谱以其灵敏度高、分析速度快、应用范围广等特点在化合物结构鉴定中得到广泛应用，为了更好地运用质谱来进行结构分析，获得一张高质量的谱图是非常重要的，因此在测定时，要注意以下几方面：

首先样品必须有足够的纯度，以确保没有杂质信号的干扰，特别是分子量较大的杂质会给谱图解析带来很大的困难；其次，要选择合适的测试条件，以保证图谱能真实地反映分子结构的特征。因为分子离子峰在结构鉴定中具有至关重要的作用，而离子源和电离条件的选择对分子离子峰或准分子离子峰的出现和识别是很关键的，有些化合物用 EI 离子源电离得不到分子离子峰，应改变其测定条件或使用其他软电离离子源。最后，数据处理时将质谱图转化为便于分析的棒图或质谱表，同时还可给出可能的分子式和元素组成的信息。

现代质谱仪都配备有包括大量已知化合物的质谱图的数据库和检索系统，当样品分子的质谱数据出来后，计算机会自动将它与库存已知化合物图谱进行检索和比较，并列出几个可能的化合物结构，这会给质谱解析提供了许多有益的启示，缩小化合物分析的范围。但化合物的最终结构主要还是依靠研究者按照各类化合物裂解的规律，对图谱和数据进行系统分析，并与数据库和文献对比而确定的。

（二）质谱解析的程序

对未知化合物进行质谱解释的一般程序是：

1. 分析分子离子峰区域，确定分子式 根据判断分子离子峰的原则，确定分子离子峰，明确化合物的分子量。如果分子离子峰太弱或不出现，可通过改变测定方法或条件使之出现，或得到准分子离子峰。

低分辨质谱测定时可根据 M^+，$M+1$，$M+2$ 的相对丰度，确定分子式；也可结合元素分析数据，或碳谱和氢谱的数据确定化合物的分子式。

如果测定的是高分辨质谱，则可得到精密的分子质量，直接确定分子式。

根据分子式，推算不饱和度。

2. 分析碎片离子峰 找出主要碎片离子峰，依据其质荷比，确定其组成；同时注意裂解过程中脱去的自由基和中性分子。碎片离子峰之间的质量奇偶性，往往反映了分子离子峰的裂解类型及结构信息。质谱中常见的正离子见表7-3，常见丢失的自由基和中性分子见表7-4。

要特别注意分析高质量端离子、低质量端离子和各类化合物的特征峰。

高质量端碎片离子反映分子消除小质量的中性碎片或自由基的特性，如 $M-15$ 表示分子中消除1个甲基自由基，表明分子中有甲基的存在；而 $M-17$，$M-18$ 分别表示分子中消除1个羟基自由基和1分子水，表明分子中有羟基存在。因此高质量端碎片离子主要可用于分析分子中的取代基和官能团，对结构鉴定很有帮助。

表7-3 质谱中常见的正离子

m/z	元素组成或结构	可能来源
15	CH_3^+	—
27	$C_2H_3^+$	烯类
	HCN^+	脂肪腈
29	HCO^+	醛，酚，呋喃
	$C_2H_5^+$	含烷基化合物
30	NO^+	硝基化合物，亚硝胺，硝酸酯，亚硝酸酯
	$H_2C=\overset{+}{N}H_2$	脂肪胺
31	$H_2C=\overset{+}{O}H$	醇，醚，缩醛
	$^+OCH_3$	甲酯类
41	$C_3H_5^+$	烷，烯，醇
	CH_3^+CN	脂肪腈，N-甲基苯胺，N-甲基吡咯
43	CH_3CO^+	含 CH_3CO—化合物，饱和氧杂环
	$COHN^+$	—CO—NH_2 类化合物
	$C_3H_7^+$	烃基
44	$C_2H_6N^+$	脂肪胺
	$CONH_2^+$	伯酰胺

m/z	元素组成或结构	可能来源
	$CH_2{=}CH{-}\overset{+\cdot}{O}H$	醛，含 $CH_2{-}CH{-}OR$
45	$COOH^+$	脂肪酸
	$C_2H_5O^+$	含乙氧基化合物
	$CH_2{=}O^+{-}CH_3$	甲基醚
	$CH_3{-}CH{=}\overset{+}{O}H$	仲醇，α-甲基醇
	$HC{\equiv}S^+$	硫醇，硫醚
46	NO_2^+	硝酸酯
	$CH_2S^{+\cdot}$	硫醚
47	$CH_3O_2^+$	缩醛，缩酮
	$CH_2{=}SH^+$	甲硫醚，硫醇
57	$C_4H_9^+$	丁基化合物，环醇，醚
58	$CH_2{=}\overset{\overset{+OH}{\mid}}{C}{-}CH_3$	甲基酮，α-甲基酮
	$(CH_3)_2\overset{+}{N}{=}CH_2$	脂肪叔胺
	$EtCH{=}\overset{+}{N}H_2$	α-乙基伯胺
59	$C_3H_7O^+$	α-取代醇，醚
	$COOCH_3{}^+$	甲酯
	$CH_2{=}\overset{\overset{\displaystyle}{\mid}}{\underset{\displaystyle OH}{C}}{-}\overset{+}{N}H_4$	伯酰胺
60	$CH_2{=}\overset{\overset{+\cdot}{\displaystyle }}{\underset{\displaystyle OH}{C}}{-}OH$	羧酸
	$CH_2{=}\overset{+}{O}{-}NO$	硝酸酯，亚硝酸酯
	$C_2H_4S^{+\cdot}$	饱和含硫杂环
61	$CH_3COOH_2{}^+$	缩醛，乙酸酯
	$C_2H_5S^+$	硫醚
69	CF_3^+	三氟化物
	$C_4H_5O^+$	萜烯酮类
	$C_5H_9^+$	
73	$C_4H_9O^+$	醚
	$C_3H_5S^+$	环硫醚
	$C_2H_4COOH^+$	脂肪酸
	$COOC_2H_5{}^+$	酯类
74	$CH_2{=}\overset{\overset{\displaystyle}{\mid}}{\underset{\displaystyle OH}{C}}{-}OH_2CH_3^+$	甲酯，α-甲基脂肪酸
87	$CH_3CH_2\overset{+}{C}HOOCH_3$	长链甲酯
88	$C_4H_8O^+$	脂肪酸乙酯
91	$C_7H_7{}^+$	苄基化合物
	$C_4H_8Cl^+$	氯代烷
104		苯乙烯类

m/z	元素组成或结构	可能来源
105	$C_6H_5CO^+$	苯甲酰化合物
	$C_6H_5CH_2CH_2^+$	芳烃衍生物
	$C_6H_5N_2^+$	芳香偶氮化合物
106	$C_7H_8N^+$	吡啶衍生物
116		烷基吲哚
		噻吩硫醚
	$C_4H_4S_2^+$	
149		邻苯二甲酸及其酯

表 7 – 4　常见丢失的自由基和中性分子

相对分子质量	中性分子或自由基	可能来源
1	·H	醛，烷基腈，N—CH$_3$，环丙基化合物，芳甲基
15	·CH$_3$	—N—C$_2$H$_5$，特丁基，异丙基，芳乙基化合物
17	·OH	醛酸，酚，肟，N-氧化物，亚砜，芳硝基化合物
	NH$_3$	伯胺，氨基酸酯，二氨基化合物
18	H$_2$O	醇，甾酮，羧酸，酚类，内酯等
26	CH≡CH	联苯类，非共轭的二烯类
	·C≡N	异腈化合物
27	HCN	芳胺，二芳胺，芳腈，氮杂环
	·C$_2$H$_3$	端基为 —CH=CH$_2$ 化合物，乙酯类
28	CH$_2$=CH$_2$	—
29	·CHO	芳香醛，酚类，二芳醚，芳香环氧乙烷
	C$_2$H$_5$·	乙基衍生物，正丙基芳香化合物
	CH$_2$=NH	生物碱
30	·NO	芳硝基化合物，N—NO 亚硝胺类
	CH$_2$O	酯类，含氧杂环 Ar—OCH$_3$类，缩甲醛
31	·CH$_2$OH，·OCH$_3$	含 O—CH$_3$芳香化合物，缩醛，含—CH$_2$OH 支链
32	O$_2$	过氧化物
	S	硫醚，二硫化物
	CH$_3$OH	含 O—CH$_3$芳香化合物，伯醇，甲酯类
33	·SH	硫醇，硫醚，二硫化物，异硫氰酸酯
34	H$_2$S	伯硫醇，甲硫醚，二硫化物
41	CH$_3$CN	氮杂芳环，酮肟
	·C$_3$H$_5$	脂环化合物

相对分子质量	中性分子或自由基	可能来源
42	CH_2CO	乙酰化合物，β-二酮，丙酯
	$CH_3-CH=CH_2$	—
43	$\cdot C_3H_7$	丙基，异丙基衍生物，正丁基苯，丙基酮
	$CH_3CO\cdot$	乙酰化合物，芳甲酮
	$NHCO$	内酰胺
44	$CONH_2$	酰胺
	CS	芳硫醚，硫酚，噻吩
	CH_3CHO	脂肪醛
	CO_2	羧酸，碳酸酯，芳酸酯，环酸酯，环内酯
45	$\cdot OC_2H_5$	乙氧基衍生物，缩醛，缩酮
	$\cdot COOH$	羧酸，$Ar-CH_2-\overset{\overset{O}{\parallel}}{C}-OAr$ 等
	$HN(CH_3)_2$	二甲胺类
	$\cdot CSH$	噻吩衍生物
46	$CH_2=CH_2 + H_2O$	长链醇
	NO_2	芳硝基化合物
	C_2H_5OH	直链伯醇，乙酯，乙基醚
	$HCOOH$	邻甲基芳酸
48	SO	亚砜
	CH_3SH	甲硫醚
57	$\cdot C_4H_9$	丁酯，丁酮
58	C_4H_{10}	—
59	$\cdot OC_3H_7$	丙酯
	$\cdot COOCH_3$	羧酸甲酯
60	CH_3COOH	羧酸，乙酸酯
	COS	硫碳酸酯
61	$C_2H_5S\cdot$，$\cdot C_3H_6F$	—
64	$CH_2=CH_2 + HCl$	氯代烷
	SO_2	磺酰胺，磺酸酯
	S_2	二硫化物
69	$\cdot CF_3$	氟化物，CF_3CO-
	$\cdot C_5H_9$	—
73	$\cdot OC_4H_9$	丁酯
	$\cdot COOC_2H_5$	芳酸乙酯
77	$\cdot C_6H_5$	苯基化合物
87	$\cdot OC_5H_{11}$	戊酯
93	$\cdot OC_6H_5$	芳酸苯酯

低质量端碎片离子产生的途径比较复杂，其确切来源难以解释，但很多有机化合物的质谱低质量端会出现有一定特征的谱峰，反映出化合物结构的特征。如芳香烃类化合物出现 39、51、65、77、91 等系列特征离子；直链烷烃类化合物出现 C_nH_{2n+1} 碎片离子峰（m/z 29、43、57、…）等系列特征离子，因此低质量端碎片离子分析有助于推断分子的骨架结构。

有些类型或特定结构的化合物具有特征性很强的碎片离子峰，有异丙基取代的化合物有 $m/z43$ 和 $M-43$ 的强峰；邻苯二甲酸及邻羧基苯甲酸及其酯类有 m/z 149 的强峰，这些离子相对丰度大，特征性强，易于识别和分析。

$m/z149$

3. 列出可能的结构单元和片断 根据主要碎片组成及其丰度特点分析，以及自由基及中性小分子的信息，列出可能的结构单元，计算剩余部分组成及不饱和度，综合分析推断剩余片断的可能结构。

4. 推断结构，通过裂解过程分析或数据库和文献对比进行验证 从分子式、不饱和度以及结构单元和片断，列出可能的工作结构。排除不合理的结构式，最后确定样品化合物的结构式，并通过裂解过程分析或数据库和文献对比进行验证。对于结构复杂的化合物，单纯依靠质谱是难以解决结构问题的，通常必须经过综合分析多种波谱数据和理化性质，才能确定它们的结构式。

（三）分子离子峰的判断

1. 分子离子峰的特征 分子离子的质荷比 m/z 即为相对分子质量，高分辨质谱的分子离子峰还可以给出精确的相对分子质量，从而推断化合物的分子式，因此正确判断分子离子峰是质谱解析中的重要环节。

从理论上说，分子离子峰应是最高质量的离子峰（同位素峰除外）；且必须是含有奇数个电子的离子；在高质量区能够符合逻辑地失去中性碎片或自由基，而产生重要的碎片离子。但实际上，最高质量的离子峰不一定是分子离子峰，这是因为有些化合物分子离子不稳定，易进一步裂解，分子离子峰不出现或很弱；而有些化合物因为分子量大，极性大，不易挥发，在 EI-MS 中分子离子峰不出现；有时分子离子和其他离子或气体碰撞后产生质量更大的离子；有时则因为样品中混入了杂质而出现高质量的杂质峰，在天然产物中这种情况也不少见。

2. 分子离子峰的判断 在判断最高质量的离子峰是否为分子离子峰时，应遵循以下原则：

氮律：所谓氮律即凡含有偶数个氮原子或不含氮原子的有机化合物，其分子量一定是偶数，而含有奇数个氮原子的有机化合物，其分子量一定是奇数。在分子离子峰的判断和分子式的推定中，若根据最高质量的离子推导出来的分子式与氮律不符，则表明该最高质量的离子不是分子离子。

质量最高离子与其他碎片离子之间的质量差是否合理。分子离子发生裂解时，所丢失的自由基或中性分子应为具有合理组成的基团或小分子。如 M −15（CH$_3$），M −17（OH），M −18（H$_2$O），M −28（CO）等都是合理的，Lederberg 和 Djerassi 等认为质量差为 3 ~14，21 ~26，37，38，50 ~53，60，66 是不合理的，此时最高质量的离子不是分子离子。但后来也发现个别化合物中出现 25，26，37，51，53 也是可能的。

如果分子离子峰不出现或丰度低难以确认，则可通过降低样品气化温度、降低轰击电子束的能量、制备衍生物或采用软电离离子源等方法，提高分子离子峰的相对丰度，使之易于辨认。

有些化合物的分子离子峰不出现或很弱，但 M +H 或 M −H 峰较强，也可以用于确定分子量。醚、酯、胺、酰胺、醇、多元酸、氰化物、氨基酸酯等含杂原子的化合物与中性分子碰撞生成 M +H 离子，称为碰撞峰，其丰度可能明显大于分子离子峰；而芳醛、某些醇的分子离子发生 α −裂解而丢失氢原子形成 M −H 峰，丰度也可能大于分子离子峰。

（四）分子式的确定

1. 由低分辨质谱推定分子式 通过低分辨质谱测得化合物的分子量，然后可结合同位素峰丰度分析法、元素分析法、与其他光谱综合分析的方法确定化合物的分子式。

（1）同位素丰度分析法 如果在低分辨质谱中分子离子峰有一定的丰度，可准确识别并确定化合物的分子量，同位素峰 M +1、M +2 与分子离子峰的相对丰度是由组成元素的天然丰度及其数目决定的，因此从质谱图上测得 M +1、M +2 相对丰度，运用式 7 −6 和式 7 −7 可计算出化合物的元素组成，或通过查 Beynon 表得到分子式。

但要注意的是，如果分子中含有氯、溴等杂原子，则该化合物的 M +2 峰丰度高于 32.39（含 Cl），97.86（含 Br），则应先扣除其对 M +1，M +2 丰度的贡献，再通过式 7 −6 和式 7 −7 计算或查 Beynon 表确定 C、H、O、N、S 的数目，再加上氯、溴等原子的数目，即可确定其分子式。

例 7 −1 某化合物质谱测得其分子量为 128，其 M +1、M +2 相对丰度：

M$^+$	m/z	128，	100
M +1	m/z	129，	8.95
M +2	m/z	130，	0.54

查 Beynon 表，分子量为 128，M +1 峰相对丰度 9 左右有以下 5 个式子：

	M +1	M +2
C$_7$H$_2$N$_3$	8.74	0.34
C$_7$H$_{16}$N$_2$	8.58	0.33
C$_8$H$_2$NO	9.10	0.57
C$_8$H$_{16}$O	8.94	0.55
C$_8$H$_{18}$N	9.31	0.39

依据氮律，$C_7H_2N_3$、C_8H_2NO、$C_8H_{18}N$ 可以排除，$C_7H_{16}N_2$ 不符合有机化合物的价键规律，只有 $C_8H_{16}O$ 最符合质谱的特征，所以分子式应为 $C_8H_{16}O$。

（2）元素分析法　利用化学反应或仪器分析测定化合物元素组成和百分含量的方法，称为元素分析法。有机化合物通过元素分析可得到其中 C、H、O、N 等元素的百分含量，再结合质谱测得的分子量，通过计算可确定其分子式。

例如：某化合物分子量 176，含 C、H、O 三种元素，经元素分析测得其中碳含量为 40.9%，氢含量为 4.58%，计算氧的含量为 100% − 40.9% − 4.58% = 54.5%。则其中 C 原子数为（176 × 40.9%）/12 ≈ 6；H 原子数为（176 × 4.58%）/1 ≈ 8；O 原子数为（176 × 54.5%）/16 ≈ 6；所以该化合物的分子式应为 $C_6H_8O_6$。

（3）光谱综合分析法　结合质谱测得的分子量，利用核磁共振氢谱和碳谱来推算分子式。氢谱推测氢原子数目较为准确，碳谱推测碳原子数目较为准确，两者相辅相成。这种方法已成为确定化合物分子式的主要方法之一。

例 7 − 2　质谱测得某化合物分子量 220，其 $^{13}C − NMR$ 如图 7 − 37 所示，推导其分子式。

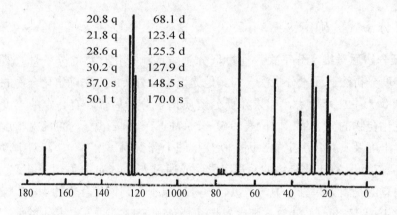

20.8 q	68.1 d
21.8 q	123.4 d
28.6 q	125.3 d
30.2 q	127.9 d
37.0 s	148.5 s
50.1 t	170.0 s

图 7 − 37　某化合物的 $^{13}C − NMR$

从 $^{13}C − NMR$ 数据分析可知，其中 20.8，21.8，28.6，30.2 是 4 个 −CH₃，37.0 是 1 个季碳，50.1 是 1 个 −CH₂，68.1 为 1 个 −OCH，处于芳碳区的 123.4d，125.3d，127.9d，148.5s 是一个单取代苯环（ −C_6H_5 ）的信号。170.0s 为羰基（C =O）。把 ^{13}C − NMR 推导出来的片断相加得 $C_{14}H_{20}O_2$，其分子量是 220，正好与质谱给出的分子量相吻合，所以可确定该化合物的分子式为 $C_{14}H_{20}O_2$。

2. 由高分辨质谱推定分子式　高分辨质谱测得化合物的精密分子质量，误差在百万分之十以内，实际测量误差为 ±0.006，可以确定离子的元素组成，直接给出分子式。通过人工计算的方法用精密分子量来确定分子式过程是十分复杂的，可以利用 Beynon 高分辨质谱数据表查找分子式。如测得某化合物的精密分子量为 100.0524，分子量范围应在 100.0524 ±0.006，查 Beynon 表，可知符合条件的有 4 个式子：CH_4N_6，$C_3H_6N_3O$，$C_5H_8O_2$，$C_4H_7NO_2$。依据氮律和有机化合物的价键规律，$C_3H_6N_3O$、$C_4H_7NO_2$、CH_4N_6 可以排除，所以分子式应为 $C_5H_8O_2$。

现代所用的高分辨质谱仪都有完善的数据处理系统和数据库，因此通过高分辨质谱配合计算机数据处理可直接确定化合物的分子式。

以上几种确定分子式的方法各有特点，在实际工作中应根据具体的情况选用，但用同位素丰度分析法确定分子式时，M+1峰的丰度有时会出现偏高的情况，对于醚、酯、胺、酰胺、醇、氰化物等容易产生碰撞峰M+H的化合物来说更是如此，此时M+1峰的丰度不仅仅是同位素峰的贡献，用同位素丰度分析法得到的分子式存在明显偏差，因此该方法的应用受到局限。对于复杂化合物和新化合物来说，仍应以高分辨质谱为宜。

二、质谱解析实例

例7-3 某醛类化合物EI-MS见图7-38，推导其结构式。

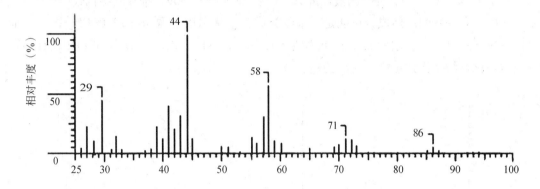

图7-38 某醛类化合物的EI-MS

解：从图谱看最高质量离子m/z 86，与主要碎片峰71之间相差15，后者应为M-CH_3峰，m/z 86作为分子离子（M^+）是一个合理的推断，其分子量为86。

m/z 29（$H-C\equiv O^+$）是醛类化合物α-裂解后产生的，而M-29=57（C_4H_9），所以化合物的分子式应为$C_5H_{10}O$，是戊醛。

戊醛可以有四个排列方式：

$$CH_3CH_2CH_2CH_2CHO \qquad CH_3CH_2\underset{CH_3}{CHCHO} \qquad CH_3\underset{CH_3}{CHCH_2CHO} \qquad CH_3-\underset{CH_3}{\overset{CH_3}{\underset{|}{\overset{|}{C}}}}-CHO$$

（A） （B） （C） （D）

图谱中基峰m/z 44应该是一个重排离子，上列四种结构式中可以通过麦氏重排生成m/z 44离子（$CH_2=CH-\overset{+\cdot}{O}H$）的只有A和C，因此B和D可以排除。

如果是C会通过裂解产生碎片离子$CH_3\overset{+}{C}HCH_3$（m/z 43）且由于该离子很稳定，m/z 43峰丰度应该比较大，与化合物质谱图不符合，因此C可以排除，化合物的结构应为A，即正戊醛。

EI – MS 中各主要离子的裂解途径如下：

$$CH_3-CH_2-CH_2-CH_2-CHO \overset{+}{\cdot} \longrightarrow$$

$$M^+,\ m/z\ 86$$

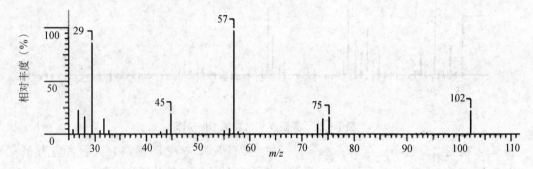

$$\overset{-CH_3\cdot}{\longrightarrow}\ m/z\ 71$$

$$m/z\ 86$$

$$m/z\ 86 \overset{-CH_2=CH_2}{\longrightarrow}\ m/z\ 58$$

例 7 – 4　有一个有香味的液体成分，EI – MS 见图 7 – 39，推导其结构式。

解：有香味的液体成分可能是一个酯类成分。从图谱上看 m/z 29 是 $CH_3CH_2{}^+$，而 $57-29=28$（CO），因此 m/z 57 可能是 $CH_3CH_2C\equiv O^+$。而 $M-57=45$（CH_3CH_2O），所以该化合物结构式可能是丙酸乙酯。

图 7 – 39　某液体成分的 EI – MS

其中各主要碎片离子的裂解途径是：

α 开裂　$C_2H_5O\cdot\ +\ C_2H_5\overset{+}{\equiv}O\ \overset{-CO}{\longrightarrow}\ CH_3CH_2{}^+$
$m/z\ 57\qquad\qquad m/z\ 29$

α 开裂　$C_2H_5\cdot +\ C_2H_5OC\equiv O^+\ \overset{-CO}{\longrightarrow}\ C_2H_5O^+$
$m/z\ 73\qquad\qquad m/z\ 45$

$$C_2H_5C\overset{O}{-}OC_2H_5\ \rceil^{\ddagger}$$
$$M^+\quad m/z\ 102$$

双重重排　$CH_3CH_2-\underset{OH}{C}=\overset{+}{OH}$
$m/z\ 75$

麦氏重排　$CH_3CH_2-\underset{O}{C}-\overset{+\cdot}{OH}\ +\ CH_2=CH_2$
$m/z\ 74$

例7－5 某化合物分子式为C_7H_8O，试根据图7－40解析化合物的结构。

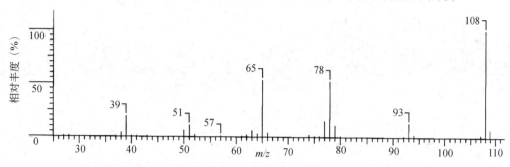

图7－40 化合物C_7H_8O的EI－MS

解：化合物质谱中有m/z 39，51，65，77等芳香化合物的系列特征离子，可见化合物含有苯环（$-C_6H_5$）。在高端质量区碎片离子峰m/z 93与m/z108之间相差15，推断m/z108为分子离子峰，m/z 93为$M-CH_3$。因此化合物的分子量为108，扣除$-C_6H_5$和$-CH_3$，化合物应还有1个氧原子，符合其分子式C_7H_8O。

m/z 77与m/z108之间相差31，应为分子离子发生α－裂解失去OCH_3而得到的苯基正离子，所以化合物应为苯甲醚，各主要碎片离子的裂解途径是：

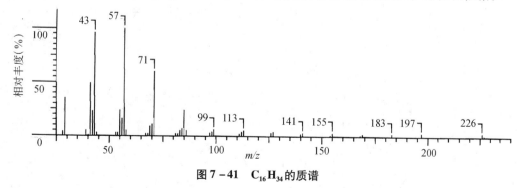

练习题

1. 化合物分子式为$C_{16}H_{34}$，试根据下列图谱解析化合物的结构式，并说明依据。

图7－41 $C_{16}H_{34}$的质谱

2. 化合物分子式为 $C_5H_{12}O$，试根据下列图谱解析化合物的结构式，并说明依据。

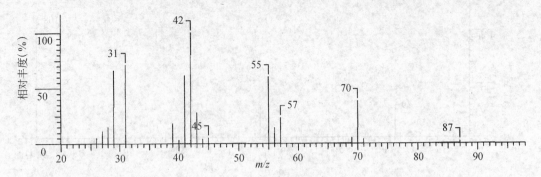

图 7 - 42　$C_5H_{12}O$ 的质谱

3. 某羧酸类化合物分子式为 $C_{10}H_{20}O_2$，试根据下列图谱解析其结构，并说明依据。

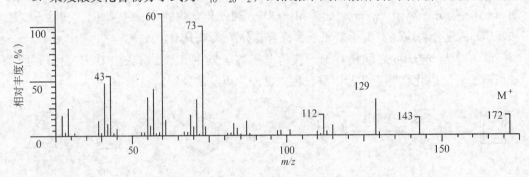

图 7 - 43　$C_{10}H_{20}O_2$ 的质谱

4. 环己酮的 EI - MS 图谱如下，试根据图谱解析主要碎片的裂解情况。

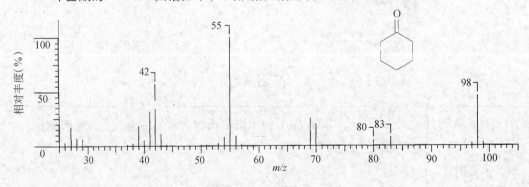

图 7 - 44　环己酮的质谱

5. 下面有两张质谱，请根据其特征判断哪个是薄荷酮的质谱，并说明依据。

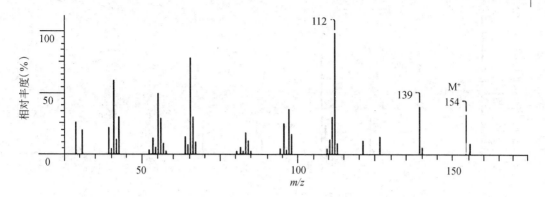

图 7 – 45A

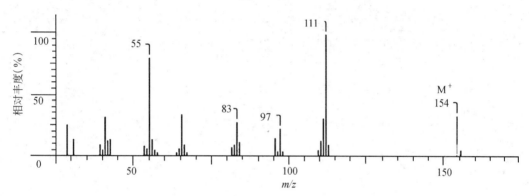

图 7 – 45B

6. 请从以下两张质谱图特征，判断何者为 3 – 甲基 – 2 – 戊酮,何者为 4 – 甲基 – 2 – 戊酮？

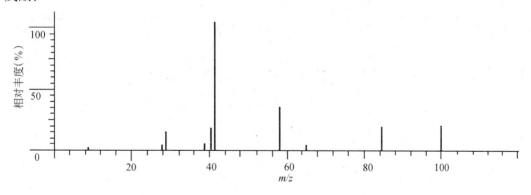

图 7 – 46A

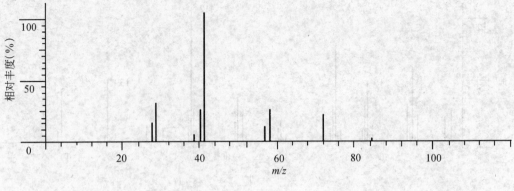

图 7 − 46B

第八章　其他光谱

波谱分析法的种类很多，除了红外光谱、紫外光谱、核磁共振光谱和质谱四谱之外，还包括拉曼光谱、荧光光谱、顺磁共振谱、旋光光谱和圆二色光谱、X射线衍射等。不同的光谱各有所长，特别是旋光光谱和圆二色光谱、X射线衍射在有机分子结构分析方面有其独到之处，属于较常用的波谱分析方法，本章将介绍这两种波谱分析方法。

第一节　旋光光谱和圆二色光谱

旋光光谱（optical rotatory dispersion，ORD）和圆二色光谱（circular dichroism，CD）测定技术在手性分子不对称中心结构的确定及相对构型和绝对构型研究中起着重要的作用。由于ORD和CD都涉及手性化合物的光学测量，因此这两种方法统称为手性光谱。本节主要介绍这两种方法的原理、成熟的应用规则，并举例说明在化合物分子立体结构鉴定中的应用。

一、手性光谱的基本理论

（一）偏振光

普通光源发出的光，其光振动在垂直光速的平面上遍布所有可能的方向，且所有可能的方向上相应光矢量的振幅相等，我们称这种光为自然光，如图8-1a所示。当自然光射入起偏镜中时，晶片强烈地吸收振动面与晶轴垂直的光波，而只允许振动面平行于晶轴的光波通过，因此通过晶片的光变为只在一个固定平面内沿相应方向振动的光，这称为平面偏振光（也称线偏振光），如图8-1b所示。平面偏振光可以看成是两束振幅、

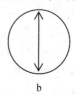

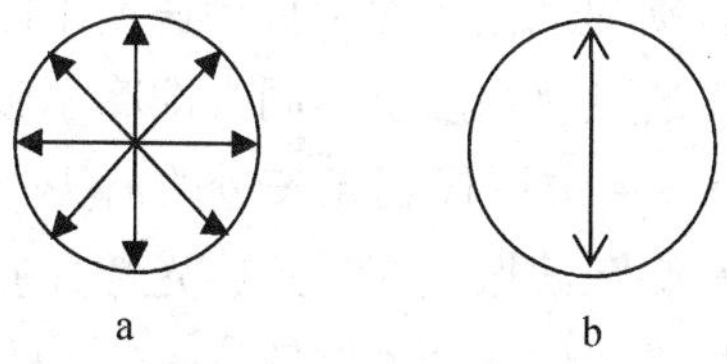

a　　　　　　　　b

图8-1　普通光的振动方向（a）与偏振光的振动方向（b）

频率、相位相同而旋转方向相反的左、右旋圆偏振光的矢量和，其中迎着光源看，以逆时针方向旋转的称为左旋圆偏振光（用 L 表示），以顺时针方向旋转的称为右旋圆偏振光（用 R 表示），如图 8 -2 所示。

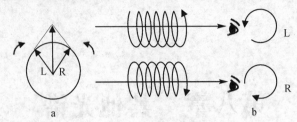

图 8 -2　平面偏振光与圆偏振光关系
(a) 左、右旋圆偏振光的矢量和形成平面偏振光；(b) 左、右旋圆偏振光示意图

（二）旋光现象和圆二色性

当平面偏振光在非旋光性介质中传播时，其分解出的左、右旋圆偏振光的传播速度相同，即两者的折射率相同（折射率是光在真空中的速度与光在该介质中的速度之比），左、右旋圆偏振光的矢量和保持在原来的偏振面上。当介质是旋光性物质时，左、右旋圆偏振光在该介质中的传播速度不同，即折射率不同，从而使它们的矢量和偏离原来的偏振面，如图 8 -3 所示，并且偏离程度随光程增大而增大，这就是旋光现象。偏振面所旋转的角度称之为旋光度 α。朝光源看，偏振面按顺时针方向旋转的，称为右旋，用 " + " 表示；偏振面按逆时针方向旋转的，称为左旋，用 " - " 表示。

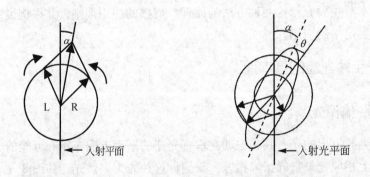

图 8 -3　平面偏振光通过旋光性介质时产生旋光　图 8 -4　椭圆偏振光的产生

在旋光性介质中，左、右旋圆偏振光除了传播速度不同外，旋光性介质在光波吸收带区域内对左、右旋圆偏振光的吸收强度也不同，即摩尔吸光系数不同，$\varepsilon_L \neq \varepsilon_R$，这种现象称之为圆二色性。在图 8 -4 中用代表光矢量的箭头长短来表示强度，在迎着它的传播方向观察时，由于左、右旋圆偏振光在通过旋光性介质后，两者的传播速度和强度均变得不同，它们的矢量和将描述出一个椭圆轨迹。

（三）旋光光谱和科顿效应（ORD spectra and Cotton Effect）

旋光物质的折射率随波长的变化而不同，因而引起平面偏振光的旋光度 α 也在变化，其关系可以表示为：$\alpha = \pi l (n_L - n_R) / \lambda$。式中，$n_L$ 和 n_R 分别为左、右旋圆偏振光的折射率，λ 为波长，l 为光程。假如用不同波长的平面偏振光来测量化合物的比旋光度 $[\alpha]_\lambda$，并以 $[\alpha]_\lambda$ 为纵坐标，波长为横坐标，得到的图谱叫做旋光光谱（简称 ORD）。实际测量中通常用摩尔旋光度 $[\varphi]_\lambda$ 来代替 $[\alpha]_\lambda$，它们之间的关系是：

$$[\varphi]_\lambda = \left(\frac{\alpha}{c'l}\right)\left(\frac{M}{100}\right) = \frac{[\alpha]_\lambda M}{100} \qquad （式 8-1）$$

式中，c' 为测试样品的浓度，单位为 g/mL；l 为旋光管的长度，单位为 dm；M 为测试样品的摩尔质量。

对于在紫外和可见区没有发色团、旋光度为负值的化合物，ORD 谱线从紫外到可见区呈单调上升；而旋光度为正值的化合物则单调下降，两者都向零逼近，但不与零线相交，这类 ORD 谱线称为正常或平坦的旋光谱线，如图 8-5 为（+）和（-）2-丁醇的 ORD 谱。

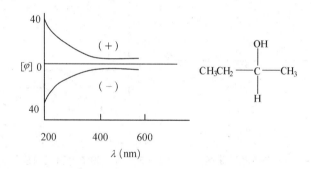

图 8-5　（+）和（-）2-丁醇的 ORD 曲线

分子中有一个简单发色团时，ORD 曲线在紫外光谱 λ_{max} 附近越过零点，进入另一个相区。形成一个峰和一个谷组成的 ORD 谱线，称为简单科顿（Cotton effect，CE）谱线。当波长由长波一端向短波一端移动时，ORD 谱由峰向谷变化称为正的科顿效应；相反 ORD 谱线由谷向峰变化则为负的科顿效应。图 8-6 为 D-（+）-樟脑酮的 ORD 谱图，呈正的简单科顿效应。

当化合物同时含有两个或两个以上的发色团，其 ORD 谱线可有多个峰和谷，呈现复杂的科顿效应曲线。

（四）圆二色光谱（CD spectra）

旋光性有机分子对组成平面偏振光的左、右旋圆偏振光的摩尔吸光系数不同，即 $\varepsilon_L \neq \varepsilon_R$，两种摩尔吸光系数之差 $\Delta\varepsilon = \varepsilon_L - \varepsilon_R$ 是随入射偏振光的波长变化而变化的，以 $\Delta\varepsilon$ 或相关量为纵坐标，波长为横坐标，得到的图谱叫圆二色光谱，亦常称为圆二色谱。

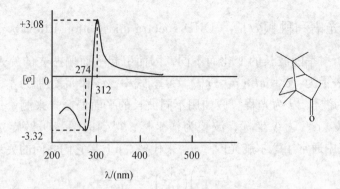

图8-6 D-（+）-樟脑酮的ORD谱图

由于 $\Delta\varepsilon$ 绝对值很小，常用摩尔椭圆度 $[\theta]$ 来代替，它与摩尔吸光系数的关系是：

$$[\theta] = 3300\Delta\varepsilon = 3300 \cdot (\varepsilon_L - \varepsilon_R) \qquad (式8-2)$$

$\Delta\varepsilon$ 可为正值也可为负值，所以圆二色光谱曲线（CD）也有正性谱线（向上）和负性谱线（向下）。图8-7为圆二色光谱正的科顿效应和负的科顿效应示意图。

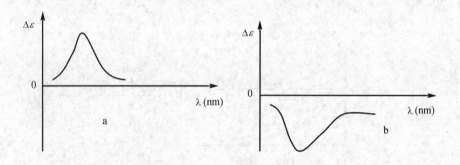

图8-7 圆二色光谱曲线正的科顿效应（a）和负的科顿效应（b）

（五）ORD 和 CD 的相互关系

ORD 和 CD 是同一种现象的两个方面，在紫外可见光区域，用不同波长的左、右旋圆偏振光测量 CD 和 ORD 的主要目的是研究有机化合物的构型或构象。在这方面，ORD 和 CD 所提供的信息是等价的，实际上他们相互之间有固定的关系。

当前，圆二色光谱测定已经基本取代了旋光光谱测定，这是因为一般情况下 CD 谱比 ORD 光谱简单、容易分析，且包含的信息量也足够多，不易受背景干扰，结果更直接。

二、解析圆二色光谱的常用规则

多年来科学工作者经过大量的研究建立了解析有机分子构型、构象的一些经验或半经验规则。在这里我们简单介绍比较经典的八区规则和激子手性规则在测定有机小分子化合物的绝对构型中的应用。

（一）饱和环酮的八区规则

饱和环酮的八区规则是目前研究得最多，应用最为成熟的一个规则，饱和环酮的生色团羰基本身是对称的，当对称的电子分布受到分子内的不对称因素的影响时，使羰基的对称性受到破坏，而诱发成不对称中心，产生有 Cotton 效应的谱线。Cotton 效应的正负和谱形是羰基所处的不对称中心的反映。

利用三个相互垂直交叉的平面，将周围的空间分割成八个区域，如图 8 - 8 所示。将旋光贡献最大的基团——羰基，放在三个平面交叉的中心，氧原子处在中心的前方。这种放置方法，一般情况下，分子的其他部分就分布到后面四个区域，所以我们只讨论后四区的情况，当分子结构各部分分布在三个平面的界面上时，它们对诱发羰基产生科顿效应的贡献为零，也就是说分子的其他原子在后四区的分布状况决定了分子的旋光方向和科顿效应的正负，以上贡献具有加合性。

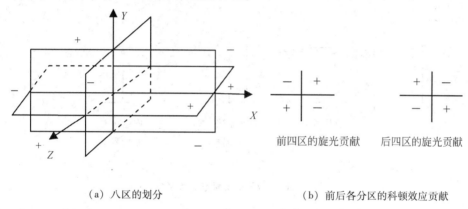

（a）八区的划分   （b）前后各分区的科顿效应贡献

图 8 - 8   八区划分示意图

对于一个未知绝对构型的化合物而言，可以将它存在的几种立体构型都画出来，并按照八区规则放在八区图中，分别预测各种立体构型的科顿效应情况，然后根据实际测得的 CD 光谱或 ORD 光谱与预测情况相对应即可得出该化合物的绝对构型。

例 8 - 1   预测 2,2,5 - 三甲基环己酮的科顿效应的情况。

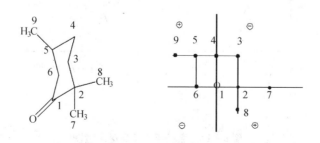

图 8 - 9   2,2,5 - 三甲基环己酮在八区投影

图 8-9 是 2,2,5-三甲基环己酮在八分区上的投影图，可以看出 C_1、C_2、C_4、C_6、C_7 均在分割面上，所以对科顿效应的贡献为零，C_3 和 C_5 的贡献相互抵消，而 C_8 和 C_9 的贡献均为正，所以化合物有正的科顿效应，这与实验结果相一致。

（二）激子手性规则

激子手性规则主要应用于邻二羟基化合物绝对构型的判断，其原理基于激子偶合现象。一个手性分子中含有两个相同或波长相近的生色团，且这两个生色团都具有很强的 $\pi \to \pi^*$ 跃迁，当它们空间位置接近时，生色基团间可通过其各自的定域激发态的偶极-偶极偶合作用产生离域激发即激子偶合，并使定域激发态的能级分裂，称为激子分裂，如图 8-10 所示。如果这两个生色团成不对称排列时，在圆二色光谱生色团紫外波长吸收处就产生裂分的 Cotton 效应谱。

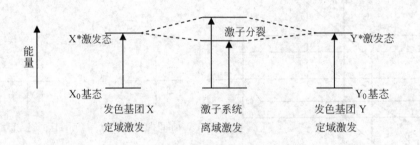

图 8-10　激子分裂能级示意图

Cotton 效应谱裂分符号由相反的两部分组成，处于波长较长的吸收规定为第一 Cotton效应，处于波长较短的吸收被规定为第二 Cotton 效应，并规定当第一 Cotton 效应符号为正，第二 Cotton 效应为负号时，整个裂分谱为正激子手性，相反为负激子手性，如图 8-11 所示。

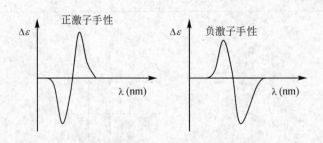

图 8-11　激子手性 CD 谱示意图

当两个生色团的电子跃迁偶极矩的空间关系构成顺时针关系，则预测可以产生正的激子手性；相反如果是逆时针关系，则预测可以产生负的激子手性。图 8-12 所示为一手性分子中两个苯甲酰基（OBZ）与 CD 谱激子手性之间的关系示意图。

正激子手性　　　负激子手性

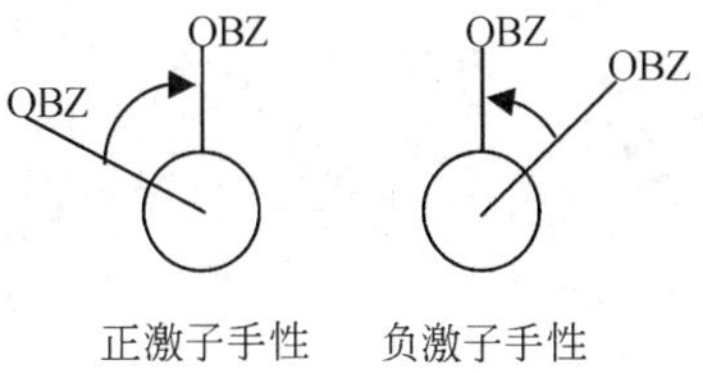

图 8 - 12　手性分子中两个苯甲酰基（OBZ）与 CD 谱激子手性之间的关系示意图

可以产生激子手性 CD 谱的生色团除要求必须有 π→π* 跃迁吸收外，还需要在两个生色团的跃迁方向上有确定性；另外分子的立体结构也需具有确定性，因为只有这样才可使两生色团的跃迁偶极矩方向在一定的环境中产生确定的影响；同时生色团最好具有较高的对称性。根据这些要求，苯甲酸酯基是最适合用作激子手性的生色团，对象为具有邻二醇结构化合物。

例 8 - 2　由恶臭假单胞菌对甲苯进行二羟基化产生(+) - 顺 -1,2 - 二羟基 -3 - 甲基 -3,5 - 环己二烯，已知其相对立体化学构型为顺式，但是绝对构型未知，试确定它的绝对构型。

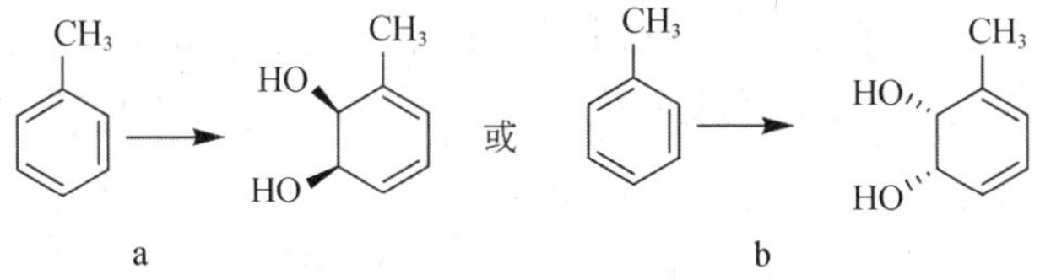

催化还原二烯键可得到环己二醇，后者的立体化学构型可通过衍生上苯甲酸酯发色基团而进行很好的区分。

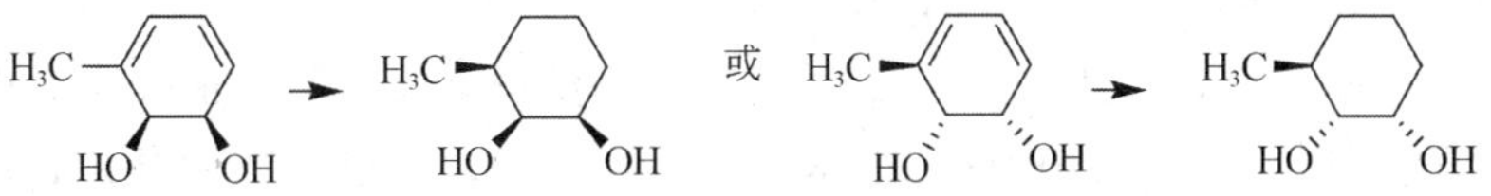

若二苯甲酸酯复合物显示出(+)激子手性 CD 光谱，则恶臭假单胞菌反应生成的二烯 - 二醇如反应式 a 所示，原因如下：反应式 a 和 b 所生成的顺式 - 二烯 - 二醇是两个异构体。对于饱和的环己二醇应该采取椅式构象，优势构象为 eae，因为只有一个取代基位于直立键，比 aea 构象更稳定，而预测的激子手性为：c 为(+)；d 为(-)。

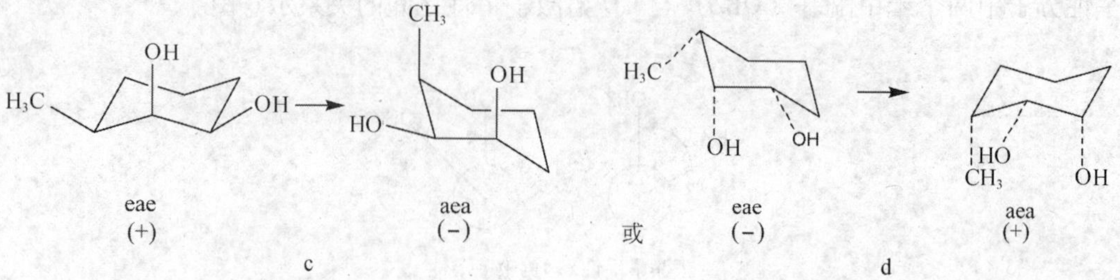

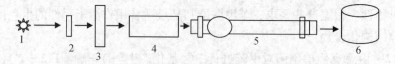

三、ORD 和 CD 光谱仪

ORD 和 CD 谱的测量方法和操作程序实质上和紫外－可见光谱相同，即将样品溶于适宜的溶剂中后进行测试。要求溶剂不应与样品反应，在测试光谱区没有吸收，且一般无光学活性。CD/ORD 光谱仪的主要组成部件如图 8－13 所示。

图 8－13　CD/ORD 光谱仪的主要组成部件示意图
1. 光源；2. 单色器；3. 起偏镜；4. 光电调节器；5. 样品池；6. 检测器

圆二色光谱仪的组成与旋光光度计类似，由光源、单色器、起偏镜、光电调节器、样品池、检测器组成。起偏镜将单色光生成平面偏振光，而光电调节器将平面偏振光转化成左、右旋圆偏振光。左、右旋圆偏振光以极快的速度交替通过样品池，样品对左、右旋圆偏振光吸收的差值即可被检测器检测到。

第二节　X 射线衍射

1895 年德国物理学家伦琴（W. C. Röntgen）发现 X 射线，1913 年布拉格（W. L. Bragg）测定了氯化钠、氯化钾等晶体结构，展示了其在空间排列的分子立体结构后，使化学家对分子结构的认识进入到了微观世界。

X 射线衍射晶体结构分析是当前分析方法中认识固体物质结构最强有力的手段，尤其在小分子结构分析方面，其理论和技术已经相当成熟，凭借一颗单晶体就可以获得被测分子的准确结构，晶体结构测定一般可以在半天到数天完成。近年来，随着计算机和晶体分析技术的发展，X 射线衍射晶体结构分析已经成为一种十分常见和使用方便的研究方法。

一、基本理论和原理

（一）晶体学基本理论

1. 晶体和点阵　固态物质分为晶体和非晶体两大类。组成固体的原子（或离子、分子）如果在空间按一定方式做周期性有规律的排列，这样的物质叫晶体；相反为非晶体。若把晶体结构中的每个结构单元抽象为一个点，则这些周期性排列的点的集合称为点阵，晶体可以看成三维的空间点阵。如果整块固体为一个空间点阵所贯穿，则称为单晶体（single crystal），简称单晶。

2. 晶胞 在晶体的三维周期结构中，按照晶体内部结构的周期性，划分出一个个大小和形状完全相同的平行六面体，作为晶体结构的基本重复单位，称为晶胞。三个单位向量的长度 a、b 和 c 以及它们的夹角 α、β 和 γ 称为晶胞参数，如图 8-14 所示。

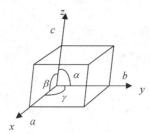

图 8-14 晶胞及其参数

3. 晶体的对称性 晶体的外形和内部结构都存在一定的对称性。晶体的对称性分为宏观对称性和微观对称性。了解晶体的对称性不仅可以简明、清楚地描述晶体的结构，而且可以简化衍射实验和结构分析的计算。

晶体的理想外形及其在宏观观察中表现出来的对称性称为宏观对称性。宏观对称元素按一定的规则进行组合能够得到 32 种组合方式，即 32 个点群。无论多复杂的晶体外形，一定属于 32 点群中的一个。32 个点群按其中包含的特征对称要素划分为 7 个晶系。

晶体微观结构中的对称性称为微观对称性。微观对称元素在符合点阵结构基本特征的原则下，进行组合，能够得到 230 种组合方式，也称为 230 个空间群。任何一个晶体就其结构而言，必定属于这 230 种中的一个。

（二）晶体 X 射线衍射基本原理

晶体中原子间的键合距离一般在 0.1～0.3nm 范围内，能够和波长相近的 X 射线（λ =0.05～0.3nm）发生干涉效应，形成一幅有规律的衍射图像，这就是 X 射线衍射。用衍射仪测量出这些衍射的方向和强度，根据晶体学理论推导出晶体中原子的排列情况，就叫做 X 射线衍射晶体结构分析。

1. X 射线的产生 晶体衍射实验所用的 X 射线（X-ray radiation）通常是在真空 X 射线管中由高压加速的电子冲击阳极金属靶面时产生的，有两种类型的 X 射线，一种是电子冲击阳极物质时，部分能量转换成的波长连续的射线，称为"白色" X 射线，另一种是阳极材料中原子内层电子被高速电子所激发，由激发态电子跃迁到内层所发射的特定波长的 X 射线，称为特征 X 射线。一般测定有机分子晶体结构时采用特征 X 射线。

2. 衍射方程 晶体能够对波长与晶格间距离相近的 X 射线发生干涉现象，在空间产生一幅能反映出晶体内部原子分布规律的衍射花样，即衍射方向和强度。晶体的衍射方向可由劳厄（Laue）方程和布拉格（Bragg）方程来描述。布拉格方程式是 X 射线衍射分布中最重要的基本公式，它形式简单，能够说明衍射的基本关系，所以应用非常广泛。在结构分析中已知波长为 λ 的 X 射线，测定出 θ 角，可以计算晶体的晶面间距 d_{hk1}。

3. 倒易点阵和爱瓦尔德反射球　倒易点阵是晶体点阵的倒易，是一种数学模型。利用倒易点阵和爱瓦尔德反射球结合不但给出了产生衍射的可能方向，而且绘制了一幅完整的衍射图像。迄今，各种衍射数据的收集方法的基本原理都是根据反射球与倒易点阵的关系设计的。

4. X 射线衍射其他原理问题　在 X 射线衍射中还涉及衍射强度、结构因子、系统消光、相角问题等，请参阅其他参考书。

二、实验仪器和方法

（一）衍射仪

早期测量衍射采用各种照相法，这种方法比较繁琐，数据精确度也比较低，现在这些方法已经很少使用。目前使用的衍射仪器基本上是四圆衍射仪（four - circle diffractomcter）和面探衍射仪（area detector diffractomcter）两大类。两者的基本结构大致相同，主要包括光源系统、测角器系统、探测器系统、计算机四大部分，如图 8 - 15 所示。光源系统主要包括高压发生器和 X 光管，高压发生器负责提供高压电流。测角器系统与载晶台和探测器直接相连，用于控制晶体和探测器的空间取向。计算机的主要功能包括控制测角器系统和探测器的机械运动，以及快门的开关，收集和记录测角器系统的各种角度数据、探测器的强度数据等。快门的作用是控制 X 射线的射出；单色器的作用是只让特征 X 射线通过；准直器则是控制照射到晶体上 X 射线光斑的大小。

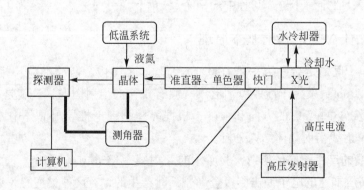

图 8 - 15　X - 射线衍射仪原理示意图

（二）单晶的培养

随着 X 射线衍射实验仪器的日臻完善以及计算方法的不断提高，解决晶体结构的关键问题已经变为如何得到高质量的单晶。下面我们将介绍几种实验室比较常用，也比较容易掌握的单晶培养方法。

1. 冷却结晶法 大多数情况下，样品的溶解度随着温度的下降而降低，利用这个特点可以使溶质在一定温度下溶解在溶剂中接近饱和，然后让系统降温。理想的是让水浴或晶体生长的温度梯度下降，降温的时间可以选择一天、一周，甚至更长时间。该方法的关键在于在晶体生长过程中掌握适合的降温温度，使溶液处在亚稳态区内并维持适宜的过饱和度。

2. 挥发溶剂法 将纯的化合物溶于适当的一种溶剂或混合溶剂，理想的溶剂是一种易挥发的良性溶剂和一种不易挥发的不良溶剂的混合物。溶液的浓度尽量稀一些；为了让晶体长的致密一些，溶剂应尽量挥发得慢一些，如果溶剂挥发性大可以放入冰箱；如果化合物不稳定，可以用氮/氩鼓泡除去氧气。

3. 蒸气扩散法 选择两种对目标化合物的溶解度有所不同且有一定互溶性的溶剂 A 和 B，先把目标化合物溶解在溶解度较大的溶剂 A 中，盛于小容器内，将溶解度小、蒸气压相对较大的溶剂 B 放在较大的容器中。盖紧较大容器的盖子，溶剂 B 的蒸气压就会不断地扩散到小容器里，虽然溶剂 A 的蒸气也会扩散到大容器中。由于大、小容器里的溶剂 A 和 B 的蒸气压不同，从而造成相互扩散的速度也会不同，就可以将小容器里的溶剂慢慢地变为 A 和 B 的混合溶剂，从而会降低目标化合物在小容器里的溶解度，迫使它能不断地从小容器里结晶出来。

（三）衍射实验及结构解析过程

1. 单晶的选择 晶体培养成功后，首先要从培养出的单晶体样品中挑选出一颗适合于衍射实验用样品，该工作需要在显微镜下操作。晶体的大小尺寸为：通常是最短方向应大于等于 $0.1mm$，总体积应大于等于 $10^{-3}mm^3$。其次，晶体表面要洁净，并具有一定的几何外形，不能附着杂质和小晶体，不能是双晶晶体。

2. 晶体的安置 晶体安置前最好先要观察其是否稳定。稳定的晶体，可以用胶将其粘置在玻璃丝顶端。对于不稳定的晶体，可以用胶先将晶体包裹一层，将晶体与空气隔绝，再粘置于玻璃丝顶端；也可以带母液封装在毛细管中。

3. 衍射实验步骤 安置单晶后，进行晶体调心工作；然后试收集衍射画面，在第一个画面中寻峰，获得晶胞初参数，测定晶体的劳厄型和点阵型，最终根据劳厄型的分析结果，确定衍射数据收集方案，进行衍射数据的采集。

4. 结构解析和描述 包括以下几个步骤：决定正确的空间群，用晶体学结构解析软件解析结构，建立正确的分子结构模型，结构参数精化，结构描述。通过解析，将晶体学形式转化为化学表达，把晶体结构、原子间相互作用、化学键的性质、分子结构及分子间作用力有机联系起来，并描绘出电子密度图、晶胞构造图和分子结构图。

图 8-16 为间苯二酚在 c 轴方向的电子密度图，该类图与地理上的等高线类似，电子密度中心为原子所在位置（图中氢原子难以观测到）。图 8-17 为间苯二酚的结构图。

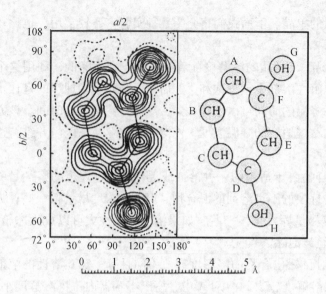

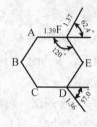

图 8 – 16　间苯二酚在 c 轴方向的电子密度图　　　**图 8 – 17　间苯二酚的结构图**

三、X 射线衍射的应用

（一）单晶 X 射线衍射分析在药物中的应用

单晶 X 射线衍射分析是一种独立的结构分析方法，不需要借助其他波谱学方法，仅凭借一颗单晶即可迅速完成样品结构分析的全部工作。它可以应用于小分子药物（天然产物和合成化合物）、大分子生物药物（多肽和蛋白质），以及药物和受体靶点等分子的立体结构研究，其研究结构分子量可达数百万。

单晶 X 射线衍射分析可提供分子的三维立体结构信息，包括化合物所含元素的种类与数量、晶体密度、分子立体结构投影图与晶胞堆积图、原子坐标、原子间键长与键角值、扭角值、分子骨架的平面性质、分子内和分子间氢键的分布、盐键、配位键等相关晶体学参数。该技术是确定手性分子绝对构型、分子立体结构中差向异构体的权威技术。在研究固体化学药物的晶体结构中，单晶 X 射线衍射不仅能够提供同质异晶（相同物质，不同晶型）样品的分子排列规律，而且同时可给出结晶样品中结晶水或结晶中其他溶剂分子的准确数量。

例 8 – 3　大黄酚的单晶 X 射线衍射结构测定。

在乙酸正丁酯中结晶获得橘红色块状晶体，衍射实验选取晶体尺寸为 0.30mm × 0.25mm ×0.07mm。用 Enraf – Nonius 四圆 X 射线衍射仪收集衍射强度数据，CuKα 靶，石墨单色器，ω/θ 扫描方式，最大 2θ 为 151.4°，获得独立衍射点 2359 个，晶体属单斜晶系，空间群为 C2/c。晶胞参数：a =10.737(2)Å，b =9.818(1)Å，c =21.541(3)Å，β =92.03(1)Å，晶胞体积 V =2269.3Å³，晶胞内分子数 Z =8，最终可靠因子为 R (F) =0.048，R_{w} (F^2) =0.149。通过计算机处理各种晶体学结构参数，描绘出直观的大

黄酚结构式及其分子立体结构投影图（图 8 - 18）。

图 8 - 18　大黄酚结构式及分子立体结构投影图

（二）粉末 X 射线衍射分析在药物中的应用

X 射线衍射分析技术除了单晶 X 射线衍射外还包括粉末 X 射线衍射分析（powder X - ray diffraction，PXRD）。粉末 X 射线衍射分析技术是以粉晶或无定形粉末为研究对象，可以应用于化学药物和中药（药材、制剂）研究，是一种既可以定性或也可以定量的分析技术。它可应用于化学药物的成分、纯度、晶型、稳定性，以及药物制剂中原料药含量、稳定性和晶型变化等分析。此外，粉末 X 射线衍射还可以应用于传统中药及制剂的检测。基于中药的物质属性为多组分共存的模糊体系，检测获得的 X 射线特征谱图和特征数据是该中药全部成分共同作用的结果，具有非常强的专属性。以 X 射线特征谱图和数据作为客观标准去识别、评价中药及其制剂质量是一种符合传统中医药整体论思想的质量检测新方法。

练 习 题

1.(+) - 天然樟脑构型可能有两种构型（A 或 B），C 和 D 为 A 与 B 在八分区上的投影图，根据图 8 - 19 提供的(+) - 天然樟脑的 ORD 和 CD 谱信息，确定(+) - 天然樟脑构型。

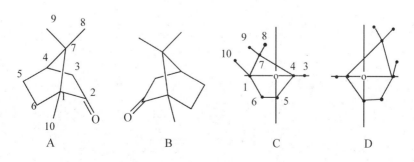

A　　　　B　　　　C　　　　D

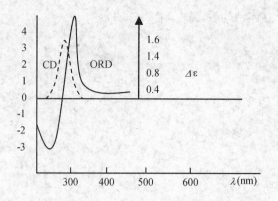

图 8-19 (+)-天然樟脑的 ORD 和 CD 谱

2. 实验测得反式-1,2-环己醇为正科顿效应，试确定它的绝对构型为 A 或 B 的哪一种。

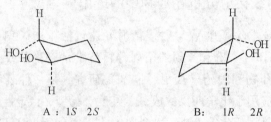

A：1*S* 2*S*   B： 1*R* 2*R*

3. 叙述单晶培养常用方法。

第九章 波谱综合解析

任何一种光谱分析方法都不能单独提供有机化合物的完整结构信息，只能从各自侧面反映分子骨架和部分结构（基团或原子团）的信息。所以在确证或鉴定有机分子结构时，必须运用多种光谱技术获得分子结构信息，进行综合解析。

综合解析是指对一个化合物的 MS、UV、IR 和 NMR 等谱图进行综合解析以确定有机物结构的方法。但实际操作时并不必一味追求各种谱俱全，而是按实际需要选择适当的方法。综合解析也没有统一格式，因所需解决问题的具体特点、复杂程度而异，也因研究者的知识结构、实际经验、思维方式而有差别。在此只是介绍利用各种图谱解析有机物结构的一般思路和程序，同时通过一些解析实例加以说明。

第一节 波谱综合解析的一般程序

一、波谱解析有关注意事项

1. 尽量多地掌握样品背景材料 对供试品来源要有一定认识，明确其为天然的、合成的或其他样品。若确证分子结构，需提供样品分子量、分子式、结构式和样品溶解度等信息。若为未知化合物，需了解其来源、化合物类型、元素组成。如天然产物需了解同种属植物化学成分研究情况，包括化合物类型、薄层色谱的特点、质谱数据、核磁共振光谱特征和理化数据等；合成产物需了解相关的起始原料、反应路径及可能的副产物结构。

2. 保证光谱质量 进行有机化合物的结构鉴定时，样品的纯度非常重要，杂质的存在可能会干扰样品的信号峰，导致无法解析出正确的结构。因此，应尽可能提高待测试样的纯度。可通过色谱分离、重结晶等方法对不纯样品进行纯化，一般要求样品纯度为98.5%以上。常用的样品纯度测定方法包括观察结晶状态和颜色、测定熔点以及色谱法检测。一般薄层色谱检测时，只有当试样在三种展开系统中均呈现单一斑点时方可确认其为单一化合物。

3. 提供光谱测定条件 测定条件不同，测得的光谱不一样。如红外光谱用溴化钾压片和用石蜡糊法光谱不同，软电离质谱和硬电离质谱不同，核磁共振的内标物及溶解样品的溶剂不同，都会直接影响光谱解析。

二、波谱综合解析的步骤

1. 初步观察各种谱图并得出一些明显的结论   在每种谱图中可能具有反映某个原子团或官能团存在最明显的谱峰，因此通过初步对各种谱图的查看，得出某个官能团明显存在的结论，对进一步的谱图综合解析工作具有至关重要的意义。

2. 分子式的确定及不饱和度的计算   分子式的确定是结构解析中最为重要的一步，可通过以下方法获得分子式信息。

（1）元素分析法确定分子式   元素分析法就是采用定性分析的方法测定分子中的 C、H、O、N 和卤素等元素的含量，据此计算出各元素的原子比，拟定实验式。最后根据分子量和实验式确定分子式。

（2）质谱同位素丰度比确定分子式   由于同位素的贡献，质谱中除了有质量为 M 的分子离子峰外，还有质量为 M +1、M +2 的同位素峰。不同化合物的元素组成不同，其同位素丰度也不同，通过查阅 Beynon 表确定分子式。当分子离子峰很低或分子量较大时，这种方法无法使用。

（3）高分辨质谱确定分子式   因为 C、H、O、N 的原子量分别为 12.000000、1.007825、15.994914、14.003074，如果能精确测定化合物的分子量，通过计算机很容易地算出所含各元素的原子个数，即精确分子量对应的元素组成是唯一的。目前，傅立叶变换质谱仪、双聚焦质谱仪、飞行时间质谱仪等都能给出化合物的元素组成。

（4）综合利用各谱学方法提供的信息确定分子式   从 $^{1}H - NMR$ 的积分曲线高度（或积分面积）比得到 H 原子数目（注意分子结构对称时，H 原子数目可能是计算值的整数倍）；从红外光谱、质谱以及核磁共振谱确定 O、N、Cl、Br、S 等杂原子类型及数目；由 $^{13}C - NMR$ 的谱峰数得到 C 原子数目（注意这是 C 原子数的下限，结构有对称性时，C 原子数大于谱峰数）。

（5）计算不饱和度 Ω 不饱和度与有机物类型密切相关。若 $\Omega = 0$，说明它是链烷烃或它的简单衍生物；若被测 $\Omega \geq 4$，则有相当大可能是芳香族化合物。在解析过程及最终结果验证时，都应该注意不饱和度的一致性。

3. 推断结构单元（基团）   可从各种波谱中获得结构单元类型及数目的信息。有的结构单元可能在各个谱中都有反映，如苯环，在 UV、IR、$^{1}H - NMR$、$^{13}C - NMR$ 和 MS 中都能发现。有的结构单元也许只在某一个谱学方法中才有肯定的结论，如氯、溴原子在质谱中非常明确；羟基在红外光谱中非常突出。而它们在其他谱中没有直接的或明确的证据。

4. 计算剩余基团   有的基团特征性不强，有时候分子中有一个以上的相同基团，这些情况下容易漏掉某些基团。因此，还需要将分子式与推断结构单元中已确定的所有结构单元的元素组成作比较，计算出差值，该差值就是剩余基团。

5. 将小的结构单元（基团）组合成较大的结构单元 $^{1}H - NMR$ 和 $^{13}C - NMR$ 的化学位移和偶合常数在确定基团连接顺序方面有特别重要的作用。通过核磁共振二维谱可以使得基团之间关联的确定更为简便和可靠。质谱中离子的质荷比也是一个重要的证据。在涉及是否有共轭体系存在或共轭体系大小时，紫外光谱吸收带的最大吸收波长有独特的作用。

6. 提出可能的结构式，并进行结构验证　对于稍微复杂一点的有机物，根据上述步骤常可以列出不止一个可能的结构式，因此需对每一个可能结构进行核对。核对方法是利用各种经验公式计算核磁共振的化学位移，计算值与实测值有明显差异的结构式应排除。目前已有多种化学办公软件能比较准确地计算和模拟有机化合物结构 NMR 碳氢数据的理论值。如 ChemDraw 软件中，画出推测的结构式，在"Structure"菜单中选定"Predict ^{1}H – NMR Shifs"或"Predict ^{13}C – NMR Shifs"就能获得该结构氢谱或碳谱理论值的模拟结果。此外偶合常数以及紫外吸收带位置等信息对确定结构也能提供重要信息，也可以用结构类似的模型化合物的波谱数据进行比对。

需要注意的是，所有波谱方法解析出来的结构，都是基于谱图所显示信息的推测。在推测过程中难免会有主观因素影响最终的结果，所以在得到一个结构后，一定要进行结构的验证，具体可采用以下方法。

（1）质谱验证　利用质谱裂解机理推测裂解途径及特征碎片离子质荷比是验证分子结构正确与否的重要判断方法，应用质谱进行结构验证还包括分子离子峰的指认及同位素峰相对强度的大小（可知分子中是否含有 Br、Cl、S 等）。

（2）标准谱图和文献数据验证　谱图上峰的个数、位置、形状及强弱次序必须与标准谱图或文献数据一致（注意测试条件应相同），才能证明所推断化合物的结构与对照品一致。若某种分析方法无标准谱图可查，则可用已知的标准样品或合成标准样品直接作谱图来对照。

（3）二维核磁共振谱验证　对于从未报道的新结构及较为复杂的化合物分子，用 2D – NMR 对结果进行验证是目前公认比较可靠的方法。2D – NMR 能提供大多数结构特别是未知结构中各官能团或片段的关联关系。首先解析^{1}H –^{1}H COSY 谱，从一维谱中已确定的氢谱线出发找到与之相关的其他谱线。第二，解析^{13}C –^{1}H COSY（或 HMQC、HSQC）谱，同样从已知的氢谱线出发找到各种直接相关的碳谱线，以此推断出这些碳谱线的归属。第三，解析^{13}C –^{1}H 远程相关（COLOC 或 HMBC）谱，从已确定的碳谱线出发找到与之相关的各氢谱线，或从已知的氢谱线出发找到与之相关的各碳谱线，由此完成对一些未知谱线的指认。如此反复推导，最终完成对所有一维氢谱和碳谱的指认。在二维谱中由于一些相关峰的强度较弱，在实验中常常未被检测到，另外在图谱中还常常会出现假峰，这些在二维谱的解析中应特别注意。

当然，有些结构 2D – NMR 也不能提供有力的证据，特别是立体结构（构型、构象）还需要结合单晶 X – 射线衍射、CD 谱和 ORD 谱以及化学沟通的方法来进行确证。

第二节　化合物结构解析实例

例 9 – 1　根据如下谱图确定化合物的结构 。

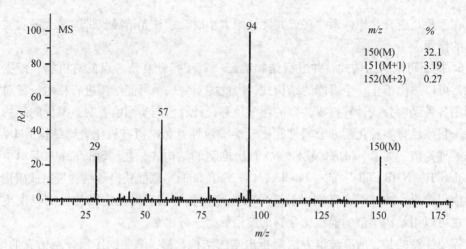

图9-1 A 例9-1化合物的EI-MS谱

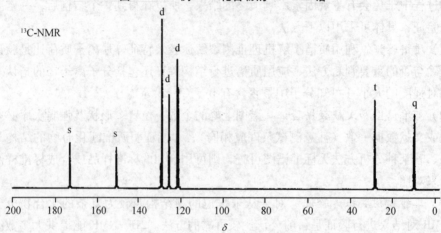

图9-1 B 例9-1化合物的¹³C-NMR谱

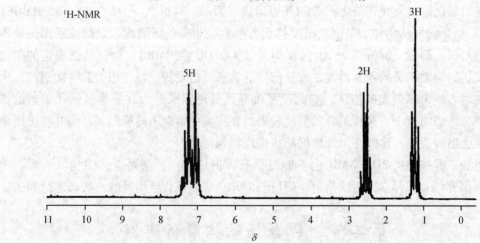

图9-1 C 例9-1化合物的¹H-NMR谱

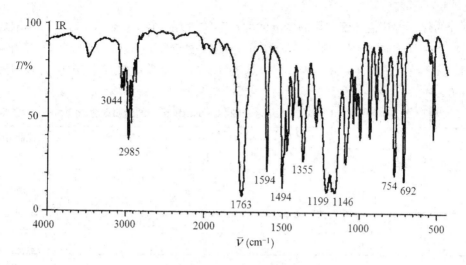

图 9 – 1 D 例 9 – 1 化合物的 IR 谱

解析：

1. 分子式的确定 质谱（图9 –1 A）中显示该化合物的分子离子峰的$m/z = 150$，即分子量为150，分子中可能无 N 原子或有偶数个 N 原子。分子离子峰150 （M）% ＝32.1%，分子离子的同位素峰151 （M ＋1）% ＝3.19%，152 （M ＋2）% ＝0.27%，折算后：分子离子峰 150 （M）% ＝100%，分子离子的同位素峰 151 （M ＋1）% ＝9.96%，152 （M ＋2）% ＝0.84%，查 Beynon 表分子量为150，得到分子式为$C_9H_{10}O_2$。结合[13]C – NMR （图 9 – 1 B）、^{1}H – NMR （图 9 – 1 C） 提供的信息，可知其结构中含有10 个 H 原子，9 个 C 原子，可推测该化合物中有 2 个 O 原子，其分子式也可确定为$C_9H_{10}O_2$，经计算该化合物的不饱和度为 5。各种谱学方法提供的分子式相关信息如表9 –1A所示。

表 9 – 1 A 与分子式相关的谱学信息

信　息	谱图名称	反映分子式的相关内容
分子量	MS	m/z =150，无 N 原子或有偶数个氮原子；分子离子峰150 （M）% =100%，分子离子的同位素峰151 （M +1）% =9.96%，152 （M +2）% = 0.84%，查 Beynon 表分子量为150，得到分子式为$C_9H_{10}O_2$
C	^{13}C – NMR	9 个碳原子 [2 个季碳，5 个叔碳（峰高比约2∶1∶2），1 个仲碳，1 个伯碳]
H	^{1}H – NMR	10 个氢原子 （5∶2∶3）
O		（150 −12 ×9 −10） /16 =2
分子式	$C_9H_{10}O_2$	
不饱和度	Ω = 9 +1 − 10/2 = 5	

2. 结构片段的确定

（1）^{13}C – NMR 解析：图9 – 1 B 是化合物的偏共振去偶谱，表明其分子中有 9 个碳，根据峰的化学位移值和偏共振的多重性可判定分别为一个羰基碳（δ173）、单取代苯信号（1个芳香季碳δ151，2个两个碳重叠的芳香叔碳δ130，121及1个芳香叔碳δ126），1个亚甲基碳（δ28）和1个甲基碳（δ9）。化合物的 $^{13}C-NMR$ 信号归属见表9-1 B。

表9-1 B 例9-1化合物的 $^{13}C-NMR$ 谱图的峰归属分析

峰号	δ_C	偏共振的多重性	归属	推断片段	可能的结构信息
1	9	q	CH_3,	CH_3-C	9个碳，7个峰，结构有对称性，1个羰基、1个 CH_3，1个 CH_2，1个连氧的单取代苯环
2	28	t	CH_2	$CH_3-CH_2-C=O$	
3-5	121~130	d	CH	苯环上没有被取代的5个碳	
6	151	s	C	苯环上被取代的1个碳	
7	173	s	C=O	C=O	

（2） ^1H-NMR 解析： ^1H-NMR（图9-1 C）证明化合物有相互连接的甲基（δ1.2）和亚甲基（δ2.6），1个连氧的单取代苯环（δ6.9~7.5）。化合物的 ^1H-NMR 信号归属见表9-1 C。

表9-1 C 例9-1化合物的 ^1H-NMR 谱图的峰归属分析

峰号	δ_H	积分	裂分峰数	归属	推断片段	可能的结构信息
1	1.2	3H	t	CH_3	CH_3CH_2	与供电基团相连的单取代苯 CH_3CH_2
2	2.6	2H	q	CH_2	CH_3CH_2	
3	6.9~7.5	5H	m	Ar-H	与供电基团相连的单取代苯	

（3）IR解析：化合物IR（图9-1 D）表明，该化合物有酯羰基存在（1763cm^{-1}、1199 cm^{-1}、1146 cm^{-1}），有单取代苯环存在（3044 cm^{-1}、1594 cm^{-1}、1494 cm^{-1}、754 cm^{-1}、692 cm^{-1}）。化合物的红外光谱峰的归属见表9-1 D。

表9-1 D 例9-1化合物的IR谱图的峰归属分析

峰号	波数（cm^{-1}）	归属	可能的结构信息
1	3044	芳氢不饱和碳氢C-H伸缩振动 $\nu_{=C-H}$	
2	2985	饱和碳氢C-H伸缩振动 ν_{C-H}	
3	1763	酯羰基伸缩振动 $\nu_{C=O}$	（1）酯羰基 （2）单取代苯
4, 5	1594，1494	苯环骨架C=C伸缩振动 $\nu_{C=C}$	
6	1355	甲基对称变形振动 $\delta_s(CH_3)$	
7, 8	1199，1146	酯C-O-C伸缩振动 ν_{C-O-C}	
9, 10	754，692	单取代苯碳氢面外弯曲振动 $\gamma_{=C-H}$	

3. 结构的确定与验证 综上所述，此化合物的分子式为 $C_9H_{10}O_2$，不饱和度为5，由苯环（4个）和羰基（1个）贡献。结合 $^{13}C-NMR$、^1H-NMR、IR知其有如下结构片段：

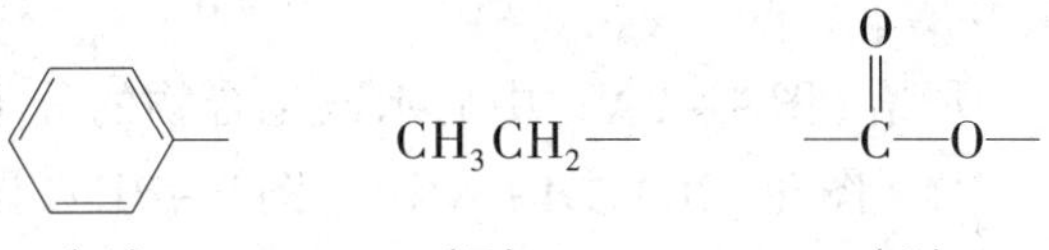

（A）　　　　　（B）　　　　　（C）

上述 A、B、C 结构片段的原子总和为 $C_9H_{10}O_2$，与分子式相符，说明没有剩余基团。因为 $^1H - NMR$ 谱图中芳氢的化学位移较低，说明苯环与电负性较强的酯羰基氧原子相连，而乙基中亚甲基的化学位移在 $^{13}C - NMR$、$^1H - NMR$ 谱图中都能提示其与酯羰基碳原子相连，因此可确定化合物的结构如下：

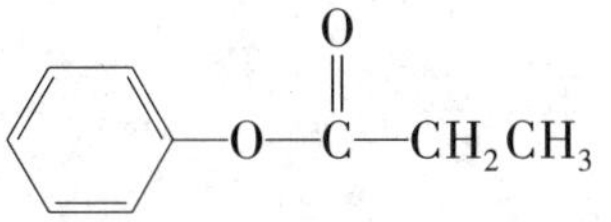

根据 ChemDraw 软件计算，对化合物的氢谱和碳谱数据进行归属如下：

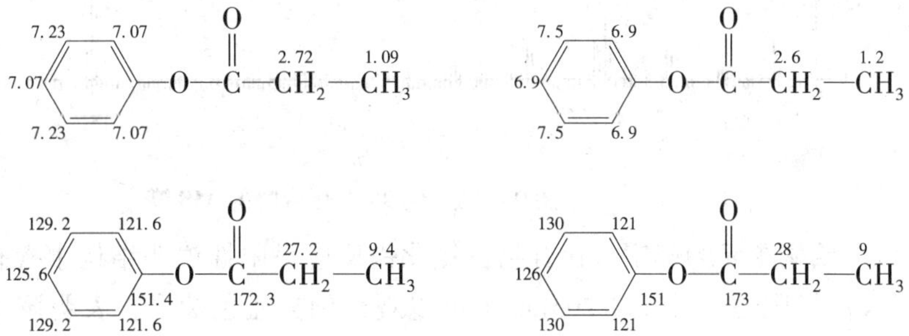

计算值　　　　　　　　　　　实测值

通过质谱的裂解途径，进一步验证推断其分子结构：

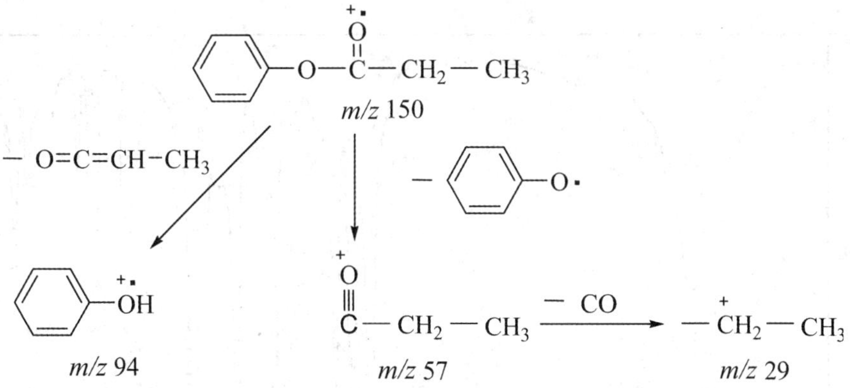

例 9 - 2　某天然有机化合物为无色针状结晶（丙酮），三氯化铁反应呈阳性，异羟肟酸铁反应呈阳性，紫外灯 365nm 下可以观察到亮蓝色荧光。该化合物的 EI - MS、IR、$^1H - NMR$（CD_3OD，300MHz）和 $^{13}C - NMR$（CD_3OD，75MHz）图谱如下所示，试解析其结构。

解析：

1. 分子式的确定 质谱（图9-2A）中显示该化合物的分子离子峰的 $m/z = 178$，即分子量为178。$^{13}C-NMR$（图9-2C）、^1H-NMR（图9-2E）显示该化合物有9个碳原子和4个氢原子，计算可知该化合物含有4个氧原子。综上所述，推出化合物的分子式可能为 $C_9H_6O_4$，经计算该化合物的不饱和度为7。

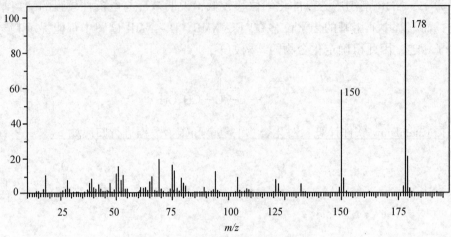

图9-2A 例9-2化合物的MS谱

2. 结构单元的确定 化合物三氯化铁反应呈阳性说明结构中含有酚羟基，异羟肟酸铁反应呈阳性、紫外灯365nm下可以观察到亮蓝色荧光，表明该化合物是天然产物中的香豆素类化合物。

IR谱（图9-2B）中1671，1285，1149cm^{-1}的吸收峰表明有共轭的酯羰基存在，1620cm^{-1}的吸收峰表明有C=C双键，1609，1568，1402 cm^{-1}的吸收峰表明有共轭的苯环结构系统。

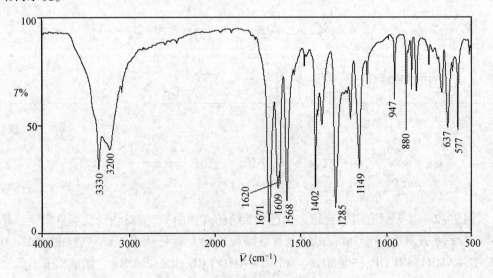

图9-2B 例9-2化合物的IR图

化合物的¹³C –NMR 谱（图 9 –2C）表明其分子中有 9 个碳，结合 DEPT 谱（图 9 – 2D）可知有一个酯羰基碳（δ162.9），δ150.7、149.2、143.2、111.5 为 sp^2 杂化的季碳，δ 144.6、111.7、111.2、102.3 为 sp^2 杂化的叔碳。¹H –NMR 谱（图 9 –2E）中可见一组顺式烯氢质子信号 δ 7.77（1H，d，J =9.4Hz），δ 6.17（1H，d，J =9.4Hz），两个孤立芳香质子信号 δ 6.92（1H，s），δ 6.74（1H，s），可知该化合物含有一个苯环，且苯环为 1，2，4，5 –四取代。通过 HSQC 谱（图 9 –2F）对碳氢信号进行归属（见表 9 –2）。

表 9 –2　例 9 –2 化合物的 NMR 数据归属

¹H –NMR	¹³C –NMR	DEPT	¹H –NMR（J）	¹³C –NMR	DEPT
6.74（1H，s）	102.3	CH	7.77（1H，d，J =9.4Hz）	144.6	CH
6.17（1H，d，J =9.4Hz）	111.2	CH		149.2	
	111.5			150.7	
6.92（1H，s）	111.7	CH		162.9	
	143.2				

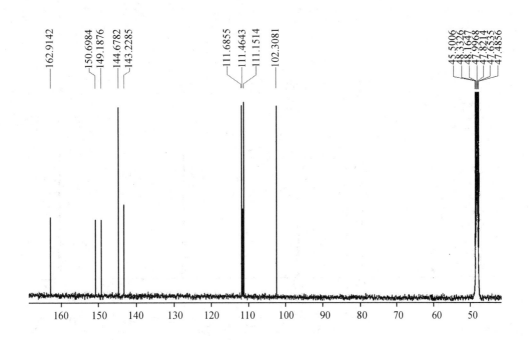

图 9 –2C　例 9 –2 化合物的¹³C –NMR 谱

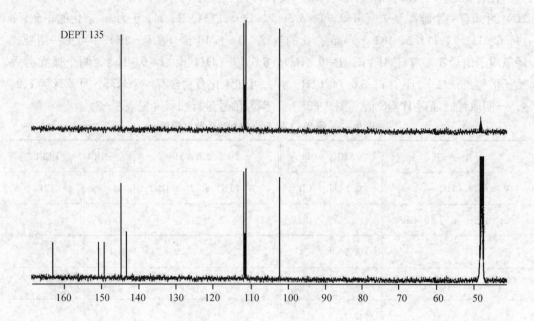

图 9 - 2D 例 9 - 2 化合物的 DEPT 谱

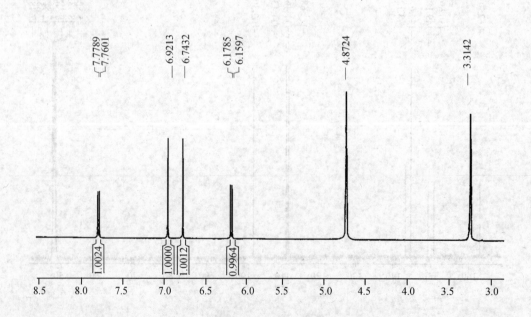

图 9 - 2E 例 9 - 2 化合物的 ^{1}H - NMR 谱

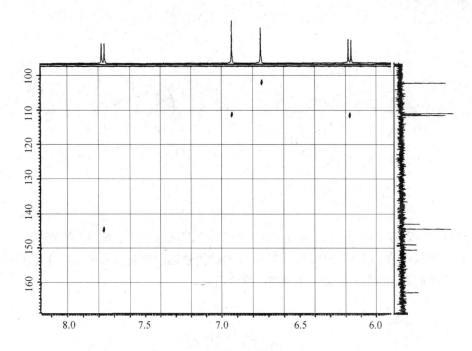

图 9 – 2F 例 9 – 2 化合物的 HSQC 图

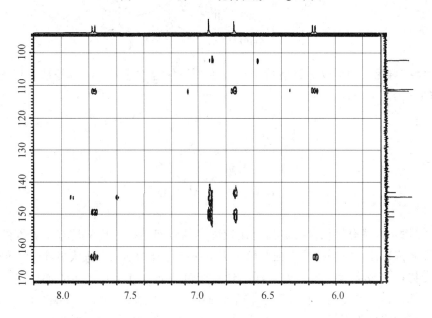

图 9 – 2G 例 9 – 2 化合物的 HMBC 谱

在该化合物的 HMBC 谱（图 9 – 2G）中，δ7.77，6.17 的质子与 δ162.9 酯羰基碳信号远程相关，结合其化学位移可推测有结构片段①；δ6.92 的质子与 δ149.2，150.7 的连氧季碳信号远程相关，δ6.74 的质子与 δ143.2，111.5 的碳信号远程相关，结合其化学位移可推测有结构片段②。

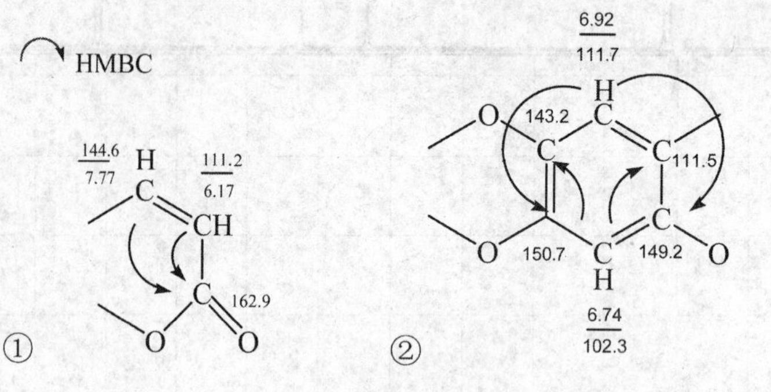

再根据 $\delta7.77$ 的质子与 $\delta111.7$，149.2 的碳信号远程相关，$\delta6.17$ 的质子与 $\delta111.5$ 的碳信号远程相关，$\delta6.92$ 的质子与 $\delta144.6$ 的碳信号远程相关，可将结构片段①和结构片段②连接起来，由此可确定化合物的结构如下。

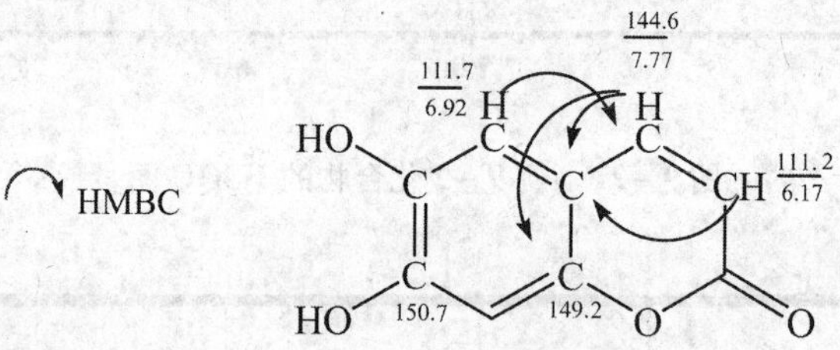

3. 结构确定　根据以上波谱特征可以推测该化合物为 6,7 - 二羟基香豆素，与文献报道的数据完全一致。

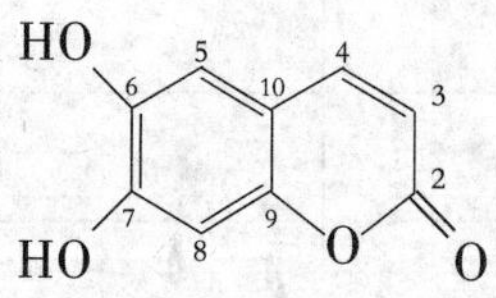

4. 讨论　天然有机化合物多具有比较固定的骨架结构，且常具有特异性的理化鉴别反应和波谱特征，掌握这些特征对解析天然有机化合物结构有很大的帮助。例如，本例中化合物在 365nm 紫外光下可以观察到亮蓝色荧光，以及异羟肟酸铁、三氯化铁反应呈阳性都是香豆素类化合物的重要特征，而香豆素具有苯骈 α - 吡喃酮的结构骨架。所以接下来的就只要判断这个母核上取代基的情况，就能解析出正确的结构。

例 9 - 3　从中药刺五加 *Acanthopanax senticosus*（Rupr. et Maxim）Harms 的干燥根及根茎中分离得到一个化合物，淡黄色无定形粉末（MeOH），Molish 反应阴性，盐酸镁粉反应显红色，二氯氧锆 - 枸橼酸反应黄色不褪；ESIMS（neg.）谱中 m/z301 处可见 [M - H]$^-$ 离子峰；UV（MeOH）258.3nm 和 369.5nm 处分别出现最大吸收，其核磁共振氢谱和碳谱如图 9 -3A、图 9 -3B 所示，试推导其结构。

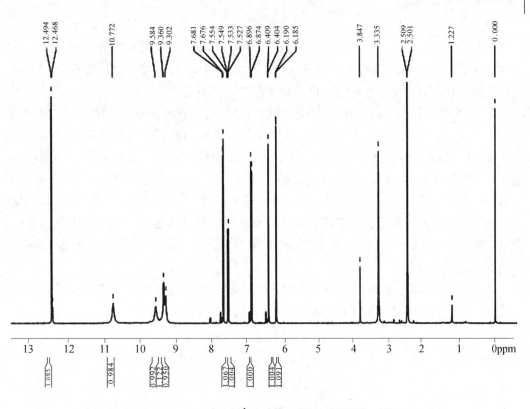

图 9 – 3A 例 9 – 3 化合物的 ^1H – NMR 谱（400 MHz，DMSO – d_6）

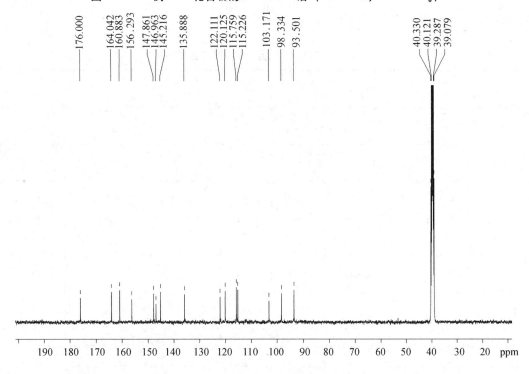

图 9 – 3B 例 9 – 3 化合物的 ^{13}C – NMR 谱（100 MHz，DMSO – d_6）

解析：

ESI－MS（neg.）谱中 m/z 301 处可见 ［M－H]⁻离子峰，表明其分子量为302；结合¹H－NMR、¹³C－NMR 谱数据，推测分子式为 $C_{15}H_{10}O_7$，计算其不饱和度为11。Molish 反应阴性，盐酸镁粉反应显红色，提示该化合物为黄酮苷元。

¹³C－NMR 谱（图 9－3B）中 δ_C 156.3，98.3，164.0，93.5，160.9，103.2 和 122.1，115.2，145.2，147.9，115.8，120.1 处可见典型的黄酮类化合物的芳碳信号，¹H－NMR（图9－3A）谱中 δ 6.19（1H，d，J=2.0Hz），6.40（1H，d，J=2.0Hz）可见 2 个芳香质子信号，根据其裂分模式提示 A 环可能为 5，7 位二取代；另外，δ 7.68（1H，d，J=2.0Hz），δ 6.88（1H，d，J=8.8Hz）和 δ 7.54（1H，dd，J=8.8，2.0Hz）处可见 3 个芳香质子信号，根据其偶合裂分模式提示 B 环可能为 1′，3′，4′ 位三取代。此外，δ 147.0，135.9，176.0 可见归属于黄酮 C 环的 2，3，4 位碳信号，根据 δ 值推测其为黄酮醇类化合物。

将 NMR 谱数据与文献报道的槲皮素进行比较，发现两者基本一致（见表 9－3）。因此鉴定该化合物为槲皮素（quercetin），其结构式如下：

表 9－3　例 9－3 化合物的 NMR 数据归属

No.	δ_H	δ_C	No.	δ_H	δ_C
2		147.0	10		103.2
3		135.9	1′		122.1
4		176.0	2′	7.68（1H，d，J=2.0Hz）	115.2
5		156.3	3′		145.2
6	6.19（1H，d，J=2.0Hz）	98.3	4′		147.9
7		164.0	5′	6.88（1H，d，J=8.8Hz）	115.8
8	6.40（1H，d，J=2.0Hz）	93.5	6′	7.54（1H，dd，J=8.8，2.0Hz）	120.1
9		160.9			

例 9 – 4　从中药刺五加 *Acanthopanax senticosus*（Rupr. et Maxim.）Harms 的干燥根及根茎中分离得到一化合物，白色粉末（MeOH），紫外灯下显淡蓝色荧光，溴甲酚绿试剂反应阳性，三氯化铁反应阳性。其光谱如图 9 – 4A、9 – 4B、9 – 4C 所示，试推测其结构。

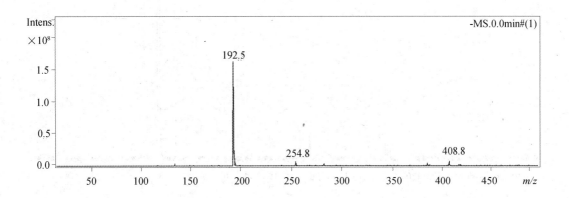

图 9 – 4A　例 9 – 4 化合物的 ESI – MS 谱

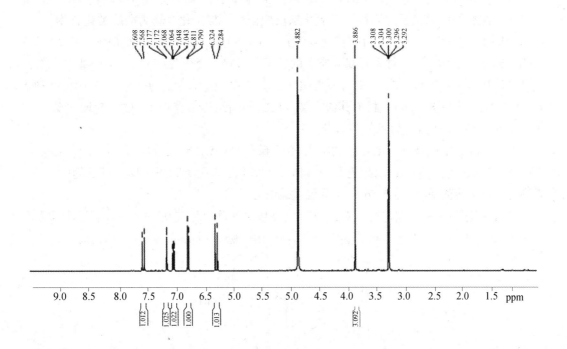

图 9 – 4B　例 9 – 4 化合物的 ^{1}H – NMR 谱（400 MHz，CD$_3$OD）

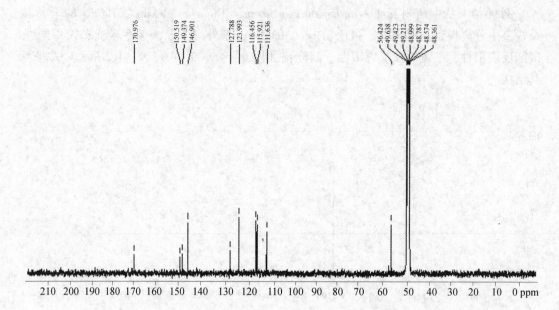

图 9 – 4C　例 9 – 4 化合物的 ^{13}C – NMR 谱（100 MHz，CD$_3$OD）

解析：

ESI – MS（neg.）（图 9 – 4A）谱中 m/z193 处可见［M – H］$^-$ 离子峰，提示其分子量为 194，结合其 ^{1}H – NMR 和 ^{13}C – NMR 数据推测其分子式为 $C_{10}H_{10}O_4$，计算其不饱和度为 6。溴甲酚绿试剂反应阳性，三氯化铁反应阳性，提示化合物为酚酸类化合物。

^{1}H – NMR（图 9 – 4B）中，低场区可见 δ 7.59（1H，d，$J = 16.0$Hz）和 δ 6.30（1H，d，$J = 16.0$Hz）一对反式双键质子的特征信号峰；还可见归属于 ABX 偶合系统的 3 个芳环质子：δ 7.17（1H，d，$J = 2.0$Hz），δ 7.06（1H，dd，$J = 8.4$，2.0Hz）和 δ 6.80（1H，d，$J = 8.4$Hz），根据其偶合裂分模式判断结构中存在 1，3，4 三取代苯结构片段；δ 3.88（3H，s）为甲氧基信号。

^{13}C – NMR 谱（图 9 – 4C）中共给出 10 个碳信号：δ 127.8，115.9，149.4，150.5，124.0，116.5 为苯环的 6 个碳信号，δ 146.9 和 δ 111.6 可见归属于反式双键的碳信号，δ 171.0 为羧酸羰基信号，δ 56.4 为甲氧基碳信号。

以上数据与文献数据进行比对，与阿魏酸基本一致（见表 9 – 4）；同时与对照品共薄层色谱行为相同。综上分析，鉴定该化合物为阿魏酸（ferulic acid）。其结构式如下：

表 9 - 4　例 9 - 4 化合物的 NMR 数据归属

No.	δ_H	δ_C	No.	δ_H	δ_C
1		127.8	6	7.06（1H, dd, J=8.4, 2.0Hz）	116.5
2	7.17（1H, d, J=2.0Hz）	115.9	7	7.59（1H, d, J=16.0Hz）	146.9
3		149.4	8	6.30（1H, d, J=16.0Hz）	111.6
4		150.5	-OCH₃	3.88（3H, s）	56.4
5	6.80（1H, d, J=8.4Hz）	124.0	-COOH		171.0

　　例 9 - 5　　从中药麻黄（*Ephedra sinica*）中分离得到一个针状结晶（MeOH），茚三酮反应呈阳性；UV（MeOH）在 215nm 处出现最大吸收。其质谱、核磁共振氢谱和碳谱如图 9 - 5A、图 9 - 5B、图 9 - 5C 所示，试推测其结构。

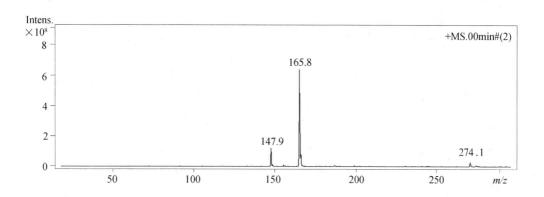

图 9 - 5A　例 9 - 5 化合物的 ESI - MS 谱

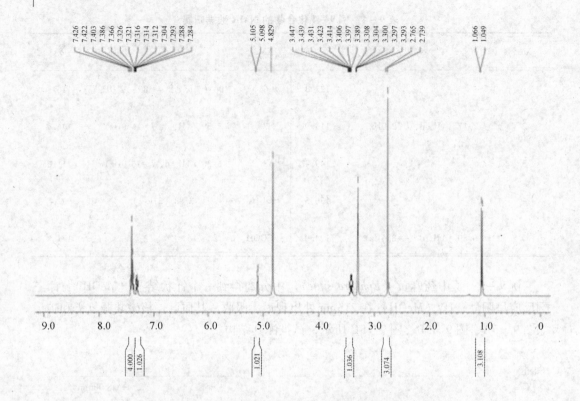

图 9 – 5B　例 9 – 5 化合物的¹H – NMR 谱（400MHz，CD₃OD）

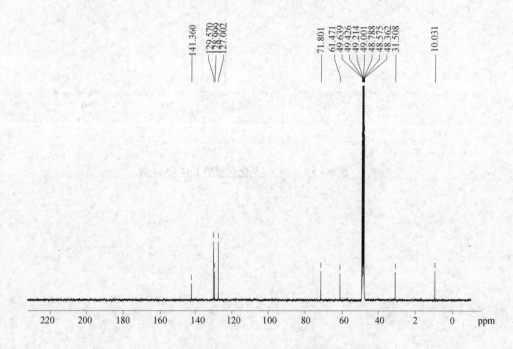

图 9 – 5C　例 9 – 5 化合物的¹³C – NMR 谱（100 MHz，CD₃OD）

解析：

ESI－MS（neg.）谱（图9－5A）中，在 $m/z166$ 处可见［M－Cl］⁻峰，提示其分子量为201；结合¹H－NMR 和¹³C－NMR 谱数据推测其分子式为 $C_{10}H_{15}NO \cdot HCl$，计算其不饱和度为4。茚三酮反应呈阳性；UV 在215nm 处出现最大吸收，提示该化合物可能为含有苯环的生物碱类化合物。

¹H－NMR 谱（图9－5B）中，δ 7.28～δ 7.42（5H）提示结构中存在单取代苯环；δ 5.10（1H, d, J=2.8Hz）为氧代次甲基质子信号；δ 3.42（1H, m）为氮代次甲基质子信号；δ 2.75（3H, s）为氮代甲基质子信号和 δ 1.05（3H, d, J=6.8Hz）为甲基质子信号。

¹³C－NMR 谱（图9－5C）中共出现10个碳信号，其中 δ_C 141.4、127.0×2、129.6×2、129.0 为单取代苯环的6个碳信号，δ_C 71.8、61.5 分别为氧代次甲基碳和氮代次甲基碳信号；高场区可见 δ_C 31.5 的氮甲基碳信号和 δ_C 10.0 的甲基碳信号。

综合以上数据，对所有碳信号进行了解析和归属。并将其¹³C－NMR 谱数据与麻黄碱盐酸盐相比较（见表9－5），两者基本一致。此化合物也可采用化学软件（Chemoffice）模拟并与文献数据进行比对，其¹³C－NMR 数据与（－）－1－苯基－2－甲氨基－1－丙醇－盐酸盐基本一致。因此鉴定该化合物为（－）－麻黄碱盐酸盐〔（－）－ephedrine hydrochloride〕。其结构式如下：

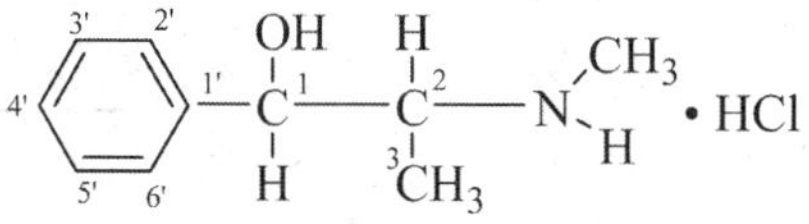

表9－5 例9－5化合物的 NMR 数据归属

No.	δ_H	δ_C	No.	δ_H	δ_C
1	5.10（1H, d, J=2.8Hz）	71.8	2′		127.0
2	3.42（1H, m）	61.5	3′		129.6
3	1.05（3H, d, J=6.8Hz）	10.0	4′	7.28～7.42（5H, m）	129.0
N－CH₃	2.75（3H, s）	31.5	5′		129.6
1′		141.4	6′		127.0

例9－6 从中药山茱萸（*Cornus officinals*）中分离得到一个白色粉末（MeOH），Molish 反应阳性，酸水解后糖部分仅检出 D－葡萄糖；UV（MeOH）在241.0nm 处有最大吸收峰，其 ESI－MS、¹H－NMR、¹³C－NMR、DEPT、¹H－¹H COSY、HSQC、HMBC 谱分别如图9－6A 至图9－6G 所示，试推测其结构。

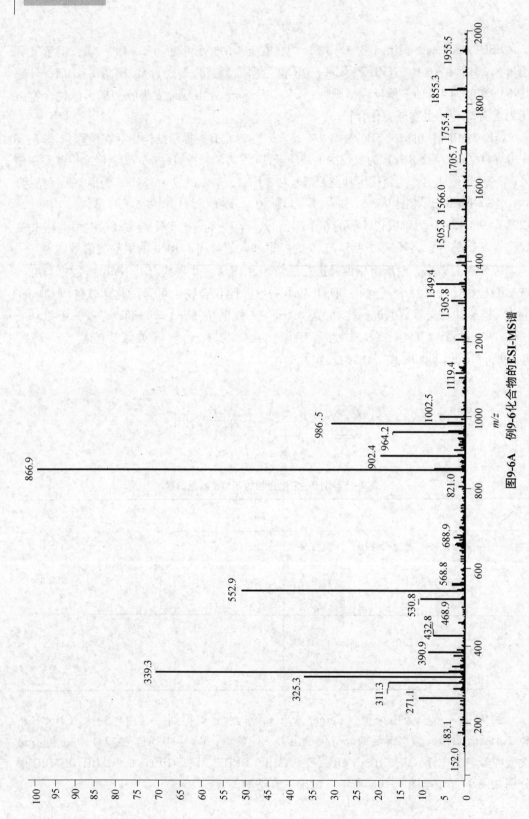

图9-6A 例9-6化合物的ESI-MS谱

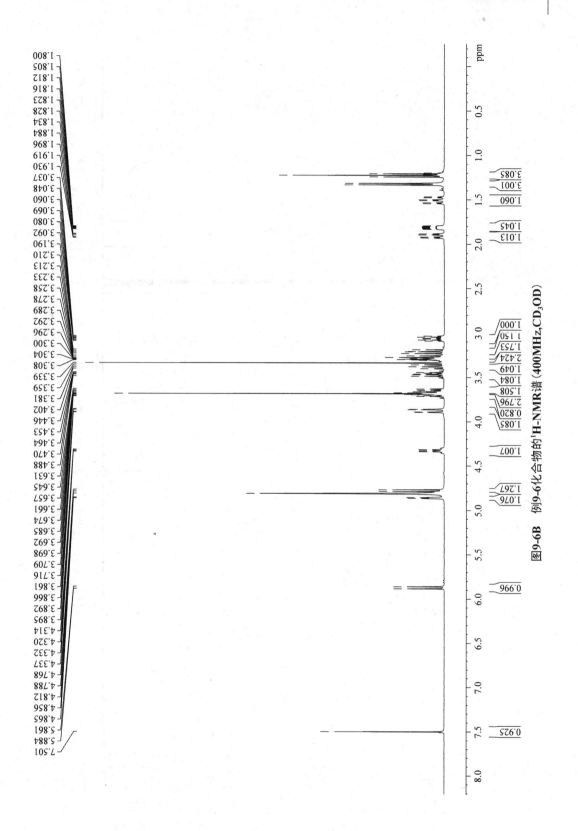

图9-6B 例9-6化合物的 ^{1}H-NMR谱（400MHz,CD$_3$OD）

1.800
1.805
1.812
1.816
1.823
1.828
1.834
1.834
1.896
1.919
1.930
3.037
3.048
3.060
3.069
3.080
3.092
3.190
3.210
3.213
3.233
3.258
3.277
3.289
3.292
3.296
3.300
3.304
3.308
3.339
3.359
3.381
3.402
3.446
3.453
3.464
3.470
3.488
3.631
3.645
3.657
3.661
3.674
3.685
3.692
3.698
3.709
3.716
3.861
3.866
3.892
3.895
4.314
4.320
4.332
4.337
4.768
4.788
4.812
4.856
4.865
4.861
5.884
7.501

3.085
3.001
1.060
1.045
1.013
1.000
1.150
1.753
2.424
1.049
1.084
1.508
2.796
0.820
1.085
1.007
1.267
1.076
0.996
0.925

ppm
0.5
1.0
1.5
2.0
2.5
3.0
3.5
4.0
4.5
5.0
5.5
6.0
6.5
7.0
7.5
8.0

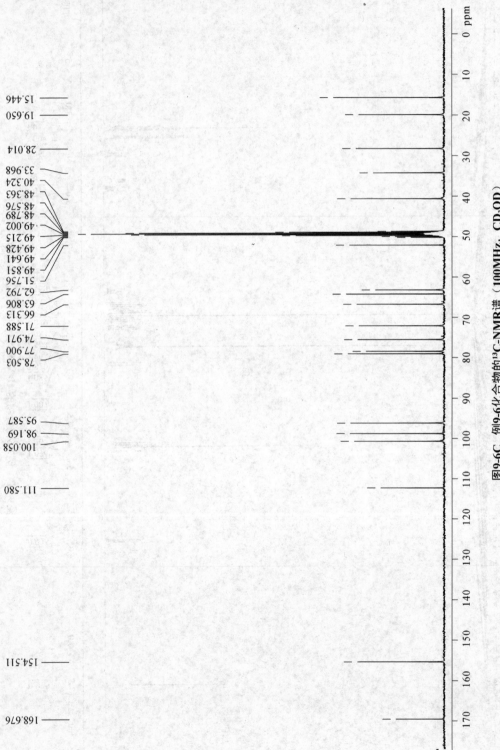

图9-6C 例9-6化合物的^{13}C-NMR谱（100MHz，CD$_3$OD）

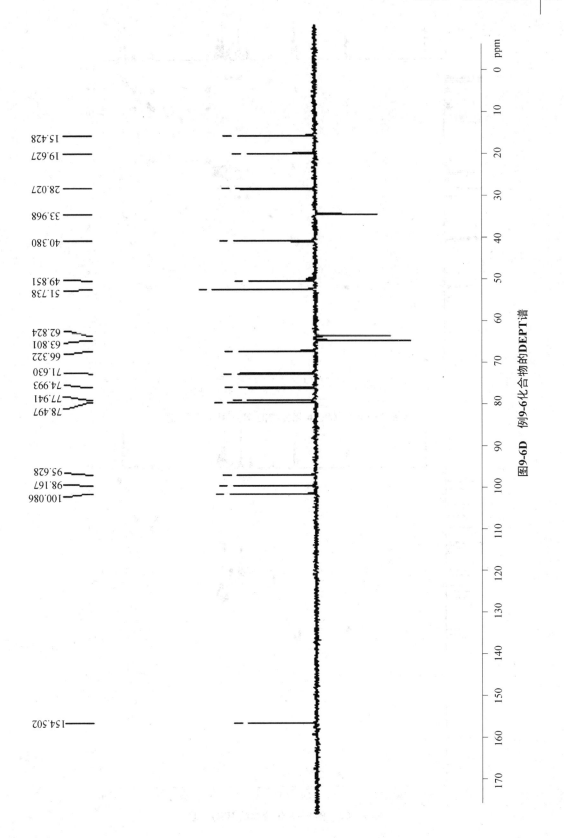

15.428
19.627
28.027
33.968
40.380
49.851
51.738
62.824
63.801
66.322
71.630
74.993
77.941
78.497
95.628
98.167
100.086
154.502

图9-6D 例9-6化合物的DEPT谱

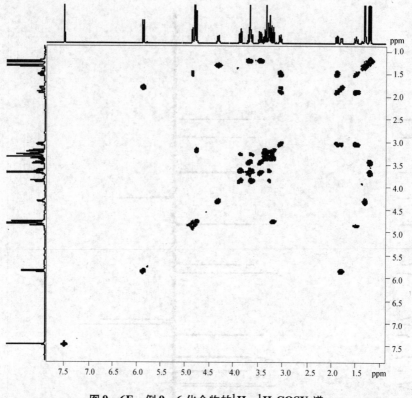

图 9-6E　例 9-6 化合物的 $^1H-^1H$ COSY 谱

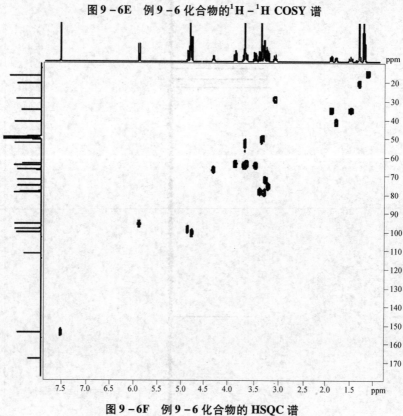

图 9-6F　例 9-6 化合物的 HSQC 谱

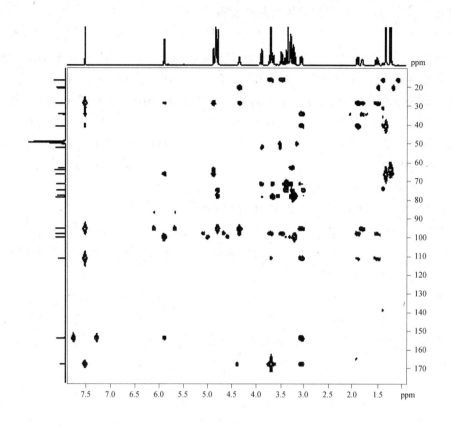

图 9 - 6G　例 9 - 6 化合物的 HMBC 谱

解析：

ESI - MS（图 9 - 6A）谱中 m/z 867 处可见 [2M - H]⁻ 离子峰,提示其分子量为 434;结合 ¹H - NMR, ¹³C - NMR 和 DEPT 谱数据推测其分子式为 $C_{19}H_{30}O_{11}$,不饱和度为 5。

¹H - NMR（图 9 - 6B）：δ 7.50（1H, s）为环烯醚萜类化合物的 H - 3 烯质子信号,δ 5.88（1H, d, J = 9.2Hz）为环烯醚萜类化合物特征性的 H - 1 信号;δ 4.86（1H, d, J = 3.6Hz）和 4.33（1H, dq, J = 2.0 , 6.8Hz）为两个氧代次甲基质子信号,δ 1.23（3H, t, J = 7.2Hz）、3.47（1H, m）、3.68（1H, m）为一组乙氧基质子信号;δ 1.33（3H, d, J = 6.8Hz）为 10 位甲基的质子信号;δ 1.51（1H, dt, J = 3.9, 13.5Hz）, δ 1.91（1H, dd, J = 4.6, 13.5）同碳亚甲基氢信号;δ 4.78（1H, d, J = 7.9Hz）为葡萄糖端基氢信号, 根据偶合常数（J = 7.9Hz）推断其为 β 构型。

¹³C - NMR（图 9 - 6C）和 DEPT（图 9 - 6D）谱中, δ_C 100.1, 75.0, 77.9, 71.6, 78.5, 62.8 为 β - D 葡萄糖基的 6 个碳信号。此外还有苷元的 13 个碳信号,δ_C 154.5, 111.6 处的 2 个碳信号分别为 C - 3 和 C - 4;δ_C 168.7 处的烯碳信号为 1 个酯羰基,即 C - 11,组成一个 α, β 不饱和酯基;δ 95.6 为苷元的 C - 1;δ_C 98.2, 66.3 分别为 2 个氧代次甲基碳信号, 其中 δ 98.2 处的碳信号处于较低场, 可能为具有缩醛结构的碳信号。δ_C 15.4 和 63.8 处为一组乙氧基碳信号。以上信息表明化合物为 C - 4 有取代, 六元环

部分有环氧结构和乙氧基取代的环烯醚萜苷类化合物。

^{1}H $-^{1}$H COSY（图9-6E）谱中，4.33（1H, dq, J=2.2, 6.8Hz）处的氧代次甲基质子（H-8）与δ1.33（3H, d, J=6.8Hz）处的甲基质子（10-CH$_3$）和δ1.81（1H, m）处的次甲基质子（H-9）相关，表明化合物有 $-CH-CH(O)-CH_3$ 结构片段；δ1.51（1H, dt, J=3.9, 13.5Hz），δ1.91（1H, dd, J=4.6, 13.5Hz）的同碳（C-6）亚甲基质子与δ3.06（1H, dt, J=4.6, 13.5Hz）处的次甲基质子（H-5）和4.86（1H, d, J=3.9Hz）处的氧代次甲基质子（H-7）相关，表明化合物有 $-CH-CH_2-CH-O-$ 结构片段；δ1.23（3H, t, J=7.2Hz）处的甲基质子与3.46（1H, m），3.68（1H, m）的同碳氧代亚甲基质子相关，表明化合物有 CH_3-CH_2-O- 的结构片段。

根据 HSQC 谱（图9-6F）对 C、H 进行了归属（见表9-6）。

HMBC（图9-6G）谱中δ4.78处的葡萄糖端基质子与δ$_C$95.6（C-1）的信号相关，δ5.88的H-1质子与δ$_C$100.1处的葡萄糖端基碳信号相关，这表明葡萄糖是连接在苷元的 C$_1$ 上。

由δ5.88（1H, d, J=9.2Hz）可知 H-1 处于直立键上，亦即 O-glc 处于平伏键上为 β 构型。将其^{13}C-NMR 和 ^{1}H-NMR 谱数据与文献报道的 7β-O-乙基莫诺苷相比较，两者基本一致（见表9-6）。因此鉴定此化合物结构为 7β-O-乙基莫诺苷（7β-O-ethylmorroniside），其结构式如下：

表9-6 例9-6化合物的 NMR 数据归属

No.	δ_H	δ_C	No.	δ_H	δ_C
1	5.88（1H, d, J=9.2Hz）	95.6	12	3.68（3H, s）	51.7
3	7.50（1H, s）	154.5	7-O$\underline{C}H_2$CH$_3$	3.46（1H, m）；3.68（1H, m）	63.8
4		111.6	7-OCH$_2\underline{C}H_3$	1.23（3H, t, J=7.2Hz）	15.4
5	3.06（1H, dt, J=4.6, 13.5Hz）	28.0	1'	4.78（1H, d, J=7.9Hz）	100.1
6	1.51（1H, dt, J=3.9, 13.5Hz） 1.91（1H, dd, J=4.6, 13.5Hz）	34.0	2'	3.21（1H, m）	75.0

No.	δ_H	δ_C	No.	δ_H	δ_C
7	4.86（1H, d, J=3.6Hz）	98.2	3′	3.36（1H, m）	77.9
8	4.33（1H, dq, J=2.2, 6.8Hz）	66.3	4′	3.26（1H, m）	71.6
9	1.81（1H, m）	40.4	5′	3.28（1H, m）	78.5
10	1.33（3H, d, J=6.8Hz）	19.6	6′	3.89（1H, m）	62.8
11		168.7		3.68（1H, m）	

例 9 -7　人工合成得到化合物 X，为白色无定形粉末。Liebermann – Burchard 反应呈阳性，为确定其是否为口服避孕药左炔诺孕酮（levonorgestrel），测得相关光谱图见图 9 -7A 至图 9 -7G，试推测化合物 X 是否为左炔诺孕酮。

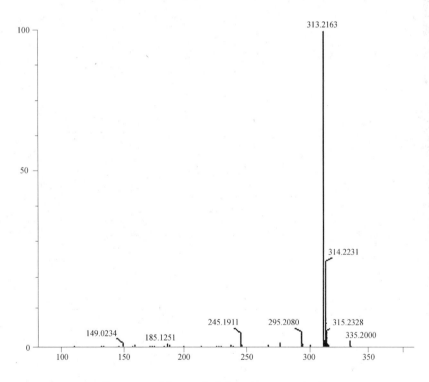

图 9 -7A　例 9 -7 化合物 X 的 ESI – MS 谱

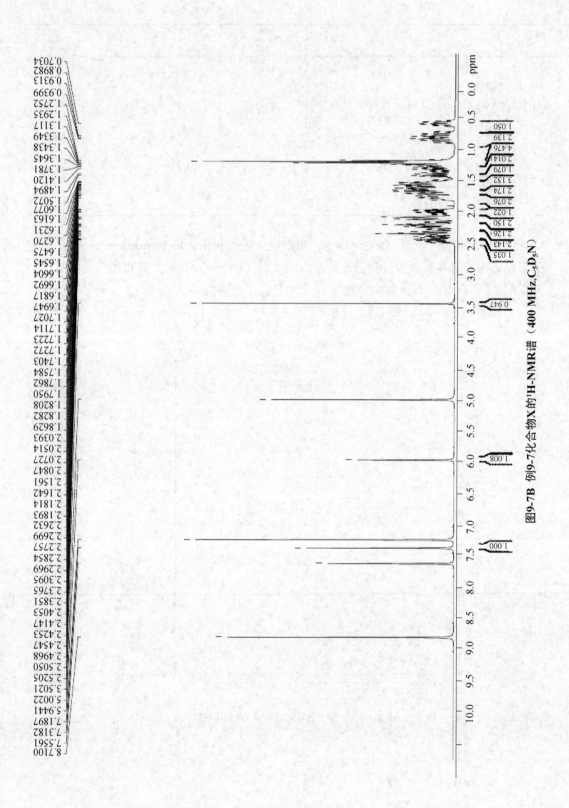

图9-7B 例9-7化合物X的¹H-NMR谱（400 MHz,C₅D₅N）

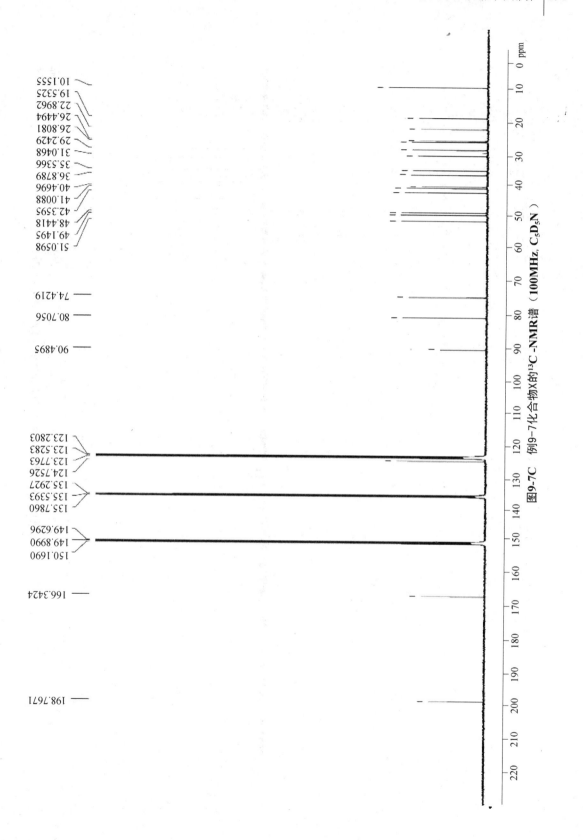

10.1555
19.5325
22.8962
26.4494
26.8081
29.2429
31.0468
35.5366
36.8789
40.4696
41.0088
42.3595
48.4418
49.1495
51.0598

74.4219

80.7056

90.4895

123.2803
123.5283
123.7763
124.7526
135.2927
135.5393
135.7860

149.6296
149.8990
150.1690

166.3424

198.7671

图9-7C 例9-7化合物X的¹³C-NMR谱（100MHz, C₅D₅N）

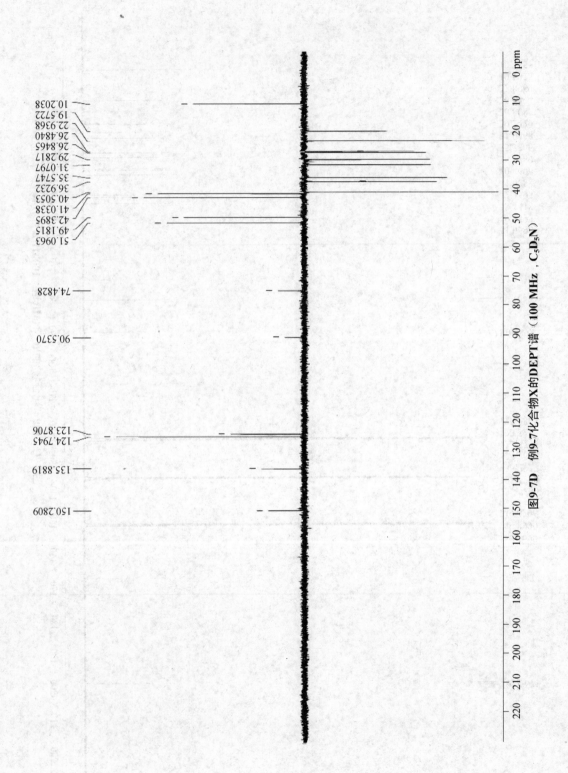

10.2038
19.5722
22.9368
26.4840
26.8465
29.2817
31.0797
35.5747
36.9232
40.5053
41.0338
42.3895
49.1815
51.0963

74.4828

90.5370

123.8706
124.7945

135.8819

150.2809

图9-7D 例9-7化合物X的DEPT谱（100 MHz，C₅D₅N）

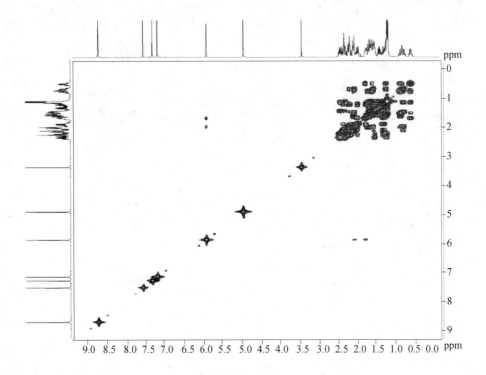

图 9 - 7E 例 9 - 7 化合物 X 的 $^1H - ^1H$ COSY 谱

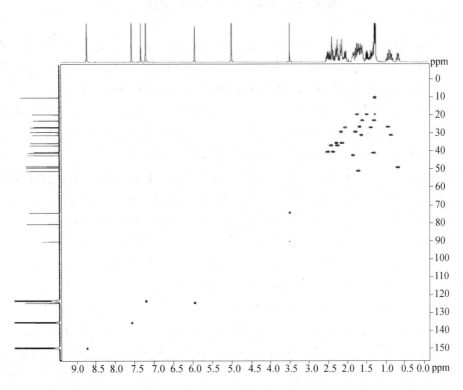

图 9 - 7F 例 9 - 7 化合物 X 的 HSQC 谱

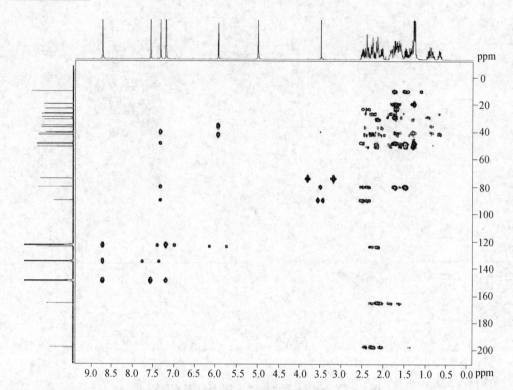

图 9 –7G 例 9 –7 化合物 X 的 HMBC 谱

解析：

ESI –MS 谱（图 9 –7A）在 m/z 313. 2163 处给出［M +H］$^+$ 离子峰，表明分子量为 312。结合 ^1H –NMR、^{13}C –NMR 及 DEPT 等谱推测其分子式为 $C_{21}H_{28}O_2$，计算其不饱和度为 8。Liebermann –Burchard 反应呈阳性，提示为甾体或萜类化合物。

^1H –NMR 谱（图 9 –7B）中，$\delta1.30$（3H, t, J =7. 3 Hz, Me –19）为甲基质子信号，$\delta5.94$（1H, s, H –4）为烯氢质子信号，$\delta3.50$（1H, s, H –21）为炔氢质子信号。^{13}C –NMR 谱（图 9 –7C）中共出现 21 个碳信号，结合 DEPT 谱（图 9 –7D）和 HSQC 谱（图 9 –7F）分析可知分子中存在 1 个甲基、9 个亚甲基、6 个次甲基和 5 个季碳，其中 δ_C 198. 8、124. 8 和 166. 3 处为一组 α、β 不饱和酮基的碳信号，δ_C 90. 5 和 74. 4 为 2 个炔碳信号，δ_C 80. 7 处的氧代季碳，显示化合物具有甾酮的母核。

HMBC 谱（图 9 –7G）中，$\delta5.94$（1H, s, H –4）与 δ_C 36. 9（C –2）、40. 5（C –6）、42. 4（C –10）呈相关，$\delta2.27$（1H, m, H –2）与 δ_C 198. 8（C –3）、124. 8（C –4）呈相关，$\delta2.05$（1H, m, H –1）与 δ_C 198. 8（C –3）、166. 3（C –5）呈相关，$\delta1.87$（1H, m, H –10）与 δ_C 166. 3（C –5）呈现相关，$\delta2.41$（1H, m, H –6）与 δ_C 42. 4（C –10）呈现相关。^1H –^1H COSY 谱（图 9 –7E）中，$\delta1.39$（1H, m, H –1）分别与 $\delta2.27$、2. 44（1H, m, H –2）和 $\delta1.87$（1H, m, H –10）三处的信号相关，$\delta1.65$（1H, m, H –7）处的信号分别与 $\delta2.41$、2. 53（each 1H, m, H –6）及 $\delta1.34$（1H, m, H –8）处的信号相关，$\delta0.70$（1H, m, H –9）处的信号分别与 $\delta1.34$（1H, m, H –8）和 1. 87（1H, m, H –10）两处的信号相关，由此确定了 A 环和 B 环的连接方式。

HMBC 谱中，$\delta 1.74$（1H，m，H-14）与 $\delta_C 26.4$（C-12）、48.4（C-13）、80.7（C-17）、19.5（C-18）呈现相关，$\delta 1.68$（1H，m，H-12）与 $\delta_C 48.4$（C-13）、80.7（C-17）、19.5（C-18）呈现相关，$\delta 2.16$（1H，m，H-16）与 $\delta_C 48.4$（C-13）、51.1（C-14）相关，$\delta 2.31$（1H，m，H-16）与 $\delta_C 80.7$（C-17）相关；$\delta 1.30$（3H，d，$J = 7.3$Hz，H-19）与 $\delta_C 48.4$（C-13）相关，$\delta 1.51$（1H，m，H-18）与 $\delta_C 26.4$（C-12）、48.4（C-13）、51.1（C-14）、80.7（C-17）呈现相关；$^1H - {}^1H$ COSY 谱 $\delta 1.80$（1H，m，H-11）与 $\delta_C 0.95$（1H，m，H-12）、0.70（1H，m，H-9）相关，$\delta 1.34$（1H，m，H-8）与 $\delta 1.74$（1H，m，H-14）相关；$\delta 1.74$（1H，m，H-14）与 $\delta 1.30$（1H，m，H-15）、$\delta 1.30$（1H，m，H-15）与 $\delta 2.31$（1H，m，H-16）相关；$\delta 1.30$（3H，d，$J = 7.3$Hz，H-19）与 $\delta 1.51$（1H，m，H-18），1.74（1H，m，H-18）呈现相关，由此推断结构中 C 环和 D 环的连接方式，并可以确定由 C-18、C-19 组成的侧链连接在 C-13 上；HMBC 谱中 $\delta 3.50$（1H，s，H-21）与 $\delta_C 80.7$（C-17）、90.5（C-20）相关，$\delta 2.31$（1H，m，H-16）与 $\delta_C 90.5$（C-20）相关，由此确定炔烃侧链连接在 C-17 上。

结合 DEPT，$^1H - {}^1H$ COSY（图9-7E）、HSQC 和 HMBC 等谱的综合解析，与文献报道的左炔诺孕酮相比较，两者基本一致（见表9-7），确定化合物为左炔诺孕酮。其结构式如下：

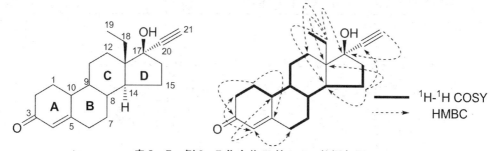

表9-7　例9-7化合物 X 的 NMR 数据归属

No.	δ_C	δ_H（J，Hz）	No.	δ_C	δ_H（J，Hz）
1	26.8	1.39（1H，m），2.05（1H，m）	12	26.4	0.95（1H，m），1.68（1H，m）
2	36.9	2.27（1H，m），2.44（1H，m）	13	48.4	
3	198.8		14	51.1	1.74（1H，m）
4	124.8	5.94（1H，s）	15	22.9	1.30（1H，m），1.61（1H，m）
5	166.3		16	35.5	2.16（1H，m），2.31（1H，m）
6	40.5	2.41（1H，m），2.53（1H，m）	17	80.7	
7	31.0	0.87（1H，m），1.65（1H，m）	18	19.5	1.51（1H，m），1.74（1H，m）
8	41.0	1.34（1H，m）	19	10.2	1.30（3H，d，$J = 7.3$）
9	49.1	0.70（1H，m）	20	90.5	
10	42.4	1.87（1H，m）	21	74.4	3.50（1H，s）
11	29.2	1.80（1H，m），2.17（1H，m）			

练习题

1. 化合物 I 为无色晶体（甲醇），在 UV_{365nm} 下可观察到蓝紫色荧光，该化合物的 ^1H 和 $^{13}C-NMR$ 谱数据如下，请推测该化合物的结构。

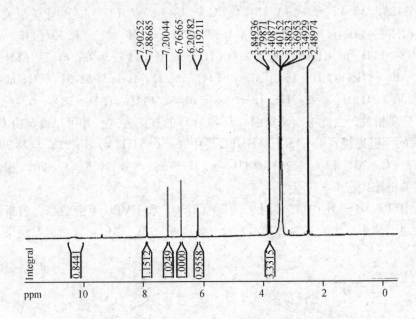

图 9 – 8A　化合物 I 的 ^1H-NMR 谱（300MHz，$DMSO-d_6$）

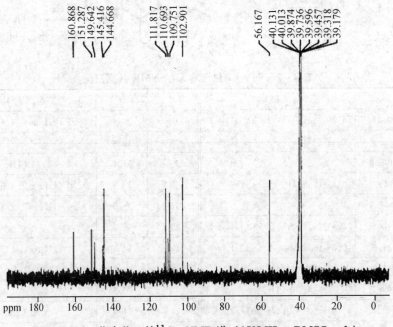

图 9 – 8B　化合物 I 的 $^{13}C-NMR$ 谱（150MHz，$DMSO-d_6$）

2. 根据如下谱图确定化合物Ⅱ的结构。

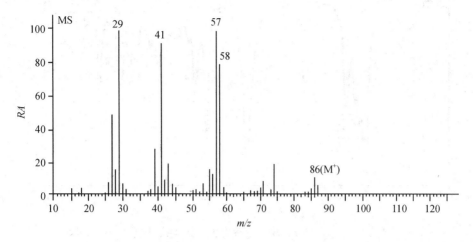

图 9 – 9A   化合物Ⅱ的 EI – MS 谱

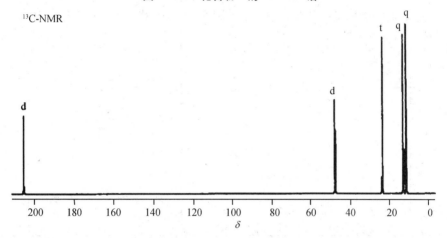

图 9 – 9B   化合物Ⅱ的 ^{13}C – NMR 谱

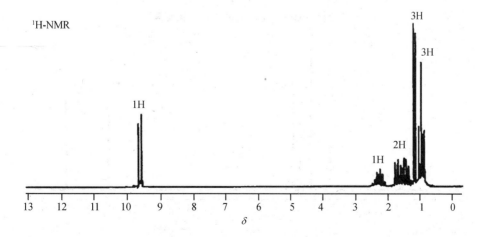

图 9 – 9C   化合物Ⅱ的 ^{1}H – NMR 谱

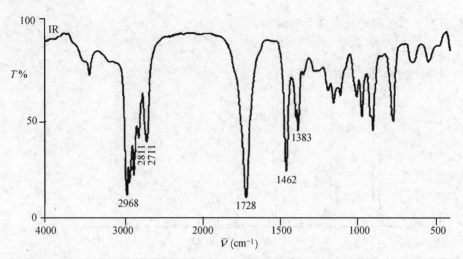

图 9 –9D   化合物 II 的 IR 谱

3. 化合物 III 的分子式为 $C_9H_{11}NO$，根据图 9 –10A 至图 9 –10D 确定其结构。

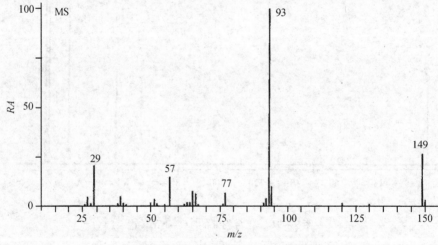

图 9 –10A   化合物 III 的 EI –MS 谱

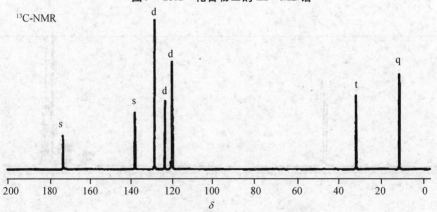

图 9 –10B   化合物 III 的 ^{13}C –NMR 谱

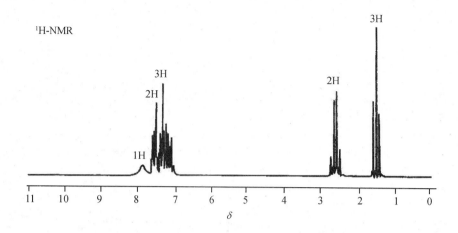

图9-10C 化合物Ⅲ的¹H-NMR谱

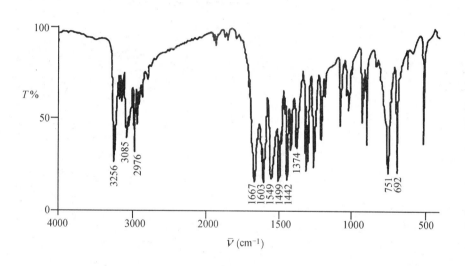

图9-10D 化合物Ⅲ的IR谱

4. 化合物Ⅳ的结构如下，根据图9-11A至图9-11F中的光谱数据归属化合物Ⅳ中碳和氢的化学位移。

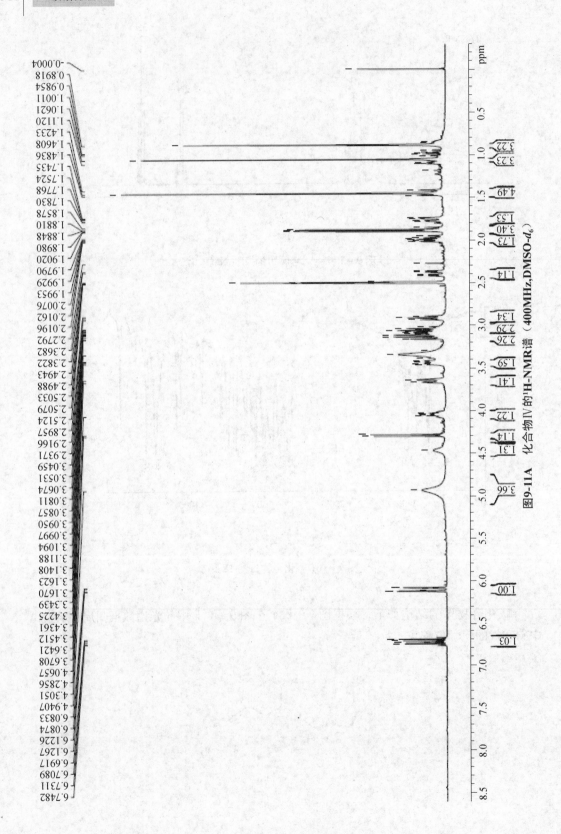

图9-11A 化合物Ⅳ的¹H-NMR谱（400MHz，DMSO-d₆）

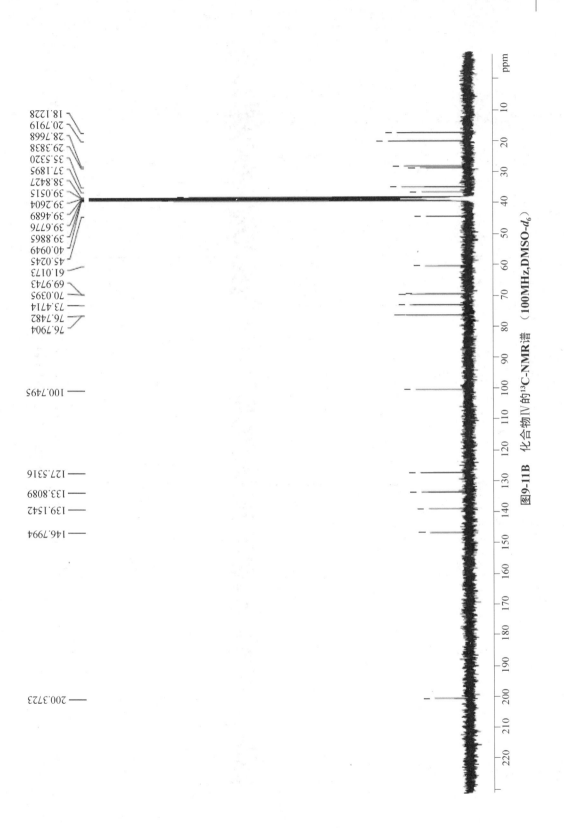

图9-11B　化合物IV的^{13}C-NMR谱（100MHz，DMSO-d_6）

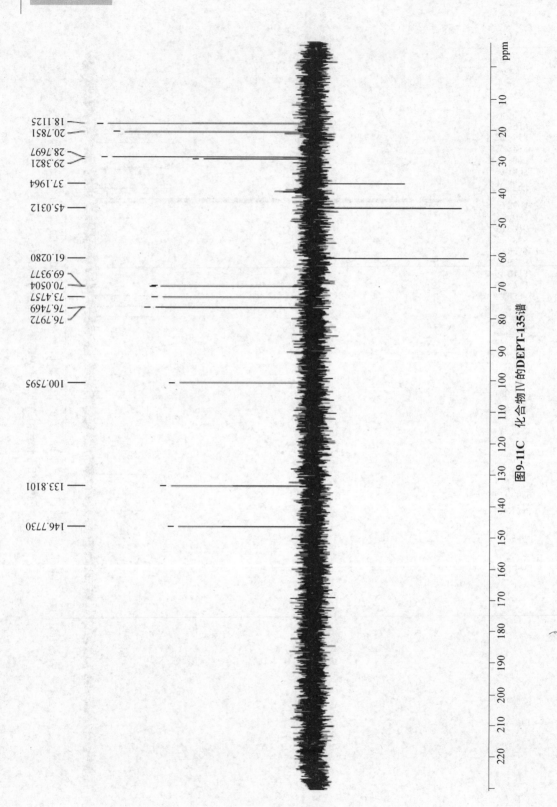

图9-11C 化合物Ⅳ的DEPT-135谱

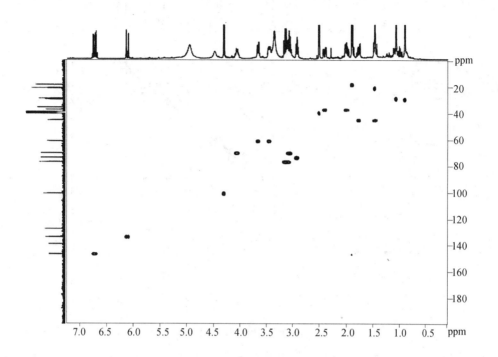

图 9 – 11D 化合物Ⅳ的 HSQC 谱

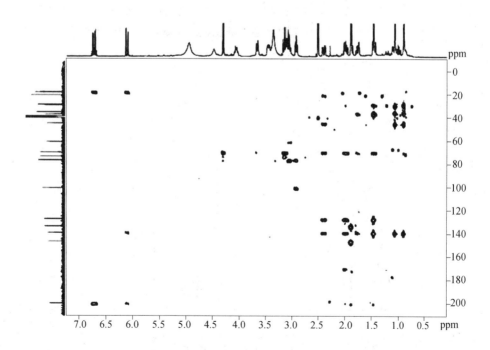

图 9 – 11E 化合物Ⅳ的 HMBC 谱

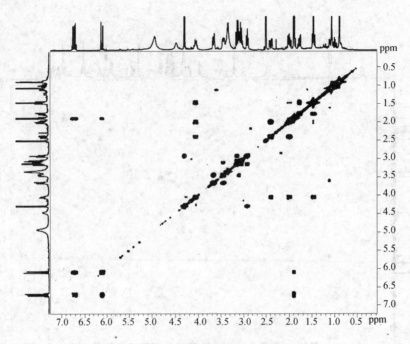

图 9 – 11F　化合物 Ⅳ 的 ^1H – ^1H COSY 谱

5. 化合物 V 为白色无定形粉末,微溶于甲醇,分子量为 466。与 $FeCl_3$ 试剂反应显蓝色,Molish 反应呈紫色环。其光谱如下,请解析该化合物的结构,并归属化合物中碳和氢的化学位移。

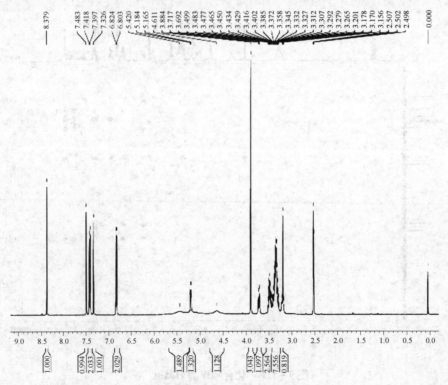

图 9 – 12A　化合物 V 的 ^1H – NMR 谱（400MHz，DMSO – d_6）

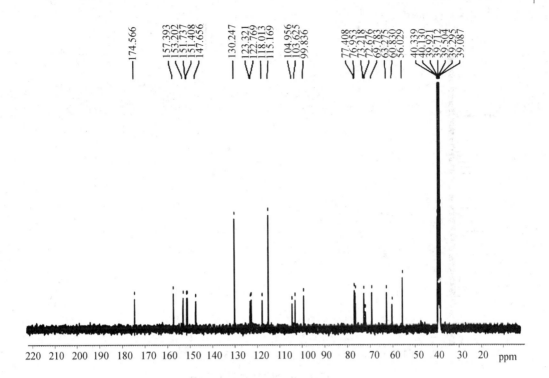

图 9 – 12B 化合物 V 的 ^{13}C – NMR 谱（100MHz，DMSO – d_6）

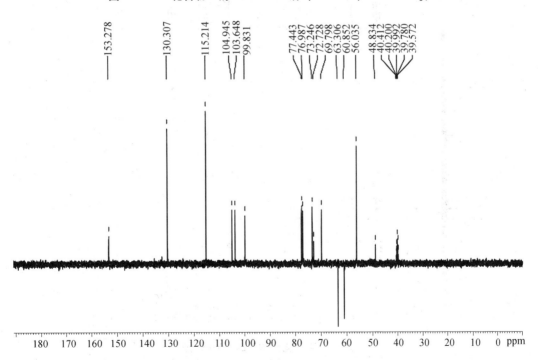

图 9 – 12C 化合物 V 的 DEPT – 135 谱

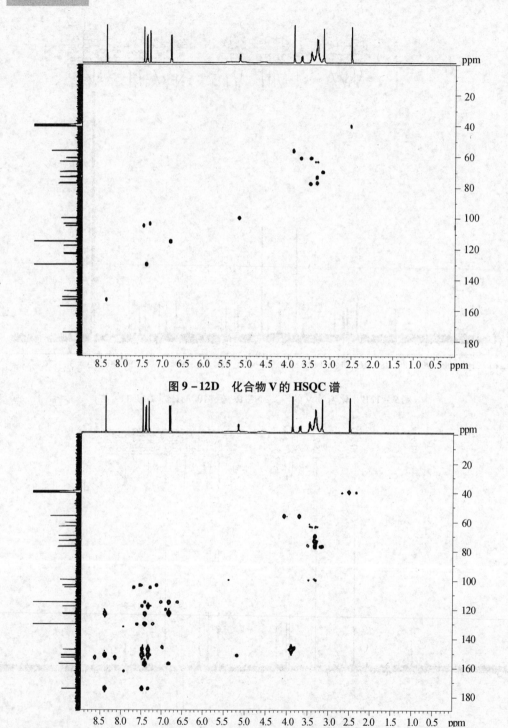

图 9 - 12D　化合物 V 的 HSQC 谱

图 9 - 12E　化合物 V 的 HMBC 谱

6. 化合物 Ⅵ 为淡黄色针状结晶（$CH_2Cl_2 - MeOH$），易溶于甲醇。其薄层在紫外灯 254nm 下显浅蓝色荧光，碘化铋钾反应呈阳性。分子式为 $C_{16}H_{14}N_2O_2$，请根据下列光谱信息解析该化合物的结构，并归属化合物中碳和氢的化学位移。

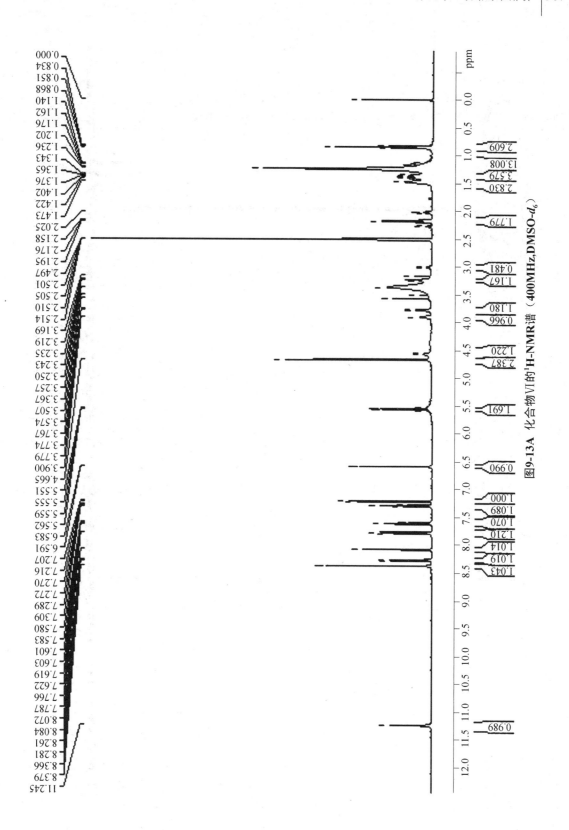

图9-13A 化合物Ⅵ的¹H-NMR谱（400MHz,DMSO-d_6）

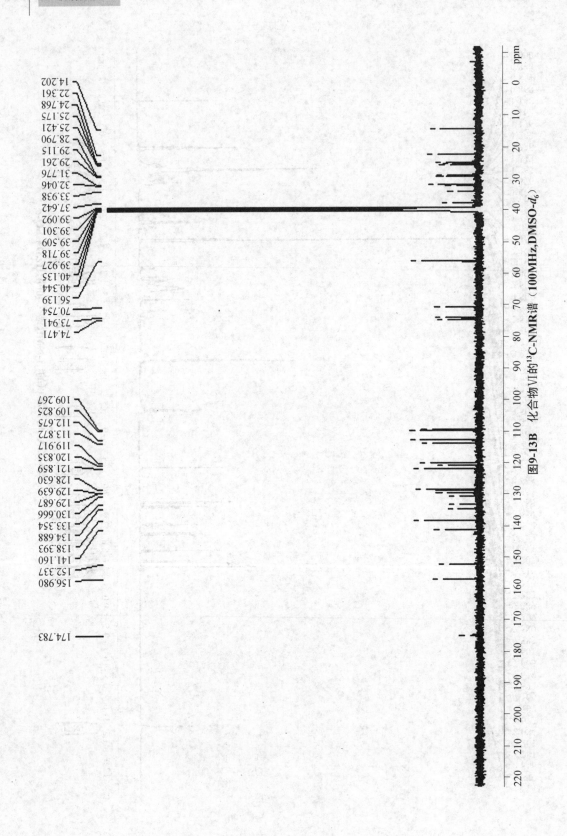

图9-13B 化合物Ⅵ的 ^{13}C-NMR谱（100MHz,DMSO-d_6）

14.202
22.361
24.768
25.175
25.421
28.790
29.115
29.261
31.776
32.046
33.938
37.642
39.092
39.301
39.509
39.718
39.927
40.135
40.344
56.139
70.754
73.941
74.471

109.267
109.825
112.675
113.872
119.917
120.835
121.859
128.630
129.639
129.687
130.666
133.354
134.688
138.393
141.160
152.337
156.980

174.783

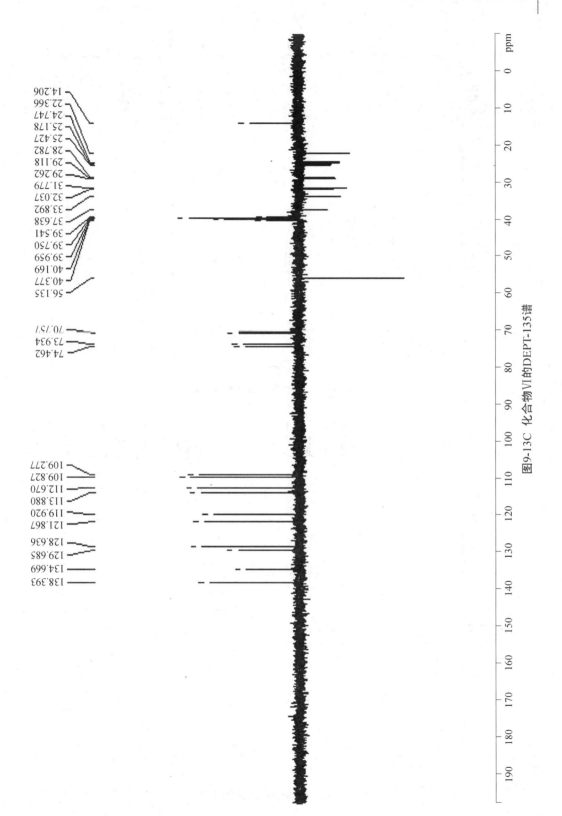

图9-13C 化合物Ⅵ的DEPT-135谱

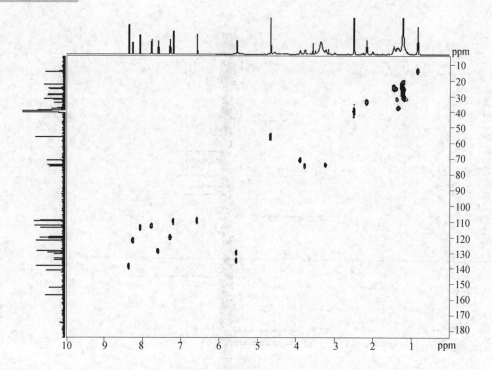

图 9 – 13D   化合物 VI 的 HSQC 谱

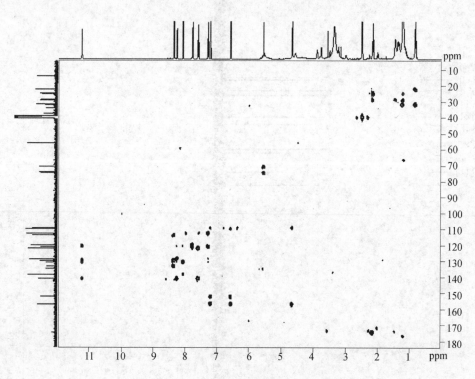

图 9 – 13E   化合物 VI 的 HMBC 谱

主要参考文献

［1］宁永成. 有机化合物结构鉴定与有机波谱学. 第 2 版. 北京：科学出版社，2000.

［2］赵瑶兴，孙祥玉. 有机分子结构光谱鉴定. 第 2 版. 北京：科学出版社，2010.

［3］吴立军. 实用有机化合物光谱解析. 北京：人民卫生出版社，2009.

［4］姚新生. 有机化合物波谱分析. 北京：中国医药科技出版社，2004.

［5］张正行. 有机光谱分析. 北京：人民卫生出版社，2009.

［6］孟令芝，龚淑玲，何永炳. 有机波谱分析. 第 3 版. 武汉：武汉大学出版社，2009.

［7］李发美. 分析化学. 北京：人民卫生出版社，2008.

［8］苏克曼，潘铁英，张玉兰. 波谱解析法. 上海：华东理工大学出版社，2002.

［9］吴立军. 有机化合物波谱解析. 第 3 版. 北京：中国医药科技出版社，2009.

［10］常建华，董绮功. 波谱原理及解析. 北京：科学出版社，2001.

［11］孔令仪. 波谱解析. 北京：人民卫生出版社，2011.

［12］常建华，董绮功. 波谱原理及解析. 第 2 版. 北京：科学出版社，2006.

［13］Robert M. Silverstein, Francis X. Webster, David J. Kiemle. 有机化合物的波谱解析. 第 7 版. 药明康德新药开发有限公司分析部译. 上海：华东理工大学出版社，2007.

［14］汪茂田，谢培山，王忠东. 天然有机化合物提取分离与结构鉴定. 北京：化学工业出版社，2004.

［15］吴立军，王晓波. 实用有机化合物光谱解析百题解. 北京：人民卫生出版社，2011.

［16］再帕尔·阿不力孜. 天然产物研究方法和技术. 北京：化学工业出版社，2010.

［17］倪坤仪. 仪器分析. 南京：东南大学出版社，2003.

［18］方惠群，于俊生，史坚. 仪器分析. 北京：科学出版社，2002.

［19］孙毓庆. 分析化学. 北京：人民卫生出版社，1999.

［20］黄世德，梁生旺. 分析化学（下册）. 北京：中国中医药出版社，2005.

［21］汪瑷，阿里木江·艾拜都拉. 波谱综合解析指导. 北京：化学工业出版社，2008.

［22］宁永成. 有机波谱学谱图解析. 北京：科学出版社，2010.

［23］斯蒂芬·勃格，希格玛·布朗. 核磁共振实验 200 例——实用教程. 陶家洵，李勇，杨海军译. 北京：化学工业出版社，2008.

[24] 姚新生，陈英杰. 超导核磁共振波谱分析. 北京：中国医药科技出版社，1991.

[25] 杨立. 二维核磁共振简明原理及图谱解析. 兰州：兰州大学出版社，1996.

[26] 张华. 现代有机波谱分析. 北京：化学工业出版社，2006.

[27] 朱淮武. 有机分子结构波谱解析. 北京：化学工业出版社，2005.

[28] 宋振玉. 中草药现代研究. 北京：北京医科大学中国协和医科大学联合出版社，1999.

[29] 方起程. 天然药物化学研究. 北京：中国协和医科大学出版社，2006.

[30] 陈小明，蔡继文. 单晶结构分析原理与实践. 第2版. 北京：科学出版社，2003.

[31] 钱逸泰. 结晶化学导论. 第2版. 合肥：中国科学技术大学出版社，1999.

[32] 梁栋材. X射线晶体学基础. 第2版. 北京：科学出版社，2006.

[33] 秦善. 晶体学基础. 第2版. 北京：北京大学出版社，2006.

[34] 陈敬中. 现代晶体化学理论与方法. 北京：高等教育出版社，2001.

[35] 张华.《现代有机波谱分析》学习指导与综合练习. 北京：化学工业出版社，2007.

[36] 杨秀伟. 实用天然产物手册——生物碱. 北京：化学工业出版社，2005.

[37] Nicolaou K. C., Sorensen E. J. Classics in Total Synthesis. Weinheim, Germany：Wiley – VCH，1996.

[38] Woodward R. B., Bader F. E., Bickel H., et al. The Total Synthesis of Reserpine. Tetrahedron，1958，2：1 –57.

[39] 刘斌，石任兵，涂光忠，等. 祁州漏芦水煎液中二萜化合物 Diosbulbin B 的分离鉴定. 北京中医药大学学报，2004，27（6）：58 –60.

[40] 常颖，郑启泰，吕扬. X射线衍射分析技术在药物研究中的应用. X射线衍射应用专题，2007，36（6）：452 –459.

[41] 刘志军，戚进，朱丹妮，等. 头花蓼化学成分及抗氧化活性研究. 中药材，2008，31（7）：995 –998.

[42] 宗亚丽，林玉萍，丁琼娥，等. 竹叶防风地上部分的化学成分研究. 中药材，2007，30（1）：42 –44.

[43] 陈玉武，薛智. 制萸肉免疫活性成分的化学研究. 中日友好医院学报，2007，6（10）：231 –234.